中医说明书

从信息的角度解读生命和疾病

孔乐凯 著

山西出版传媒集团
山西科学技术出版社
·太原·

图书在版编目（CIP）数据

中医说明书 / 孔乐凯著 .— 太原：山西科学技术
出版社，2024.7（2025.3 重印）

ISBN 978-7-5377-6404-9

Ⅰ.①中… Ⅱ.①孔… Ⅲ.①中医学 Ⅳ.① R2

中国版本图书馆 CIP 数据核字（2024）第 100312 号

中医说明书
ZHONGYI SHUOMINGSHU

出 版 人	阎文凯	
著 者	孔乐凯	
策 划 编 辑	杨兴华	
责 任 编 辑	宋 伟	
封 面 设 计	杨绍谆	

出版发行　山西出版传媒集团·山西科学技术出版社
　　　　　地址：太原市建设南路 21 号　邮编　030012

编辑部电话　0351-4922078
发行部电话　0351-4922121
经　　　销　各地新华书店
印　　　刷　山西基因包装印刷科技股份有限公司

开 本	880mm × 1230mm　1/32
印 张	11.5
字 数	268 千字
版 次	2024 年 7 月　第 1 版
印 次	2025 年 3 月　山西第 2 次印刷
书 号	ISBN 978-7-5377-6404-9
定 价	78.00 元

作者简介

　　孔乐凯，男，生于 1969 年，山东烟台人。病理生理学硕士，中医内科学博士。2004 年夏拜入李可先生门下，成为其入室弟子。2008 年创办济南经华卉典古中医研究所，从事中医临床、教学、科研工作至今。

序

　　孔乐凯博士大作《中医说明书》书稿完成，邀我作序。浏览一二，激赏其用功之勤、学问之深、见解之精辟，故愿为之作序，而心存犹豫，担心不能胜任其事。

　　我并非医家，而有志追随中医上工诸君子，遂游走于中医沙龙，执卷《内经》《伤寒》者几番回合而不厌。固不能穷其诀窍，然出入其间，耳濡目染，近朱者断续十年之久矣，故尚能辨别是非，亦颇知经典之要义如此，中医之精神如此。孔博士以序言相嘱，盖亦为此。

　　自西方科学东渐，西医传入中华，正值中医衰退之时。西医以消炎、发汗、输液、输血、手术见长，效果立竿见影，以往依赖中医的病家遂大半转向西医。

　　曾有一段时间，舆论几度质疑中医之科学性，让中医陷于尴尬之地。

　　那么中医是科学的吗？

　　要阐明中医的科学性，就不能局限于中医自身说中医，必须就近取法，从对立取法，具体说，就是以西医说中医。正如本土的古代哲学家所说的那样："夫无不可以无明，必因于有。"

以西医说中医亦非易事。即以两家涉及生命机制之关键措辞、术语而论，有初看大致彼此对应者，有此有彼无者，有此无彼有者。后两者就是以西医说中医的难点所在。当然，出路亦往往从难点开拓。

既然同属医学，就有共同应对的生理、病理对象，其学说的重要概念也就应当大致对等。所以从彼此大致对应者入手，浸润旁及，如果发现这些此有彼无、此无彼有的措辞、术语表现为某种意义上的互补关系，这些措辞、术语所对应的概念就会逐步得以确认。譬如西医常说的"神经"为中医所不言，中医常说的"气血"亦为西医所不道，两者差可互补。据此可以初步推论：中医典籍中常见引领"血"之"气"，大致就是西医常说的"神经"，至少是神经表现之一端。有了这个思路，再行核对经典，以求验证，就容易多了。以上举例是从本书截取的内容，印象如此，读者可以详勘有关章节的论证。

可见，要证明中医的科学性，还需要借助逻辑推理。而涉及中医、西医之全面知识，兼以从哲学出发的逻辑推理，这就不是一般学者所能为的。因此，对中药作用的认识不能仅仅局限于化学反应的范围。

《中医说明书》，顾名思义，旨在说明中医。作为"说明书"，本书清晰易懂，言之有据，而切中肯綮；作为强调"中医"的"说明书"，本书是货真价实的中医病理学、诊断学，是全面而行之有效的中医临床操作指南。

所以，作为第一位读者，我乐意向广大读者们推荐这份"说明书"：业中医者参考此书，有利于提高诊断水平，治疗效果之见好就是自然中事；业西医者翻阅此书，则可能颠覆以往对中医的偏颇认识，有兴趣者还可以引中医为他山之石，以开拓格局；哲学研究者浏览此书，并援此贴近中医，将对真正意义上的中国古代哲学信心倍增。

国光红写于济南经华卉典古中医研究所

2024 年 6 月 14 日

前言

　　中医存废之争始于民国时期，今天仍是一个各方争论的热点。事实上，中医至今还顽强地活着。这与中国老百姓的习惯性认同、国家的大力扶持、中医人的不懈努力有关。当然更关键的是中医的确有效，不但能治常见病、慢性病，也能治急危重症、疑难病。笔者亲历了多例恩师李可先生救治急危重症患者的过程，近十几年也带领着我的学生们参与了许多急危重症患者的救治，并取得了不错的疗效。从民国时期至今100多年，西医有了长足的发展，不断发现新理论，发明新技术、新药物。相对于蓬勃发展的西医，中医发展没有那么迅速，但有时可以治疗一些西医疗效不佳的疾病，甚至在西医引以为傲的急救领域也有所作为。这说明了中医具有巨大的治疗价值，是中国医疗不可或缺的，也是世界医学的一部分，不能因为这个宝藏没有得到充分的挖掘而否定它。

　　这些年又出现了中医科学与否的讨论。既然数千年的医疗实践证实中医是有效的，那么就说明它是科学的，这个论题就不成立。言中医不科学者更多的是与西医相比较得出的片面结论，不能粗暴地用西医的尺子去衡量中医。中西医的哲学基础不同，认识生命和疾病的角度和方法存在差异，但两者的地位是平等的，对生命的认识都不是全面的、完整的，都有其所长、有其所短，都需要不断发展和完善，更需要彼此学习，取彼之长，补己之短。相比于西医的"人多势众"，中医从业者就显得"势单力薄"。中医人更需要集中精力解决中医的关键问题，即用科学的方法研究中医，把中医的科学内涵充分展现出来。

中国需要中医，世界需要中医。西医很强大，是世界的主流医学，对人类的健康作出了不可替代的贡献，但是西医也存在着自身无法克服的缺陷。其基础研究和临床治疗的哲学基础仍以机械论、还原论为主，技术的日新月异掩盖不了底层逻辑的不足。在此逻辑指导下的西医有关生命的认识与生命本质特征之间存在着偏差，必然会导致西医对许多疾病的治疗效果不尽如人意。中医的认识论和方法论都可以为西医的发展和改进提供有益的提醒和启发，中医对疾病的具体防治方法也可以弥补西医治疗的不足。"简、便、廉、验"是中医的主要特点之一，若能有更多的中医大夫从事中医医疗工作，则可以在提高疗效的基础上大大减少中国乃至世界的医疗负担。因此，不仅中国需要中医，世界也需要中医。

在中国，西医承担了国民大部分的医疗服务，中医仅承担了很小的一部分，这是一个不争的事实。中医从业人员大约是西医的十分之一，中医院和西医院的数量大约也是这个比例。即使是被称为"中医院"的各级中医院里，西医诊疗技术的运用也高达 80% 以上，中医诊疗方法仅是补充或者陪衬。

没有中医基本原理的指导，中医的科研、医疗行为就呈现出了混乱状态，或依附于西医，或墨守古人经验，甚至自创新概念，绕树三匝，无枝可依。只有正确阐释中医的基本概念，才可能掌握中医的基本原理，掌握了中医的基本原理才可以高效地学习中医、研究中医，才能在临床工作中明明白白地运用中医，充分展示中医的高效，大夫才能享受到职业之乐。本着不尚玄、不崇洋的原则，我们用了大约 10 年的时间对阴阳五行、气血、四气五味、经络、脉象等概念进行了深入研究，并得出了自认为相对合理的解释，而且这些结论的推导过程都是运用通识的逻辑和知识，亦即用现有的生命科学知识和理论完全可以把中医说明白。同时依据我们对中医原理的新认识，对人类疾病谱中主要疾病的病因病机进行了重新梳理，并厘定了相应的诊治方法。经过近 30 万人次的临床实践，证实我们的认识是相对正确的，疗效是真实可靠的。

　　开放的态度是任何学科发展的基本条件之一，小家小户、一门一派的封闭做法会妨碍学术的发展，中医尤其如此。中医需要同行之间交流，更需要与西医沟通。况且，医学是公器，若有所得，则应该公布于众。所得合理，可让更多的大夫受益，自然惠及大众；所得不完善，也会得到广大同行的帮助和修正，有利于自己的进步。在此斗胆把我们对中医的认识和临床经验写出来，以期大家斧正，更希望能对中西医的发展有所裨益。

目录

中医起源略谈

中医的起源对中医来讲是个很重要的课题，若能清晰而合理地把中医起源说清楚，则有利于认识中医、发展中医。关于中医起源大致有三种说法。其一，文明轮回说，言中医是地球上个文明遗留下来的。其二，是由地外文明传播到地球的，且情有独钟地传授给了中国人。其三，是中国古代劳动人民在长期实践中摸索总结出来的。前两个说法都无根无据，属于不负责任的臆测，于认识中医毫无益处。若以历史唯物主义和辩证唯物主义的观点探讨这个话题，无疑第三种说法是正确的。

回顾世界各民族医学史，我们发现了一个很有趣的现象：数千年前古代各民族（包括古埃及、古罗马、古印度、中国等）的医学惊人地相似。古代医生的治疗手段大致可分三个部分。各种形式的宗教仪式和咒语可归于现代心理治疗的范畴；外科类治疗方法，诸如原始的外科手术、放血、刮痧等外治疗法；以动物、植物、矿物为药物，通过止痛、催吐、利尿、退热、通便等手段进行治疗的内治疗法。内治、外治、心理治疗仍然是现代医学的三大治疗手段，在这一点上古今并无太大差异，只是古代的方法显得粗糙简单。可以想象，在人类百万年的进化过程中，必然积累了大量原始的医学知识和技术。但能够流传下来的仅有中国和印度的传统医学，其他民族的传统医学基本都凋零了。原因是什么？大概是：经验若不能上升为理论，或者说没有哲学的参与，必然难以提高发展，难以掌握，更难以传播，自然易消失于历史长河之中。虽然西方传统医学从工业革命以后完全被现代医学取代，但是一般都认为现代医学乃至于现代科学的创造与发展全赖公元前 6 世纪希腊的自然哲学家所赐。

许多动物都会吃点矿物质或某些植物来缓解机体的不适，所以在漫长的人类进化过程中，医学经验的形成不是件困难的事情，也不是什么玄虚的神授，更不是地外文明的赐予。但是经验要变成医学就必须有其他因素的参与。哲学思辨是把经验上升为医学的重要因素。中国古代哲学和古印度哲学有相似之处，当然也有互通之处，和古希腊哲学差异比较大。古印度哲学及印度传统医学我们不太熟悉，仅从中医探讨这个问题。

中医很成功地把经验提升为医学。其中最重要的一个哲学概念或者科学概念是"气"。"气"是中国文化中运用最广泛的一个概念。当然古代许多民族也有类似的说法，但在中国，这个概念得到了充分而合理的运用，尤其是在中医里。中国的古人不仅形而上地谈论它，更是把它纳入形而下的范畴。在一般情况下把确有其物，确有其功能，但当时没法搞清楚的物质或物质运动的规律称为"气"，这是极其重要的方法。人们很容易用已知的知识构建自己的世界观和生命观，但中国古代的医生们没有限于这个认识的桎梏，而是天才地在认识生命和疾病的过程中允许未知的存在，然后以"气"来填充它。从这个层面看，中国古人认识生命虽然也很幼稚和简单，但也饱满。

这样，中国古人认识到人体除了可见的有形部分外，还有丰富而充满想象的"气"。这个"气"当然早期有简单"活力论"的影子，但更多的是对人体未知领域的思考和探索。有了这个概念，对经验的解读、研究就有了可能。譬如刮痧疗法，若仅看所刮之处的瘀青及渗出物，很自然会想到这个动作可以排出机体局部毒物。但中医的认识不限于此，这个治疗方法除了能清除局部的毒素外，更重要的是能调节局部的气血（言气多言及血），甚至整个机体的气血。依此原理，中医的发汗退热法、利尿法、催吐法、导泻法……不仅仅可以排出病理产物，更重要的是可以调整整个机体的气血。由此可以看出中医把经验上升到理论的部分端倪。

把医学经验上升为医学理论，并对医学理论进行验证、修正是一个漫长的过程。这一过程需要稳定的社会环境和绵绵不断的传承，而中国古代恰好具备这个条件。中国古代经历了漫长的农耕社会时期，虽然大小战乱不断，但中华民族没有灭族，当然文明（包括医学）会得到很好的延续。维持这种状态，除了民族血液里的哲学思想外，还需要有利的生存环境。中国大陆气候适宜，四季分明，同时地貌形式多样，是维持农业社会和人种繁衍的重要地理优势。欧洲大陆多是平原，一场大型战争或烈性传染病就有可能亡国亡族。即使有再优秀的医学，恐怕也难以有效传承下去。四大文明古国仅剩中国和印度，除了内涵之哲学外，恐怕有利的地理条件也是重要因素之一。中国和印度分布在世界屋脊喜马拉雅山脉东西两麓，中国自西向东由高而低，由山而海，地形地貌多样，有利于稳定生存，有利于文明的延续和发展，当然是中医形成和成熟的重要外部条件。

总之，是中华大地的人文环境和自然环境孕育了中医，发展了中医。即使将来某一天证实我们的判断是错误的，中医确实是神授的，目前也必须按照中医是古代中国人发明并发展起来的原则进行中医研究和实践。原因有二，其一，秉持神授说会使人们对中医产生高不可攀、难以企及的印象，会降低我们探究中医本源的欲望和动力。就像否定上帝创造了世界才有了文艺复兴、工业革命，乃至于有了现代日新月异的科学技术一样。有人言，中医一出现就是高峰，就是成熟的，还以《黄帝内经》为例进行了说明。据考证，其成书于春秋战国时期，但从文字体例看，是收集以往的医学知识编撰而成的。它展现的比较完备的理论体系不是空穴来风，更不是无源之水、无本之木，而是中国古代人民在成千上万年的历史长河中，用生命和智慧总结并验证出来的，只是我们对那一段漫长的历史不了解而已。此外，神授说会使中医落入玄学的泥淖，将之置于不可知论的境地，给否认中医、丑化中医者以把柄。同时也会让年轻中医大夫及中医学子多走弯路，增加学习中医的难度，延长学习周期，打击其学习中医的热忱。

中医现状

中医临床

据统计，现今具有中医执业资格（含助理医师）的人员不足 80 万，西医大夫有 800 万左右。一个城市的西医院与中医院的比例也大约为 10：1，甚至更悬殊。各级中医院里西药的运用达到 80% 以上，治疗上基本是中西混用，以西医为主，中医为辅，能够用中医疗法独立治疗的大夫少之又少。

前些年有人提出中医治未病的方案，于是各级中医院纷纷建立治未病中心。近 20 年过去了，治未病却变成了理疗的代名词，治未病中心大多闲置或换作他用。古人讲上医治未病，不是说上医不会治已病只会治未病，而是指会治已病的大夫诊疗水平提高后能达到防微杜渐、见微知著、未病先防、既病防变的程度。未病不是一种介于健康与疾病之间的机体状态，在中医而言，大多指一种防病治病的理念和思路。举个例子，老年人骨折后，除了用内外科方法治疗骨折外，此刻机体血液处在高凝状态，加上卧床后限制运动，容易形成下肢血栓，而血栓是危重疾病肺栓塞、心肌梗死、脑梗死的直接病因。大夫若能认识到这个潜在的机制，提前加以干预，就能在治疗原发病的同时最大限度避免相关危重病的发生，这就是治未病的思路。这种能力的养成建立在认真读书、勤于思考、大量实践的基础上，是从能治会治常见病、多发病拾级而上达到的水平。

中医科研

一、用西医的思路和方法肢解中医

屠呦呦先生因青蒿素的研究获诺贝尔医学奖或生理学奖。好多人误读了这个信息，其实屠呦呦团队沿用西医研究植物药的思路，运用西医的方法和技术找到了青蒿素，并以西医的治疗原理加以解释，进而得到了这个有效的治疟药，这是西药长期以来的习惯研究方法。从自然界动植物中提取有效成分，发现其分子结构，进而人工合成、批量生产。要说他们的研究与中医有关，只能说他们没有像西医研究人员那样进行大海捞针式的筛选，而是在中医典籍中寻找线索。据我们查到的资料，他们一开始就选择了几十种古代记载的抗疟药，在这个很小的范围内加以筛选，并严格按古人的炮制方法加以研究才成功的。中华人民共和国成立以来，中医研究尤其是中药的研究，主要是采取了西医植物药的研究方法。这是西医的方法，当然很伟大，也为人类的健康作出了巨大贡献。西医的研究思路和方法、技术建立在西医的理论基础上，于西医看来很合情合理，很自然而然。但它不适合中医，中医的基本原理不同于西医，这种简单的借用不但不能合理科学地解释中医，反而有可能肢解中医，进而从所谓"科学"的角度否定中医。

活血化瘀法的研究。现在我国中医大夫都知道活血化瘀，甚至老百姓对此概念也耳熟能详。从临床效果看，大量活血化瘀方剂的疗效并不佳。看看全国中医大夫的处方，活血化瘀药临床的运用比例高得太离谱了。传统中医药的治法，汗、吐、下、清、温、补、消、和八法中并没有活血化瘀法。究其理论源头，是近几十年的中医研究者借用了西医的微循环理论。可能有人会问，清朝王清任的逐瘀诸方不是活血化瘀法的中医源头吗？据范行准先生考证，西医从明末时期便已传入中国，王清任极有可能学习了一些西医解剖学的知识，进而写出《医林改错》一书。实事求是的精神是值得赞许的，摒弃玄虚的主观猜测，而采用客观观察研究的方法也是应该加以推广运用的，但以此否认不在西医视野里的其他部分的中医却是不可取的。有人也许又会提出，《伤寒论》中也有化瘀法。当然有，但是无论汤剂还是丸剂，除了使用所谓的化瘀药以外，均必用大黄。换言之，没有大黄的化瘀法不符合《伤寒论》的章法。据说活血化瘀研究目前还是中医研究的重大项目之一，这种研究方向在理论上是站不住脚的。事实上，有人做过统计，临床上活血化瘀法大行其道后，中医临床大夫的疗效有明显的下降。另外，依活血化瘀法研发的中成药不仅根本无法和同类西药相抗衡，而且也不如大黄䗪虫丸等传统中成药，其生存不是依赖于疗效，而是依赖于强大的推销手段。

清热解毒药的研究。感染性及传染性疾病的病因是病原微生物，包括细菌、病毒、支原体、衣原体等。病毒可以引起感染性及传染性疾病，中医的清热解毒药可以治疗感染性及传染性疾病。于是有些研究人员就偷换了概念，武断地认为清热解毒药可以抗病毒。他们就申请了大量课题，动用了大量的科研经费，展开了轰轰烈烈的清热解毒药抗病毒研究。结果呢，在临床上清热解毒药大行其道，导致了临床中医大夫治疗感染性、传染性疾病方法单一，疗效不佳，甚至对患者造成了医源性的损害。西医治疗感染性、传染性疾病是针对病原微生物的，当然救了许多生命，但也带来了许多负面问题，如耐药性及破坏人体正常菌群等。也就是说，西医消灭病原微生物的方法也是不完善的，也需要修正。中医不是针对病原微生物治疗的，中医针对的是患病的人体，是在调节机体对病原微生物的反应。通过改变机体的环境，激发机体的免疫功能，让机体环境不适合微生物的增殖，调动人体正气（免疫系统）去消灭微生物，而不是用清热解毒药去杀死病毒。刮痧及针灸可以治疗感染性及传染性疾病，这是客观事实。《黄帝内经》中就有两篇专门讨论用针灸治疟疾的论述。刮痧板不可能刮死细菌和病毒，针灸针也不可能刺死细菌和病毒，难道中药能直接毒死细菌和病毒吗？的确有许多研究发现中药乃至中药某些成分能杀死病毒。退一步说，就算有些中药或某些中药成分能够杀死细菌和病毒，那浓度也不够。一剂方药中十克、八克的中药量，能煎出实验室制备的高浓度的所谓有效成分吗？显然不可能。

　　无论针灸还是中药，治疗感染性疾病均不是直接消灭微生物，而是调节患病的机体。《伤寒论》《温病条辨》都是基于中医原理的系统的防治传染性和感染性疾病的专著，《伤寒论》的六经辨证是对感染性疾病全过程进行有效干预的方案。西医治疗传染性、感染性疾病时主要研究对象是病原微生物，针对如何灭杀微生物展开研究，并依此生产出预防及治疗的药物，可称为微生物的"独舞"。而中医研究的对象是患病的机体，其诊断、预防、治疗的方法和工具是针对人体的。中医认为感染性、传染性疾病是病原微生物与人体相互作用的过程，至少是"双人交际舞"，甚至在疾病的后期是患病机体的"独舞"。在中医看来，不同的细菌或病毒固然对人体有其特异的影响，但机体有其共同的反应过程，甚至其他物理、化学乃至情志因素等作用于人体后，人体的反应也有其共性。所以，在中国成千上万年的防病治病过程中，中医大夫更多的是关注机体本身，关注疾病发生发展的共同规律。《伤寒论》《温病条辨》不仅是治疗传染性、感染性疾病的医书，也广泛用于内伤杂病的治疗，这是数千年中医医疗行为已经证实了的。若从西医杀灭微生物的思路研究中医的药物或针灸方法，则必然会认为中医是低效的，甚至是无效的。这就是肢解中医，误解中医。我们当然不否认不排斥西医杀灭微生物的方法，在许多疾病中它的确有很强的作用和明确的疗效。但它也有许多弊端，有许多需要完善的地方。它忽略了微生物世界的生态，忽视了人体的生态环境，忽视了大自然的生态环境等，而中医恰好能对这些缺憾给出有益的提醒和帮助。在重视整体共性的病理过程的同时，搞清楚病原微生物的个性，以及不同病原微生物致病的特殊性，那么中西医的治疗都会更进一步。

无效的有效成分。中药颗粒剂和注射液是我们中医科研人员经过多年努力，运用西医的思路和技术推出的中药剂型的改良产品。但这种做法我个人认为在道理上是说不通的。几千年来中药都是水煎口服，中药疗效就是通过这样的加工、给药方式总结出来的。20世纪，日本人在中药有效成分方面做了大量工作，发现了一个现象：从疗效看，单体不如多体，多体不如细提物，细提物不如粗提物，粗提物不如中药水煎剂，后来基本放弃了这个研究方向。目前中药的有效成分都是用有机加无机溶剂的方式提取的，如水浸醚提。同样一味中药，水煎煮出来的成分和水浸醚提出来的成分肯定不一样，药理作用也一定有差异。也就是说，我们改良中药剂型的行为一定会改变中药的成分，也必然会改变该中药的药理作用。况且每个中药的作用机制、作用靶点都不十分清楚，那么这样做是不是显得胆子太大了？据笔者所知，不少药物做不出基于有效成分的颗粒剂，比如矿物药、部分毒麻药、高纯度的结晶性药物等。冒着改变药性的巨大风险改革剂型，仅仅为了煎煮方便、携带方便，抑或是服药方便？用颗粒剂的大夫用药种类会减少，不在颗粒剂范围内的药物慢慢就会被弃用，长此以往，就会出现药指挥医的不良局面。

危险的注射液。首先，静脉注射是一种开放性的给药方式，是有风险的，能口服尽量不用注射，能肌肉注射尽量不用静脉注射，这是国际医学惯例。西医用于静脉注射的药物，其成分是单一的，分子结构是明确的，纯度也比较高，因此发生注射意外的概率是比较小的。中药注射液的成分极其复杂，即使是单味中药注射液，其成分也有数十甚至数百种，仅此原因，就会使发生注射意外的概率大增。事实也正是如此，因中药注射液发生的医疗事故不在少数。患者丢掉了生命，大夫留下了心理阴影。除了外用药之外，西医的药物最终都是通过循环系统运输到靶器官，为了不降低药效，尽快到达作用靶点，用静脉注射的方式是合理的。但中药的作用机理和西药不一样。一方面，所有中药的药效都是通过口服总结出来的，改变给药方式则会改变药效，大家并没有认真比对这种差异。另一方面，消化系统是人体巨大的天然屏障，有强大的解毒功能。虽然也会削弱药效，但更能降低药物的毒副作用，这一功能不能被忽略。更重要的是，我们研究发现，中药的作用靶点就是消化道，关于这个观点我们会在四气五味部分详细论述。绝大多数情况下，中药是以水为溶剂，以消化道为给药途径的，其作用也始于消化道，进而影响全身。因此对中药进行研究还应遵循这个原则，改变剂型、给药途径都有可能使中药药效游离于历代中医临床总结之外。

任何医学都有优点、不足，西医固然很强大，但它代表不了全部生命科学，不能把西医当作唯一的标准评价中医。毛泽东主席指出："对中医的研究，不能单从化学上研究，要与临床上的研究结合起来，才能提高中医""对新来的外国的东西重视了，对自己本国的东西倒轻视了。按摩，连剃头的、修脚的都能做，就看不起，不叫按摩疗法。看不起本国的东西，看不起中医。这种思想作风是很坏的，很恶劣的。"

任何领域的发展都取决于该领域的基础研究状态。若全按照西医的标准，用西医的理论方法去研究中医，那么中医的基础研究仅是套用西医理论，对整个中医临床、科研、教育的破坏是釜底抽薪式的。若要真正继承、发扬中医，就必然要有真正的中医基础研究。这种研究应该是在坚持中医基本原理的基础上，运用所有先进的理论及技术手段（包括西医）来研究。

二、用玄虚的理论解读中医

用玄虚的不可知论的知识、方法解读中医的危害甚于用西医的方法研究中医。用西医的方法研究中医虽也有缺陷，但人们用这种方法进行研究的过程中采取了客观的态度，并坚持唯物主义思想。而用玄虚的理论研究中医，多是用主观臆测的唯心主义方式进行的。这种方法表面看是维护中医，实则是破坏中医，具体的表现有以下几个方面。

曲解阴阳五行理论。阴阳五行是中国古代哲学的重要组成部分，但不是唯一理论，尤其在中医方面。虽然阴阳五行理论在《黄帝内经》中出现的频率也很高，但更多的是有明确所指的，即运用其较客观的本意，而不是漫无边际的无效的理论推演。阴阳最原始的出处是中国古人对白天和黑夜的观察和模仿，一日分阴阳即地球自转一周的时间。五行在《黄帝内经》中多以四季代之，春、夏、秋、冬对应木、火、金、水，长夏对应土。一年的四季交替是地球公转的时间表现。月的圆缺变化是月亮绕地球公转一周的表现。年、月、日是时间的描述，更是月、地、日三者的星体系统空间位置的周期性变化。正是这个月、地、日的相对稳定的空间结构孕育并维持了地球上千姿百态的生命，当然包括地球上最高级的生物——人类。它是地球生命的背景环境，可以说，人类生于斯，长于斯，病于斯，亡于斯，治于斯，须臾不离于斯。中国古人是在宇宙空间的尺度上认识生命和疾病的。中国古代先人即是在模仿这些星体运动规律的基础上建立起了丰富多彩的中国式古代文明，这也是"天人合一"最落地的解释。

有人把阴阳五行理论当作中医的思辨工具，这是不合理的。梳理中医药理论，以及《黄帝内经》《针灸甲乙经》《伤寒论》《神农本草经》《本经疏证》《千金方》《外台秘要》《诸病源候论》等中医经典，我们没发现把阴阳五行当作思辨工具的论述。言某药、某气、某味治某病，并没有后世医家所言的"一花一阴阳，一草一五行"的臆测成分。虽然这种解读中医的方法始于宋，盛于明清，但自李唐以来，各代多数中医却是老老实实地进行临床实践，而不是凭阴阳五行之生克制化去认识疾病、治疗疾病。

古代法医和中医接近，故其理论方法应该多有相似互通之处。但我们发现法医名著《洗冤集录》中完全没有将阴阳五行理论作为推演工具，反而体现了辩证唯物主义的思想萌芽，具备了现代法医的初步知识，具有一定的科学水平。科学出版社出版的《中国科学技术史》，26本的巨著中包含了中国古代科技的所有领域。书中涉及中国古代农业、水利、建筑、交通、冶金……诸多科技，其中很难发现阴阳五行作为思辨工具的痕迹，即使有阴阳五行的论述也是取其朴素、原始的所指。反而发现了现代数学、物理、化学、生物学、生态学等基本元素。将其和现代科学技术比较，我们发现了如下几点：虽然其内容原始、简单，但有科学的萌芽，也有许多领域的许多科技的苗头是现代科技所没有涉及的，若加以整理研究，很有可能会有所突破。但两者所用的基本方法不同。中国古人考虑一个问题更倾向于整体、综合与联系。而西方科技更擅长局部、分析与割裂。因此，西方科技更像轻刀快马，易于在某些领域取得长足进步，但是却有潜在风险，毕竟世间万事万物之间均存在着或显或隐的千丝万缕的联系。关于西方科技的缺点，从理论到实践都有描述，像《寂静的春天》《物理学之道》《转折点》等书都是关于此的内容。因此，中国古代科技对现代科技是有借鉴价值的，尤其中国科研人员应该有这个警醒。中国古代科技大多数掌握在匠人手里，而匠人往往没有掌握理论，限于其知识水平，也没有能力将经验上升为理论。因此，匠人的成长周期显得较为漫长，没有相应理论，技术的传授就显得艰难。虽然在古代同时期，中国古代科技方方面面不落后甚至长时间在大多数领域处于世界前列。但工业革命以后，西方科技取得突飞猛进的进步，而中国古代科技仍在低水平重复。导致这种状况的原因是，中国古代科技理论水平不足，尤其是基础理论不足。探索未知是人类的天性，具体的表现是总结经验，构建理论。

上文论及中国古代科学多掌握在匠人手里，而中国古代知识分子可能不屑于具体的劳作，多数以修身、齐家、治国、平天下为己任。只有少数知识分子参与到科学研究中，其中不乏聪明而勤奋的人物，如春秋战国的墨子、明朝的徐光启等，并取得了不少有价值的科技成果。多数人用阴阳五行等简单的逻辑去试图格物致知，进行了艰难而乏效的努力。当然，这种努力不但乏效，反而把古代科技的光芒给遮盖了。若把中国古代科技看成一棵大树，那么阴阳五行的思辨理论（请注意，笔者提到的阴阳五行的思辨理论不是阴阳五行的全部，阴阳五行理论里有一些是有价值的）就像系在树干上祈福的红布条，不会给这个大树提供有意义的帮助，只能给系布条的人一些类似图腾的企望和心理的满足吧，从形象角度看却会使大树变丑。总之，若把阴阳五行的思辨从中国古代科技中剔除，可以使古代科技的许多方面变得简单而漂亮，大家可以试一下，中医更应如是观之。

中国中医科学院针灸研究所创始人之一朱琏先生在她的著作《新针灸学》中明确指出：莫谈"鬼穴神针"，应该用科学的方法学习发展针灸。中国中医科学院创始人陈育鸣先生在给毛泽东主席的信中旗帜鲜明地提出反对中医的玄学学说。虽然中华人民共和国成立后许多中医大家反对以机械的、唯心的阴阳五行的思辨理论研究中医，但仍有人倡导这些无聊无效的方法。

此外，还要警惕披着科学外衣的新玄虚，又有人把量子理论、弦理论、复杂系统理论等用于解释中医。这种做法事实上既不能合理地解释中医，也不能指导中医的临床。像量子理论、弦理论等新理论还有许多没有定论之处，从逻辑上讲，不能用一个不确定的理论去解释未知的研究对象，那样很容易把这个对象又置于不可知论的境地。做中医还是老老实实的好，多读书、多思考、多临证是中医成长的不二法门，没有取巧的机会，没有捷径可走。

科研在任何领域都是核心，中医科研应该成为中医产业化的发动机。中医没有自己的诊断医疗器械，中医院的诊疗设备都是西医的。各种化验、影像设备是依照西医的理论体系发明出来的，用于西医理论指导下的西医诊疗行为。中医的理论体系和西医不一样，我们的科研人员应该按照中医原理，研发出服务于自己的辅助诊断设备，当然不包括蹩脚的各类脉象仪。如果中医科研人员能够抛弃用西医的和玄虚的方法研究中医，用通约的语言把中医的基本原理描述出来，用科学规范的方法把中医的科学性、先进性充分表达出来，那中医才好学易用，才能真正得到传播和推广。若中医科研人员能依据中医原理研发出西医不可替代的多种中成药界的"青霉素"，中医的春天就真正来到了。受益的不仅是中华民族，而是全人类。

中医教育

　　每年毕业的本、硕、博中医专业学生有 20 多万人，但其中从事中医行业的人很少。以中医博士为例，学习 11 年毕业，有一部分学生却不能用中医的方法独立行医。邓铁涛老先生曾经评价这部分博士是中医中专加西医中专水平。西医学生本科毕业即可在上级大夫的指导下胜任常规的医疗工作，而我们中医各层次的学生毕业后却很难独立行医，即使有也是凤毛麟角，那恐怕也不是我们中医药大学的教育成果。导致这种现状的原因有以下三个：其一，中医学生缺少职业榜样。大学 5 年，前 3 年学习基础知识，大多还是有兴趣的。大四见习、大五实习见到的是中西药混用的中医老师。临床诊疗主要依赖西医设备和西药，学生们见不到正向的榜样，很难树立对中医的信心。其二，我们的课程设置、中医教材内容基本是中医加西医的罗列，中西医之间缺乏有机的联系。学生头脑中只有一些模糊的中医概念和一些西医的知识碎片，凭此知识储备想成为一个合格的中医大夫就太难为同学们了。其三，学术造假。有些不合理立题实验过程极不严谨，篡改实验数据。沧浪之水浊兮久矣，这种现象不知道还要持续多少年，许多人知道这是错误的，是不正常的。在学生与老师这对关系中老师是主体，古语讲千里马常有而伯乐不常有，故教师和教材的水平是中医教育的关键，我们真正缺乏的是一个会看病、能讲课、具有严谨科研作风的中医教师队伍。

中药

　　有人提出中医将毁于中药的观点，引起了广泛的讨论。我们认为在医与药这个统一体中，医是主导。中药材是中医大夫的武器，大夫和患者是药材的消费者，在大夫与患者的统一体中大夫仍然处于主导地位。若药材质量不好，药农、药商、监管部门当然有责任，但大夫的责任更大。在医疗行为中，决定疗效的一是大夫的诊疗水平，二是药材的质量。如果中医大夫和中医院追求疗效，一定会无比关心药材质量，选用好药。对患者而言，这会降低药物毒副作用，缩短疗程，减少花费。对大夫而言，重视药材质量既能减少医疗风险，提高疗效，又有利于大夫的成长。若大夫一直用的是质量高且稳定的药材，就会排除药物对疗效的影响，无论有效还是无效，都取决于大夫的治疗思路。有效就总结成功经验，无效则总结失败教训并加以调整，这样才有利于大夫的成长。若大夫仅追求短期的经济利益，就不会关心药材质量，甚至只图价格便宜。其实，大夫手里拿着中药质量的指挥棒，从这方面看，是中药毁于中医。当然，医与药都不要互相推诿，应该各自守好自己的本分，毕竟中药离不开中医，中医离不开中药，两者是一荣俱荣、一损俱损的关系。

数千年的历史中，我们祖先也留下了不少中医防治畜禽疾病的经验。如果深入挖掘研究，所研制出的药物完全可以替代目前养殖业大量应用的化学药。这不但有利于中药产业，也有利于养殖业的发展，关键的是我们的食品安全会得到更好的保障。这方面的研究国内有在进行，可是发展比较缓慢，但这是个有前景的方向，应该鼓励支持。农药化肥的安全问题不仅是我们国家也是全球亟待解决的难题。若能投入人力、物力深入研究，完全有可能制造出高效无污染的中药农药、中药肥料。甚至中药材和农作物合理间种就有可能起到防病肥田的作用。我们在进行药材调研时发现，现在中国的田野太"干净"了，杂草、杂树少了很多，这是极其危险的，长此以往，将产生不可估量的生态灾难。通过种植中药可以补救，一方面可以发展中药材产业，提高当地的经济效益，另一方面可以通过种植药材丰富植物多样性，进而改善我国的生态环境。此行为不仅能惠及当代，更是为子孙后代考虑。随着机械化大生产、人工智能等高科技的快速发展，我国的基础建设逐渐完善，剩余劳动力的问题凸显出来了。药材种植和加工仍是劳动力密集型产业，需要大量劳动力。若外出打工的劳动力能回乡从事这类行业，不但能产生可观的经济效益，而且可以解决国家的社会问题。

上述是我们的所看所思，以及对中医药行业的一己之见的总结。政府重视并扶持中医，老百姓期盼中医的好疗效，但中医业内人士作为不大，从全社会来看是中医行业病了，属"外热内寒"证。

十几年前，有人问能否用一句话总结中医现状，李可先生回答：基本概念理解的严重混乱，临床行为的普遍盲目。当然，盲目的临床行为源于对中医基本概念理解错误。这 20 年来，我们对中医的基本概念进行了详尽细致的研究，并在临床中反复验证，自认为对这些基本概念的认识趋于正确，能够说明中医防病治病的基本原理。

气为何物

"气"在中国传统文化中是最重要、使用最广泛的概念。在中国科技、哲学领域中有举足轻重的地位。因所学有限，在此仅在医学领域加以探讨。

在学习中医、运用中医的很长一段时间里，笔者认为中医之气就是充斥于宇宙与人体内的一种类似"以太"的精微物质。它普遍存在于宇宙，维系着宇宙内所有大小成员之间的联系。我们聪明的祖先认识到它，并将之运用到大多数中国古代的文化技术中。当然，中医大夫就是和这种神秘的物质打交道进而认识疾病、防治疾病的。笔者的这种想法恐怕大多数中医人都有。但是通过我们仔细阅读中医经典，广泛吸收现代诸多学科的知识，又经过临床反复实践，发现中医之气，不是这种神秘而难以把握的物质，而是专指神经系统的功能。

我们翻阅了大多数的民国以来中医大家的著作，发现有类似说法的人不在少数，如时逸人、祝味菊、朱琏、陈育鸣、刘绍武等十余人。仔细研究发现，持此论点的先贤们有一个共同特点，都是学贯中西的，有的是先西后中，有的是先中后西。笔者本身是西医本科、硕士，中医博士。笔者是在学医行医第27年对此有所发现的，当然是受诸先贤们的影响。中医要继承好，要发扬光大，就必须对中医基本概念有明确而清晰的认识。要正确理解古人所指，才能真正理解中医、学习中医、运用中医。中国古人有个特点：多用描述性语言来讲道理，而且同一概念在不同语言背景下的含义是不同的。因此对后学来讲容易出现理解上的歧义，这是阻碍中国文化继承和发扬的重要因素，除中医领域以外的其他领域也有类似问题。尽可能明确古人所指的做法，肯定会犯错误，但也正符合科学的发展规律，与之相反，古云今亦云的不作为却是不可宽恕的。一千个人眼中可以有一千个哈姆雷特，但不允许一千个中医心中有一千个中医"气"的概念。2015 年冬天，我们初步得出中医之气大多是指神经系统的功能时，内心是惶恐不安的。但想到抛弃"寒蝇穴窗死钻纸"式的以经解经做法，把鲜活而科学的中医原理从简单的阴阳五行推理的思想桎梏里解脱出来，我们又感到无比欣慰与自豪。原来中医自古就是在进行脑科学、信息科学的研究和实践的。研究证实，大脑和宇宙一样复杂，中医是从脑科学的角度研究生命与疾病的。这样可以实实在在地申明中医的伟大与科学，甚至是先进，而不是沉迷于所谓东方神秘文化的迷魂阵中。

　　"气血"是中医理论的基本概念之一。古人这样去描述二者之间的关系："气为血之帅，血为气之母"，且逢病必言"气血"。中西医在认识论和方法论上有许多不同，在此不做过多的比较。略而言之，两者看待生命的角度不同，但研究的对象是同一个。因此，在探讨中医时西医就是一面很好的镜子。"血"很容易和西医比对，虽然中西医对血液乃至血液循环系统描述有些差异，但无论是结构描述还是功能描述，中西医有许多地方是相似的。但在西医中很难找到与"气"相匹配的组织、系统。这在道理上是说不通的,"气"这么重要的一种物质竟然在西医里不存在?如果按照前文所述,许多中医人眼中的气是存在于人体、宇宙内的一种理论上或假设的物质,那么其在西医知识体系里不存在便是合理的。如果我们中医人固执于此,就不会有意识地在人体中寻找气的物质基础,出现这种怪异的现象也就不奇怪了。

我们先梳理一下西方神经系统发现史。希波克拉底认为,脑是神志的载体,亚里士多德认为神志在心,而加伦通过对动物脑的解剖研究支持了神志在脑的观点。总之,在古埃及、古希腊、古罗马,神志活动被认为是类似"空气"的东西的活动,比如灵魂、元气、精灵、微小颗粒之类。可见,关于大脑功能的认识在古代世界各地基本一样,当然包括我国。欧洲文艺复兴横扫了中世纪的迷信,现代诸学科也由此展开,现代脑科学的研究也正式开启。随着显微镜的发明,神经系统的解剖特点得以明确。随着生物电的发现,神经系统的基本运作模式也得到解释。随着近 100 年来新理论、新技术的不断推出,人们对神经系统的结构及功能的认识越来越清晰,脑科学成了生物界近些年最为活跃的领域。"灵魂、元气、精灵"等旧观念在国际上已经被抛弃数百年了。

中医数千年来限于技术手段,没有有效的解剖学技术,没有电生理理论技术,因此不可能走一条完全和西医一样的认识神经系统的路。但是我们的先民、先贤们从未放弃对生命的探讨,对疾病的研究。基于自己的哲学、自己的技术,走出了和西方脑科学不一样的路线。即中国自古有脑科学,中国的脑科学研究手段和主要方向与西医不一样。中医对"气"的研究和驾驭，就是中国的脑科学，而且是做的人体实验，不是动物实验。但就医学研究的准确性和临床应用而言，直接的人体实验是动物实验无法比拟的。

中国古代科技和西方不一样。在理想状态下，匀速运动的小球会一直运动下去。这种方法作为理论的假设和推演是个很好的方法，但理论形成后再运用到广泛的非理想状态的对象时却需要修正。事实上，从西方科技发端到现在为止并没有认真地修正过程。现代科技给人类带来巨大进步的同时也给人类及我们的地球带来了不可修复的伤害，当然这方面国际上许多人也有反思。中国古代科技虽然没有现代科技那样的高效与强大，但是中国科技数千年来的实践证明它是比较安全的，对人类自身及我们赖以生存的环境破坏都极少。中国古人治学的一个重要方法是"远取诸物，近取诸身"，即我们所说的"大仿生"。尽可能多因素、多环节地考虑问题而不是分割式地拆而分之地研究。分割式研究是个很有效的方法，但拆而分之研究后必须归而合之方能运用。否则运用片段、局部的理论去应对复杂系统尤其是生命系统，必然会受挫，医学尤其明显。

中医是中国古代科技的重要组成部分，其认识论和方法论必然是中国式的。中医的重要理论基础是"气血"，而"气"的运用尤为广泛。时逸人先生言：在《黄帝内经》中虽然有许多所指，但主要还是指神经系统的功能。

现代医学认为生命的基本特点是生长发育、新陈代谢、生育，这三个基本特征的维系需要物质、能量和信息，而信息的采集、整合、应答全赖于神经系统。近些年西方研究生命的主要方向是分子生物学，虽然看起来挺高深的，但是其基本原理仍然是从物质结构上研究生命。众所周知，此时我们处在信息时代，我们重视日常生活的信息化，但在医学研究中并没有把信息提到很高的位置。毕竟一个生命体感知体内外环境信息并做出恰当的应答才是生命最基本的特点。人体分布着无数感受器，感受的信息通过各种传入神经进入中枢，再通过中枢整合，通过传出神经到达效应器，通过这个环路维系生命的一切活动。而中医就是通过这个环路认识生命、疾病，进而防治疾病的，所以中医就是脑科学，也是信息科学。

神经系统包括中枢神经系统、外周神经系统，以及附属的感受器和效应器，是非常复杂的巨大系统。随着积累的知识越来越多，研究方向分得越来越细，一个脑科学工作者穷其一生也许只能在一个小小的领域有所收获，所以导致脑科学研究堆砌了大量碎片化的知识。又由于研究者为了文章而科研的内在推动力，易于追踪热点，因此脑科学的研究又呈现出发展不均衡的状态。中枢神经的研究较多，而感受器及效应器的研究较少，自主神经的研究尤其不足。神经系统的重要特征是一体性的，很难判断哪个是主要部分，而哪个又是次要部分。因为孤立的研究行为，导致该领域漏掉了许多重要信息。神经系统与其他七大系统并不是并列关系，而是对其他系统有调控作用。我们早期学习神经系统提到神经对于其他组织系统有营养作用，但并没有深入研究。譬如，一只手能感知冷麻酸胀，这是感觉神经的作用，能做出各种动作是运动神经的作用。但中医的认识并不限于此，中医认为手长成这个形态，维持这个状态，时时不离气，即神经系统的作用。换言之，手的功能是神经系统调控的，手的存在也是神经系统维持的。我们曾治疗过一个病例，该患者的原发病是类风湿性关节炎，因手指关节疼痛而到西医院治疗，治疗方法是打封闭针止痛。由于麻醉剂或针头的机械损伤导致局部神经受损，引起指尖发生无菌性坏死。这个操作过程并没有伤及血管和坏死部分的组织，但却引起组织坏死。再比如，中风患者患侧的肢体除了运动、感觉功能异常外，它的形态也会发生变化。常见的变化是患侧体表温度较健侧低，皮肤颜色较健侧暗，以及出现皮下水肿等。患侧肢体没有受到直接损害，其血液循环系统也没有遭到破坏，甚至其支配的外周神经系统也没有出现损害，但它的结构却发生了改变，原因仅是支配该肢体的中枢神经发生了病变。可能的解释只有一个：组织器官维持自身的状态需要正常的神经支持。反之，若一个组织器官发生病变，则多数是支配该组织器官的神经先出现了异常，即中医的"气"出了问题。中医关于"气"致病的分类大致分为气虚和气滞，上述病患我们运用中医行气的方法（即活跃局部神经的方法）施治很快便得到治愈。

西医发现神经系统，深入研究神经系统也走了很长一段艰难的路，目前仍在继续研究中。中国古人对神经的认识也有类似之处。在文艺复兴之前，中国人对神经的认识和运用（尤其在运用层面）较西医先进了数千年。先人发现杀死动物，甚至血已流净后，动物还会有抽动。虽然血液可濡养全身但还不足以解释这些普遍存在的现象。另外，外周神经往往伴行血管和筋膜等结缔组织，很难不借助仪器而用肉眼分辨。即中国古人没有找到具体神经的解剖结构，有时混称之为"筋"，于是古人借用了广泛运用的"气"的概念。除可见之血外，有更重要的气维系着生命。这是极伟大而聪明的方法，对未知领域中可能存在的物质给出一个假设，给出一个位置，而不是不见即为不存在。经过长期的实践验证而发现的气可以很好地解释疾病，防治疾病。于是以"气血"立论的中医就发展壮大起来，极好地维护了中华民族的生存及繁衍。

关于"气血"的关系，中医称"气为血之帅，血为气之母"，气引导血到该去的组织，血流注的多少也由气决定。血濡养全身，当然也濡养气，但血之濡养受气的操控。西医解剖学的研究成果也证实了血管有神经纤维的伴行，血管受神经体液因了的调控等。因为二者关系密切，故往往统而称之为"气血"。

针灸之气

经穴的物质基础

针灸治疗的理论基础是经穴。近百年来，国内外针灸界对经络的实质进行了大量的研究，提出了许多假说，但至今并没有定论。搞不清什么是经络会大大影响针灸学的教育、科研及临床工作。使针灸的诸多领域停滞在低水平、低效率的摸索状态，以至于针灸的治疗范围日益狭窄。针灸界的权威专家称：针灸仅可以用于治疗肢体关节痛证。我们暂且不给经络的实质下一个明确的结论，但可以研究和它最有关联的人体组织，和它关联最密切的自然是神经系统。

中国中医科学院针灸研究所创始人之一的朱琏先生在她的著作《新针灸学》中说过："根据我们的临床体会，我国古代的经穴虽然分属十四经，但其所在部位，大都符合人体神经系统的解剖情况。"朱琏一向不认为有神经与血管之外的经络结构存在。她认为机体的整体性是通过神经、体液等系统维持的，但不能把神经和体液等同，形成关于经络的二元甚至多元的观点，起主导作用的是神经系统。

金观源先生总结了古今中外，尤其是近现代针灸研究的相关成果，写了《临床针灸反射学》一书，个人认为这是中华人民共和国成立后难得的针灸研究大作。他在书中指出："由于至今为止尚未发现穴位处有任何不同于现代医学所认识的组织之外的特异结构存在；而且所有针灸传感和效应可因刺激部位传入神经的阻断而消失。现在一般认为，穴位刺激的反应通过刺激局部存在的感受器及相应神经分支引起；穴位所在部位的主要感受器及神经分支共同组成了穴位针感的形态学基础。"有人曾将五百多个穴位在尸体上进行验证，发现 58% 的穴位分布在神经末梢密集处，而 42% 的穴位分布在神经干或较大的神经分支上。1967 年以来发现的 111 个新穴位中 98% 分布在神经干或较大的神经分支附近。

总之，用现代解剖或化学示踪法等，均没有发现作为经络的特殊结构，所见不过是已知的周围神经、血管、淋巴管、肌肉、肌腱、皮下组织及皮肤。其中以外周神经与经络、穴位的关系最为密切，血管次之，但血管等其他组织无非也是被稠密的神经纤维包绕着，周围神经就是所谓经络的物质基础。近几年，国外有人提出经络是一种独立的解剖组织，该结论不论正确与否，这个解剖组织一定在结构和功能上与神经有紧密的联系。

针感的形成原理

《黄帝内经》有言："刺之要，气至而有效。"《标幽赋》中记载："气速至而速效，气迟至而不治。"临床实践发现：针感强，疗效好；针感弱，疗效差。可见针感是判断针灸疗效的标志。什么是针感呢？针感是由针刺作用而引起的一种酸、麻、胀、重、触电感的复合感觉，其沿着一定的神经通路传导，在中枢神经系统被感知。针刺神经末梢集中的穴位或神经干必然会产生强烈的针感。大多数情况下，针感的传导与神经的走行路线和分支范围一致。个别情况下，针感与神经分布不相符，而与经络路线相一致。生理学的解释如下：当感受器或神经干受到刺激后，神经冲动通过传入神经传导至中枢神经系统，首先引起高级中枢相应部位的兴奋，继而神经冲动沿着一定的循行路线扩散。针感沿着经络路线的传导实质是神经冲动在中枢内传导、扩散时在躯体上的投影。截肢后的患者可出现幻肢痛；直接刺激截肢后的坐骨神经干，患者仍能出现放射至脚的针感；局部麻醉开颅时，刺激皮层感觉区的某些部位可以使躯体相应部位产生反应。可以大胆猜测：经络属于一种感觉，是感受器、传入神经、中枢共同参与下对外界刺激的一种感知，是神经活动的产物。因此，在躯体上是找不到与传统经络完全吻合的实际物质结构的。

针灸的作用原理

针灸能够治疗许多疾病，这是不争的事实。需要强调的是，针灸治病的原理绝不是干预充斥于宇宙和人体的虚无缥缈的"气",也不是如外科手术般切除损坏的组织,更不是用针灸针杀死微生物。它通过干预调控机体的神经系统来达到防病治病的效果。通过干预神经系统来治病需要有一个前提:中医认为的任何疾病,无论表现形式有多么不同,其实质都是"气"出了问题,而这个"气"就是机体的神经系统,即中医认为神经系统的调控异常是所有病的基础。这个论点我们会在本书中反复论证。梅花针的发明人——中国中医研究院一级教授孙惠卿先生发明了刺激神经疗法,于20世纪50年代在中国中医科学院成立刺激神经疗法诊疗所,为许多国家领导人和老百姓看过病,疗效显著。周恩来总理称赞"他是一位了不起的医师"。他的传人柏钟扩先生著有《刺激神经疗法》一书,其中详尽介绍了该疗法。该疗法通过刺激躯干不同部位的皮肤,进而治疗疾病,不仅可治疗躯干的疾病,更能治疗许多脏腑的疾病。其原理是刺激皮肤的感觉神经,经过各级神经系统包括外周和中枢神经的信息整合后,干预了调控脏腑的自主神经系统(交感和副交感)而达到治疗目的。孙老先生认为神经调控的异常是一切疾病发生发展的基础。可惜的是得形而忘意了,梅花针留下了,但是老先生的治疗方法却没有得到广泛的推广,他的理论也没得到足够的重视和深入的研究,个人认为他提供了正确阐释中医理论的一个重要契机。70多年过去了,没有利用好这一契机,甚是可惜。

神经干刺激疗法兴起于20世纪60年代,这种疗法将传统针灸学与现代医学有机结合起来,通过各种针具、药物、羊肠线,运用神经阻滞、小针刀、脉冲电流等方法,直接刺激周围神经主干、分支或运动神经末梢来治疗躯体、神经系统和内脏疾病。当然，近百个神经干刺激点都在中医的穴位范畴里，即使刺激点不是经典穴，但其只要在神经干上，便也会有相同的治疗效果。例如，足三里是治疗腹痛的主要穴位，针刺上下巨墟、条口、阳陵泉等也有一样的效果。这些穴位的深部正好是腓神经主干，针刺没有穴位分布的腓神经主干也可收到同样的效果。这也充分说明了中医经穴的高度相关性，或者说刺穴位就是刺激该部位的神经。

头针和脑针。这两种方法能够治疗偏瘫、癫痫、帕金森病等中枢神经系统疾病、精神类疾病，也能治疗全身的疼痛、皮肤病，更能治疗高血压、冠心病、溃疡病等。打坐、站桩等疗法也是通过改善和提高大脑功能，从而达到健身祛病的目的。

穴位选择的现代依据。①根据脊髓神经节段性分布。内脏器官发生病变时相应的躯干部分会出现结构改变和不适症状。如消化道疾病患者背部会出现酸、麻、痛，同时也会出现局部皮肤质地和颜色的改变，触诊可发现皮下结节或条索状硬结、肌肉紧张。反之，皮肤、肌肉肌腱病变也可以导致内脏器官产生疼痛和功能紊乱。这些事实均说明体表和内脏之间一定有结构和功能上的联系，这种联系是通过脊髓神经节段性分布而实现的。中医的夹脊穴及颈腰背部的膀胱经穴都与此有关，这当然也是各种整脊疗法的原理所在。②根据周围神经支配关系。机体所有组织器官都分布着神经，神经不仅调控局部的血供、组织器官的功能，也调控了其形成与结构维持。例如，手能感觉冷、麻、酸、胀、疼是感觉神经的功能，能做各种运动是运动神经的功能。手发育成这个样子，维持这个样子也离不开神经的调控。组织器官发生任何疾病，支配该器官的神经都是相应病变发生发展的基础。针灸可以直接刺激调控该组织器官的神经干，通过以干促脑，以干带梢，上下求索来治疗该部位的疾病。可见，中医是在神经调控的层面看待生命和治疗疾病的，较西医在结构的层面上做文章更为深入。③神经系统在人体中纵横交错，密布成网，分布全身。各部分之间除了直接联系以外，还可以通过感受器、效应器、传入传出神经及脊髓、大脑等不同环节和途径发生千丝万缕的间接联系。随着脑科学研究的不断深入，全身神经系统的结构和功能广泛联系的证据会不断被发现。这也是针灸左病右治、上病下治、内病外治等丰富的有效治法的物质基础。可以说，中医一直在治疗的同时做着脑科学研究。不仅是治病法，其所得出的相关认识也必然会给世界脑科学研究以补充和启发。

针灸治疗的途径

经络是平衡阴阳、运行气血、联络脏腑、沟通内外、贯穿上下的通路。气血在经络中周流不息地运行，使机体各部分组织器官互相联系、互相协调而构成一个统一的整体。中医对经络的描述和西医的神经系统无论在结构还是功能方面都很相似，只是中医对神经结构的认识相对简单和粗糙，而西医则是相对孤立地研究神经系统的功能。中医认为神经系统在生理和病理过程中都起着主导作用，是所有疾病发生发展的基础，并认为可以在神经对机体的调控层面认识疾病，通过调整机体的神经系统来治疗疾病。孙惠卿的方法是通过刺激皮肤感受器经传入神经到中枢兴奋整个神经系统；神经干刺激疗法是直接刺激神经干，通过上传下达而兴奋整个神经系统；头针、脑针可以直接兴奋大脑，进而兴奋整个神经系统。

各种形式的灸疗方法不是把阳气输入人体治疗寒证，而是通过热刺激热觉感受器而活跃局部的神经或者提高机体整个神经系统的兴奋性，进而达到治疗目的；刮痧并不是在排出局部的毒素，而是类似于孙惠卿改进的通过刺激皮肤而刺激神经的疗法；按摩通过刺激体表压力和痛觉感受器及刺激皮下的深部神经干作用于神经系统以治疗相应的疾病。中医外治疗法很丰富，任何部位的治疗、所有形式的方法最终都作用于神经系统，既不神秘也不玄虚。

四气五味

——中药的作用是消化道的"针灸"

　　针灸的理论基础是经络学说，中药的理论基础是四气五味。二者都是中医的基本治疗方法，但表面上二者却没有联系，这是令人费解的。《黄帝内经》言："东方之域……其治宜砭石……西方者……其治宜毒药……北方者……其治宜灸焫……南方者……其治宜微针……中央者……其治宜导引按跷……"除药物部分外，"砭石、灸焫、微针、导引按跷"这些治疗方式都属于中医外治法的范畴，其作用原理如上文所述。基于中医原理的中药作用机制一定和其他四种治法是统一的，即干预了机体的"气"——神经系统。只是针灸针改为中药后，其作用靶点不在皮肤而在消化道内壁。中药的作用机制就是对消化道的"针刺"，只是消化道这个"皮肤"比体表的皮肤面积大多了，感受器的种类和数量也比皮肤丰富得多。

目前中药研究的主要方向

　　以西医植物药的研究方法研究中药是近百年来中药研究的

主要方法。中药教材里对每一味中药的论述，是前面冠以中医的四气五味，后面加上现代药理研究成果。从字面上看，两者没有关联，是一种并列关系。从实际内容看，也没有任何联系。

何为中药？中药并不是西医的植物药，西医植物药的研究用的是西医的原理及西医技术。中药的研究应该运用中医原理及现代诸多技术，包括生物学、西医学及其他领域的技术来进行。这里就突显了一个问题，即没有中医理论指导的中药研究是与中医无关的，当然不能正确地阐释中药作用，甚至会证明中药无效，乃至于有害。屠呦呦先生借鉴中国古人的治疟经验，运用西医的理论和技术发现了青蒿素，是植物药研究的一个成功例子，但却不是真正的针对中药的研究。

古人对中药的描述主要是四气五味，即寒、热、温、凉及酸、苦、甘、辛、咸。笔者从学中医开始就一直有一个疑问，什么是四气五味，想必学中医的人大多也会有这样的疑问。自古以来的医家也进行了大量的探索，大致可分两个方向。其一，把阴阳五行理论引入四气五味的研究中，于是出现了"一花一太极，一草一阴阳"的充满主观臆测的论断，而且这些论断对于临床运用及中药的深入研究并无实际意义。其二，西医进入中国以后，许多研究者直接套用西医的药理学研究方法研究中药。典型的做法就是寻找、提取有效成分，但有效成分对疾病的治疗与一味中药相比较，大多数是有差异的，即我们认为的一味药的有效成分并不能代替该中药。例如，黄连素作为黄连的有效成分就不能完全替代黄连的作用。虽然近百年来的中药研究都是围绕有效成分展开的，但是从效果上看是不成功的，从理论上看是不合理的。这两条路研究中药都行不通，那又如何开展中药的现代化研究呢？

　　首先要搞清楚什么是中药的作用原理。从青蒿中提取的青蒿素可以通过作用于疟原虫膜系结构等环节来杀灭疟原虫。中医认为青蒿治疟疾并不仅仅通过这个环节，一定还可以通过其他环节来治疗。请注意，青蒿治疟疾，而青蒿素通过消灭疟原虫来治疗疟疾，这是不同的。中医典籍中还有其他多种药物可治疟疾，如常山、柴胡等。更有意思的是，《黄帝内经》中治疟的方法是用针刺的，针灸肯定不能直接刺死疟原虫，而是通过干预人体，调动人体的诸多防御机制从而治疗疾病的。简单讲，中药及针灸治疗的根本机制是针对患病的机体，而不是病原微生物。抗菌、抗病毒中药发挥其作用并不是直接消灭病原微生物，也没有能力直接消灭微生物，而是通过调动或强化机体自身的诸多抗病机制而达到治疗目的。这里有一个潜在的前提，人体有强大的抗病能力，这个能力是在长期与微生物共存中逐步发展完善起来的，是客观存在的。从进化的角度看，虽然人类已经很强大了，但细菌、病毒等微生物才是地球历史上生存更久远的主人，而人类是很晚才出现的生物。在人类出现前后，乃至于未知的将来，地球上的生物都会处在微生物的海洋里。因此，运用目前流行的消灭微生物的西医方法，不但不合理，而且是危险的。毕竟我们对地球微生物的"森林"并不清楚，微生物与人体的诸多或密或疏的联系也不清楚。

　　感染性疾病中，虽然病原微生物的种类有差异，每种致病微生物感染机体后形成的疾病属同样有差异，但也有许多症状是相似的，如发热、咳嗽、腹泻等，更有其机体抗病反应机制的一致性。机体也不可能对每一种感染性疾病都有一套独特而完整的反应机制，而是对所有的病原微生物都有一套唯一的固定的防御模式。这个防御模式因为机体的体质及微生物的特殊性会有两个主要变化，即反应不足或反应过激。而中医无论药物还是针灸都是在干预这个相对固定的防御模式，反应不足则强化，反应过激则抑制，以帮助机体度过感染过程。近些年来国际医学界也开始重视机体的防御机制了，但目前西医的治疗仍然以杀灭微生物为主要治疗手段。有关中西医是如何治疗感染性疾病的，我们会有专门的章节加以讨论。

上文说明中药不是针对微生物的，而是针对患病机体的。中药通过干预机体的防御机制，调其有余、不足以达到治疗目的。那么中药的靶点是什么？作用途径有哪些呢？这就涉及中医的生命观和疾病观了。我们比较中西医的生命观发现：西医强调结构，中医强调信息。具体讲，中医认为生命最主要的特点是能对外界的刺激有合理的应答。而外界的所有刺激造就了生命，维持了生命。不良的刺激及不能做出合理的应答就形成了疾病。

对自然、社会等外界刺激要做出合理应答，必须要有三个硬件结构：正常的感受器、效应器，正常的传入、传出通道，正常的信息整合中心。一个正常的机体时时刻刻通过数目巨大的感受器接收外界信息，通过传入通道（周围神经）传到信息整合中心（大脑），经整合中心处理后发出指令，通过传出通道（周围神经）传递到效应器，效应器再做出反应。信息源，感受器、效应器，传入、传出通路，信息整合，这四个环节中任何一个环节出现障碍就会形成疾病。中医的治疗正是通过干预这四个环节进行的，即古人所讲的"病之来路即病之去路"。

机体内外布满了数目巨大的感受器。除了眼、耳外，其他感受器大致可分为四类，或者称为"四张皮肤"。其一，体表皮肤，分布于此的感受器能感知冷、热、触、压、痛、干、湿等感觉，是针灸、刮痧、放血、按摩的主要靶点。这些方法以信息源的形式作用于感受器，通过传入通道到中枢，经过中枢整合，发出指令，再通过传出通道到效应器。因为信息的逐级传入、逐级传出，乃至于整合中枢均不是孤立的，许多信息通路是共享的，因此体表的刺激不仅能治疗体表的疾病，也能治疗表面上与之不相干的其他部位的疾病。其二，呼吸系统，成人肺脏的表面积近 100 平方米。呼吸系统鼻、喉、气管、肺脏并不仅仅有呼吸功能，还有内分泌功能等，但我们更想强调的是它分布了大量的气味感受器，能感知外界的气味。目前认为气味感受器主要集中在鼻腔，但据我们的实践和思考，气管、肺泡中也必然存在数目巨大的气味感受器，感知气味也是动物生存的重要手段之一。中药的刺激性气味，不但能够通过直接刺激呼吸道黏膜提高局部免疫功能，更能通过相应的感受器兴奋中枢达到一定的治疗目的。目前国际上这方面的研究大多集中在香水产业方面，相关的医疗作用并没有得到足够的重视和研究开发。其三，消化系统。消化系统表面积为 300~400 平方米，消化道不仅能消化吸收，它的免疫功能占机体免疫功能的80％，分布于其中的神经细胞数量甚至超过了脊髓，而且和大脑有千丝万缕的联系，大肠又是人体的细菌库等。中医治疗精神类疾病大多从消化道入手，如承气汤类、大柴胡汤等。人们以前认为味觉感受器仅分布在舌头，近些年研究发现几乎整个消化道都有味觉感受器，当然，其他组织器官也有类似的感受器。我们想说明的是，消化道分布着大量感受器，不仅感知味觉，还能感知压力、温度、酸碱度等。我们的饮食不仅提供脂肪、淀粉、蛋白质等营养物质，更提供了大量的信息，包括各种味道、温度等化学、物理的信息。消化道还是肠道菌群的培养皿。中药的作用机制是，中药作为信号源，作用于消化道的感受器，通过传入通路到大脑，经大脑进行整合后做出应答。干预消化道本身、大脑、免疫系统、肠道菌群的环境，这是中药作用的主要机制。其四，血管及淋巴管内皮。血管和淋巴管内皮存在大量感受器，也能感受到血液中的各种物理、化学信息，也通过传入通道到达大脑，经信息整合中心处理后发出指令，通过传出通道到达不同的效应器。中西医对血管内皮的感受器都研究得比较少，这可能是以后的重要研究方向。

中药的作用机制是充分利用机体的消化道、呼吸道、血管、淋巴管分布的感受器输入信息，通过本来具有的外周神经进行信息的上传下达，通过本来具有的大脑进行信息整合，矫正本来具有的防御机能，从而达到治疗目的，这是对感染性疾病而言的。内伤杂病是不良信息长期刺激机体而产生的适应性改变，神经系统的改变是其深层的基础，要想彻底治愈就必须打破其神经支持状态。而目前西医的方法是直接插入式干预机体的生理机制。按此观念，我们认为中药的现代研究还没真正开始。若依此进行研究，不但能正确理解中医药，还可能影响整个世界医学的发展方向。

我们从中药、给药方式、用药禁忌等方面说明中药的作用机制。

目前中药的研究主要是模仿现代药理学的研究方式，通过寻找并提取中药中某种化学成分进行研究。这些化学成分首先需要被人体吸收并分布，为了避免化学成分口服后吸收有限或在消化道中被破坏，这些研究往往采取注射的方式，使化学成分直接进入血液并随循环到达全身，进而与相关的受体、酶、离子通道、转运体、免疫系统甚至基因等产生生化作用，或对人体某些物质起到补充作用。多数情况下，这些化学成分需要直接参与病理部位的生化反应才能产生治疗作用。我们在中医诊疗中发现，很多中药在化学成分上不可能参与病变部位的生化反应，也不可能对人体起到补充某些物质的作用，更不可能完全归结于心理因素，但其疗效真实存在，这显然不是药物作用直接所致，而与间接作用有关。换言之，中医的作用机制可能和西药的治疗机制不一样，作用靶点及干预途径也都大相径庭。就内服中药来说，其作用始于中药与消化道的接触，其作用靶点是消化道。中药与消化道接触后，中药的物理因素如性状、形态结构等发挥了重要甚至主要的作用。这些物理结构体与消化道接触后刺激感受器产生兴奋冲动，冲动可经信息通路上传到中枢神经，经由中枢整合后发出指令，再通过信息通路到达相应的效应器以发挥中药的治疗效应。中药的气味与味道我们一般也称为物理性质，而且其相关化学成分可能难以被人体有效吸收、分布，或者即使吸收后也不能直接对疾病产生有效的治疗作用及为机体提供必需的物质等，其能产生疗效是通过与消化道接触并引发机体的调节效应来实现的，这和上述物理因素的作用原理一致，不同于药物成分吸收－分布的药理模式。有些中药在口服情况下能产生很好的治疗作用，但其化学成分难以吸收，更不可能在人体内分布来产生治疗作用。关于这些药物的很多研究往往是提取其化学成分进行活体注射来总结疗效，这显然是不妥当的。

中药药效的总结离不开古人遗留的丰富临床经验，古人用药的经验总结，绝大部分来源于经典给药方式——口服，有些药物难以被人体吸收，内服后也不可能达到有效血药浓度来发挥其治疗作用，这就意味着这些药物是通过与消化道接触引发新的调节效应来实现治疗作用的。而提取化学成分注射入血，一方面与口服疗效有很大差异，甚至完全相反，另一方面，各个方面的总结均是从零开始，没有了历代众多医家大量临床经验的支持，可能带来潜在的风险。因此，中药药效的总结，离不开经典的给药方式。

经典给药方式下，药物内服首先与消化道发生接触，有的细小药物颗粒具有某些物理吸附特性，能直接吸附某些毒素、炎性渗出物等，或者黏附于溃疡面而发挥黏膜的部分功用；有的药物颗粒则具有一定的尖棱结构，这些结构可刺激消化道信息感受器，产生针刺样作用，针刺样作用经"传入通路→信息整合→调控中枢→传出通路→效应结构"来引发机体新的调节作用。

中药

生石膏

生石膏有退热作用，常用于热性疾病的治疗。大部分文献的研究围绕其化学成分展开：①钙离子或硫酸根离子。②微量元素或其他微量物质。实际上，上述任何一种成分都不具备有效的退热作用。研究发现，生石膏能退热，熟石膏不能。生石膏与熟石膏在化学成分、化学性质上几乎没有差别，如果是钙离子或硫酸根离子起主要退热作用，那么熟石膏应该与生石膏一样具有退热作用。但事实上，熟石膏和生石膏在这方面的作用差别很大，可见钙离子或硫酸根离子起主要退热作用的看法不成立。石膏微溶于水，0~100℃时，100 克水中可溶解的生石膏（$CaSO_4 \cdot 2H_2O$）量 <0.3 克，那么一剂药（500 ~ 600ml），最多可溶解生石膏约 1.8 克，再增加生石膏也不会有更多离子溶出。此外，矿物类药物中含有钙离子与硫酸根离子的不在少数，无论是含量还是溶出度，石膏都不占优势，而且临床中几克生石膏与几十克生石膏的效果有明显差别，因此退热效应不可能是上述离子的作用。生石膏煎汤后剩余的部分能反复再利用，都有退热作用，而且退热作用差别不大。如果其中某些微量元素、微量物质起主要退热作用，一方面这些微量成分的含量较小，另一方面这些成分会随着煎煮被消耗，就不可能多次煎煮仍然有效，显然微量物质的说法也难以成立。综合上述内容可知，其退热作用与钙离子、硫酸根离子以及微量物质无关。

已有医家提出，生石膏研粉冲服较汤剂有更好的退热效果。这一点我们在临床中也有验证，排除化学成分的作用外，研粉的生石膏不同于汤剂的地方便主要是其物理性质。事实上，在生石膏煎煮的过程中，其除了一小部分溶解在水中电离形成离子外，还有很大一部分以晶体颗粒的形式悬浮于汤液中，这些悬浮的晶体颗粒内服时相当于研粉冲服。简而言之，内服时，除了溶液中的相关离子外，还有大量的晶体颗粒。这些晶体颗粒具有一定的形态结构、性状："单斜晶系。晶体常呈板状，集合体常呈致密粒状、纤维状或叶片状……为长块状或不规则形纤维状的结晶集合体，大小不一……体重质松，易分成小块，纵断面具纤维状纹理。"因此我们推断，生石膏晶体颗粒可能具有以下物理性质和作用：①针晶样尖棱结构。这些具有尖棱结构的晶体相当于大量不同长短、不同粗细的微小毫针，内服后不可避免地与消化管腔发生接触并产生刺激，其实质相当于在消化道中进行类似于毫针针刺的作用，在此作用基础上经由消化道感受器→传入通路→中枢→传出通路→效应器来引发机体新的调节效应，进而产生如退热等药效。②吸附作用，生石膏的晶体颗粒可能吸附胃肠道中某些毒性物质（如内毒素等），其途径为：胃肠道内毒素浓度降低→胃肠道内毒素入血减少→全身内毒素浓度降低→内生致热源减少→体温调节中枢起到退热作用。另外，用石膏每用粳米，我们认为粳米可以提高药剂的黏稠度，进而增大石膏与消化道内壁的接触面积和接触时间，从而增强石膏的药效。

综上所述，生石膏之所以能起到退热作用，主要与其晶体颗粒有关。这些晶体颗粒具有特殊的形态结构，内服时可与消化道接触并产生初始作用，然后经由信息传输通路作用于中枢而引发机体新的调节效应，或通过间接改善机体病理产物的浓度来发挥治疗作用，而这与其化学成分没有任何关系。

紫石英

紫石英在中药中有"暖胞宫"的功效，可用于治疗妇科疾病。其主要成分是氟化钙（CaF_2），纯品中钙约占51.2%，氟约占48.8%，可含有微量的氧化铁，其次则含有更少量的镉、铬、铜、锰、镍、铅、锌、钇、铈，偶杂有铀等元素。总体来说，其可能的药效成分大致有三部分：钙、氟、其他微量物质。氟化钙的现代中药药理研究基本空白，大部分文献主要探讨使用某方治疗某病有效，但很少提及其机理，少数文献认为其效用与其所含的钙元素有关。

紫石英的主要组成部分为氟化钙，氟化钙可与强酸（如硫酸）发生反应，其离子反应式为：$CaF_2 + 2H^+ \xrightarrow{\triangle} 2HF \uparrow + Ca^{2+}$，氟化氢（HF）溶于水生成氢氟酸，而其有强烈的腐蚀性，对人体有毒。但事实上，氟化钙为中度毒性，临床仅有动物中毒报道："口服 - 大鼠 LD50：4250mg/kg。腹腔 - 小鼠 LD50：2638mg/kg。"和氟化钠（NaF）相比，氟化钙毒性要小很多，实验也证明人口服吸收度极低。化学上，上述氟化钙与强酸的反应适用于浓度较高的强酸环境（如工业上用浓硫酸与氟化钙在加热条件下制取氟化氢），在较稀的强酸环境下（如胃酸），上述反应过程会逆向发生，即 $2F^- + Ca^{2+} = CaF_2 \downarrow$。因此，在胃酸环境下，氟化钙与胃酸的反应非常微弱，生成的毒性物质（氢氟酸）的量也极少。

可能基于上述化学反应，有人认为紫石英中的氟化钙在胃酸环境下生成钙离子，发挥了紫石英的主要功效，此外，紫石英与胃酸反应生成的氟离子及紫石英所含的少量杂质理论上也可能参与疾病的治疗。①紫石英在胃酸环境下反应微弱，生成的钙离子量很有限，即使紫石英颗粒与消化道接触时可通过其他方式吸收一部分，吸收的量也非常有限。②很多中药都含有大量钙元素并可被人体吸收，和这些中药相比，紫石英既没有成分上的优势，也不是唯一而不可替代的。③紫石英在胃酸环境中可能反应生成极微量的氟化氢。氟化氢是一种剧毒物质，有强烈的腐蚀性，易被人体吸收，极微量的氟化氢可被人体代谢而不致产生毒性作用。从目前有关其毒性机理、代谢的研究来看，氟化氢不可能改善妇科病理状态，而从相关研究文献来看，也未发现氟化氢可用于妇科疾病治疗的依据。④紫石英中含有微量的氧化铁及更少量的镉、铬、铜等，一方面这些微量物质的含量极少，另一方面，由于紫石英结构致密、性质稳定，因此其中微量成分的释出将会更加困难，这些微量物质即使能发挥作用，其作用也会极其微弱，甚至可能忽略不计。综上所述，紫石英钙离子、氟离子及微量物质成分说均难以解释其治疗机理。

在历代医家的用药中，紫石英绝大多数用于丸剂与散剂，煎汤极少。古代著作如《千金方》：紫石英柏子仁丸、大泽泻丸、小泽泻丸、三石泽泻丸；《太平惠民和剂局方》：震灵丹；《妇人大全良方》：紫石英丸、白薇丸、禹余粮丸、紫石门冬丸、养真丸；《千金翼》：白薇丸；《证治准绳》：镇宫丸、济生白垩丸、紫石英散；《青囊秘方》：蜜丸等。无论丸剂还是散剂，均是以紫石英的细小颗粒入药。紫石英能够产生治疗作用而不依赖于其化学成分的生化反应，显然与这些颗粒的物理性质有重要关系。紫石英属等轴晶系，晶体呈立方体、八面体、十二面体，集合体常呈致密粒状块体出现。在各种炮制、粉碎的情况下，生成的细小晶体颗粒有着特殊的尖棱结构，这些尖棱晶体也相当于大量不同结构的毫针，内服后更多地与下消化道接触并产生刺激，在此作用基础上经由消化道感受器→传入通路→中枢→传出通路→效应器来引发机体新的调节效应。这些晶体颗粒对消化道的刺激作用，也相当于消化道的针刺疗法。针刺疗法本身并不能为人体补充某些外来成分以参与机体的生化反应，但其引发的机体效应却能发挥治疗作用，这正是紫石英发挥其治疗作用的关键所在。因此可以这样说：紫石英发挥治疗作用的机理也与其化学成分没有直接的关系，而与其药物颗粒的形态结构息息相关。

赤石脂

为矿物多水高岭土的一种红色块状体。属单斜晶系，但很少呈结晶状态，多数为胶凝体。新鲜断面具蜡样光泽，疏松多孔的则呈土状光泽。性脆，可塑性强，致密块状者在干燥时可裂成碎块。吸水力强，用舌舔之粘舌。其主要成分为水化硅酸铝 $[Al_4(Si_4O_{10})(OH)_8 \cdot 4H_2O]$，此外还有一部分氧化铁 (Fe_2O_3) 等物质。

赤石脂的中医功效："涩肠，止血，收湿，生肌。治久泻，久痢，便血，脱肛，遗精，崩漏，带下，溃疡不敛。"赤石脂的主要成分内服后难以被人体吸收，也不可能形成有效血药浓度，因此对胃肠道外疾病（遗精、崩漏、带下）的疗效不可能是赤石脂的化学成分经血液到达病变局部所致。赤石脂内服后，主要从肠道排空，因此无论是胃肠疾病本身还是胃肠外疾病，其治疗作用均始于胃肠道，这其中在很大程度上与其物理性质有关。

赤石脂对胃肠道的典型作用见于《伤寒论》桃花汤。桃花汤用以治疗"少阴病，下利便脓血"，即腹泻伴脓血便，相当于现代医学的细菌性肠道感染。其药物组成为：赤石脂、干姜、粳米。桃花汤中赤石脂用量为一斤（换算成现代用量约为250克），其中一半筛末，一半全用，无论是直接煎煮，还是筛末冲服，其内服用量都很可观，同时方中还有粳米一升（相当于现在200ml，称重约为170克），煮汤后会增加汤液的黏稠度，有利于提高赤石脂的悬浮量，还能促使这些不溶物在汤液中均匀分布。内服后：一方面，赤石脂可吸附于溃疡面，发挥人工黏膜作用，阻止肠道细菌、病理产物等对溃疡面的进一步侵蚀；另一方面，赤石脂还可直接吸附肠道中的毒性物质、炎性渗出物等，有效减轻局部炎症；再一方面，赤石脂与疮面接触时，可刺激疮面血管收缩，同时与血液接触时可能诱发内源性凝血启动，从而发挥止血作用。

显然赤石脂产生治疗作用主要与其物理性质有关，而不是化学成分。需要说明的是，赤石脂内服时，成分中的氧化铝（Al_2O_3）可与胃酸发生化学反应 [赤石脂的主要成分是水化硅酸铝，其化学式为 $Al_4(Si_4O_{10})(OH)_8 \cdot 4H_2O$，有时候也写成结构式 $4SiO_2 \cdot 2Al_2O_3 \cdot 8H_2O$，与盐酸发生反应的化学方程式为 $Al_2O_3 + 6HCl = 2AlCl_3 + 3H_2O$，但是事实上反应是很有限的，综合理化方面的因素，可能原因如下：胃酸中 HCl 浓度较实验室及工业反应时的 HCl 浓度要低很多，且胃酸总量也有限，因此胃酸与赤石脂的反应会受到限制；赤石脂颗粒结构特殊、致密，与胃酸发生化学反应时，只能在表面进行，随着表面反应的进行，较深层的反应会因多方面的因素限制而减慢、减弱；粳米形成胶状液，进一步阻碍了胃酸与赤石脂的接触，使二者的反应进一步减弱；有些药物的给药方式为丸剂，内服时进一步阻止了其中成分与胃酸的反应；进入下消化道后，胃酸被碱性肠液中和，pH 升高，赤石脂与胃酸反应停止。

有关矿物类药，除了上述药物外，还有很多，如灶心土、磁石、滑石、龙骨、寒水石、芒硝等。它们的药理作用就是利用自身的结构形态，直接以"毫针"的形式刺激消化道内壁的感受器而产生治疗作用。藏药用矿物类药比较多，其药理作用也应如上所说。有人想开发藏药，但发现许多藏药中的矿物质含有毒成分，咨询我们能否剔除其中的某些矿物质，或用其他药物替代。我们认为这些矿物药不可替代，其作用仅在消化道，大多数不进入血液，因此也就不存在中毒的情况，而且药物的发明者会用大黄等配伍，通过促进排泄，减少血液吸收等机制以降低中毒风险。

犀牛角与水牛角

因为犀牛角已被禁用，目前多把水牛角作为替代品，主要是依据其化学成分的相似度进行确定的。据研究，犀牛角主要成分为角蛋白，此外还含其他蛋白质、肽类及游离氨基酸、胍衍生物、甾醇类等，由于水牛角与犀牛角化学成分相类似，因此将其作为犀牛角的替代品。尽管有很多研究文献称水牛角可完全替代犀牛角，但从临床疗效来看，其实有很大差距，水牛角用量要远大于犀牛角数倍甚至十数倍，但疗效仍然有限。

那么犀牛角的有效成分究竟为何？目前犀牛角绝大部分成分都已被发现，这些成分并不特别，很多药物如水牛角、蹄甲中也大量含有，研究也发现这些成分不足以解释犀牛角的临床现象。理论上，还存在着某些未被发现的微量物质，但自1974年即有文献提及研究，到现在经过近50年，仍未有人发现这些可能起"主要作用"的微量物质，而且在犀牛角用量本就较微的情况下，其中所含的微量物质将更加稀少，甚至可以忽略不计，其能否胜任疗效的确值得怀疑。此外，犀牛角主要以角蛋白形式存在，自然界中角蛋白构成物很多，如毛发、爪甲等，以这种蛋白为主的结构难以被人体直接吸收利用，因此，人体对犀牛角成分的吸收度很可能也非常有限。因此，如果仅从有效成分的角度来探讨犀牛角的功效就显得非常勉强。

历代犀牛角入药，无论是入汤剂、丸剂还是散剂，绝大多数情况下是需要提前将犀牛角研成粉屑。如《千金方》明确提出："凡汤中用麝香、犀角、鹿角、羚羊角、牛黄，须末如粉，临服纳汤中搅，令调和服之。"这说明，犀牛角类药物主要以固体粉屑的形式内服，进入消化道后，除了化学成分外，这些粉屑本身就能与消化道产生作用，因为这些粉屑也具有特殊的物理结构，这与前述矿物药的作用原理非常相似。40×镜下观察显示，4种犀牛角的结构具有共同的特征，犀角纤维被包埋在无固定形状的纤维间质中，横截面边缘及髓心清晰可见，纤维横断面呈类圆形、三角形或4~

5 边形等不规则形状，纤维皮质部色素沉积少，透光性强。而家畜蹄、角的结构与犀牛角的结构特征有本质的区别，水牛角、牦牛角的横截面均呈现或平直或波浪状的层纹结构，而无纵向排列的纤维存在。犀牛角串珠及驴蹄甲匣的横截面特征相近，均散布着大小及形状略有差异的孔洞，但后者的孔洞周围未见有类似犀牛角纤维的皮质部存在。

400× 镜下观察显示，4 种犀牛角的碎屑中均可清晰见到犀角纤维的结构特征：纤维断面呈明显的类圆形或纺锤形同心环束，环束的中心即为犀角纤维的髓部，围绕髓心排列的薄层状皮质细胞清晰可数。而家畜蹄、角的碎屑结构与犀牛角的碎屑结构特征有本质的区别：牦牛角层纹结构明显，排列呈波浪状；水牛角碎屑则层纹结构不明显，相互间的排列平直紧密，二者与犀牛角纤维均有明显的髓部及周围环绕的同心环束的结构相异。

犀牛角与各种替代品、伪品（包括水牛角伪品）的形态结构相差很大，受各自固有结构的影响，研粉后，各种粉屑的物理性质也存在着很大的差异，而这些不同结构的粉屑产生的治疗作用自然也有差别（尽管其化学成分相似）。因此，我们在寻找犀牛角替代品时，不应仅关注其在化学成分上是否相同，更应重视其在物理性质上的相似程度。其他如羚羊角等，也是如此。犀牛角的作用机制也类似于矿物的作用机制。

半夏

半夏的毒性成分有很多说法，目前比较公认的是草酸钙针样结晶体。很多中药中都含有草酸钙结晶，有的中药呈方晶状

（如甘草、葛根、苦参），还有的呈砂晶状（如川牛膝），而有的则呈针晶状（如半夏、南星、山药等）。其中，半夏针晶较细长，两端尖锐，长 25～150 μm。口服半夏时，这些细长尖锐的针晶可刺伤消化道黏膜而引起炎症，从而表现为毒性作用，此外半夏中还含有某些毒性蛋白，可能随半夏针晶刺伤黏膜而渗入伤口，进而增强这些毒性作用。半夏之毒性主要表现为对多种黏膜的强烈刺激性，可发生于口腔、咽喉等上消化道、上呼吸道部位，部分患者有下消化道反应，具体表现为口腔、咽喉麻木肿痛，咽喉刺痛甚至失音，胃部不适，恶心呕吐，甚至腹泻，心悸、气促、胸部压迫感等，严重者可出现喉头水肿，甚至窒息死亡，或并发急性肺水肿、左心衰竭、心律失常、休克、呼吸中枢麻痹而死亡。

有关半夏药性成分的研究目前较丰富，包括各种生物碱、有机酸等，但具体机制尚不十分明确。而对于半夏毒性与药性的看法，大部分是：毒性是毒性所致，药性是药性所致，二者截然有别。但我们在学习与临床中发现，半夏的毒性作用很可能就是它的药性作用，也就是说，其毒性成分草酸钙针晶能以物理刺激的方式发挥治疗作用。

我们通过统计在《伤寒论》及《金匮要略》中有关半夏的方子发现：有半夏出现的方子，其主治疾病的部位主要集中在自口鼻水平面到胃下缘水平面之间，包括上消化道、上呼吸道、胸腔、上腹部的各种组织器官。我们在临床中也留意应用半夏治疗这部分组织器官的疾病，疗效亦是非常明显。如小青龙汤治疗咳，小柴胡汤治疗胸胁满痛，半夏泻心汤治疗心下（即胃部）痞，苦酒汤治疗咽伤不能言语，半夏散治疗咽中痛，麦门冬汤治疗气逆欲吐，瓜蒌薤白半夏汤治疗胸痹，半夏厚朴汤治疗梅核气，小半夏汤治疗心下支饮，大半夏汤治疗呕吐等。可以看出，半夏的毒性作用发生的部位与其疗效显著之部位几乎一致。也就是说，无论是临床用药还是中毒现象，都离不开其毒性成分对上消化道的直接刺激作用。典型如《伤寒论》半夏散，直接将半夏制成粉剂服用以治疗咽喉疾病，显然，这种用法下半夏针晶的毒性刺激作用不可避免。如何理解其治疗过程的药性作用与毒性作用？通过临床现象与切身体会，我们认为，半夏针晶对消化道黏膜的刺激作用，在一定范围内能起到治疗作用，过度则会损伤局部组织，继而产生毒性作用。

除此之外，其他如小半夏汤治疗呕吐、半夏秫米汤治疗失眠等，这些治疗作用除相关化学成分的作用外，很可能也与半夏对消化道黏膜的刺激有关，半夏中的草酸钙针晶对消化道的刺激作用可经"感受器→传入通路→中枢"反馈作用于脑并引发脑功能的调整，继而发挥其治疗作用。

综上所述，半夏中草酸钙针晶是其主要的毒性成分，但也是其药性成分的重要组成部分，半夏之所以能产生治疗作用，与其中草酸钙针晶的物理刺激作用密切相关。

山药

山药的药效成分，有人认为主要与其所含的大量营养性物质有关。实际上，山药的多数营养性成分在其他植物（包括粮食）中都可以得到补充，要补充这些物质，显然山药不是必需的，因此营养性成分的说法值得商榷。还有人认为山药有类激素样作用，即使真用这样的物质，要达到相关激素的疗效，

10g、20g 的常用量也是达不到的。

历代山药入药，包括《伤寒论》《金匮要略》《千金方》等，绝大部分为丸或散，也没有任何需要加工、炮制的提示，显然是以生品入药。山药生品有刺激性，可引起过敏，其刺激性成分主要为黏液质（以黏蛋白为主），加热到一定程度后黏液质失活，刺激性消失，因此用作食物时需熟食。为何在药用时生用？显然生品的这些刺激性成分具有某些重要的治疗作用。从某种角度来说，生山药的刺激性成分相当于毒性成分，同时也是其用药时的主要药性成分，这些成分很可能通过刺激消化道，进而激发相关神经—免疫—内分泌系统引发新的调节效应，而与其营养性成分无关。黄精、玉竹等药的作用和山药类似。

上述谈到的几类药的药理作用较容易理解为消化道的"针灸"，众多其他药物呢？我们认为其作用原理是一样的，只是刺激的形式不一样，被刺激的感受器有差异而已。

甘草

甘草号称"药中国老"，是历代方剂中运用最多的一味药。有关甘草的研究成果很多，在此不做赘述，我们更关注的是它的甘味。近些年的研究证实甜味可以缓解焦虑、紧张，这才符合它甘能缓之的功效。它可以作用于消化道内的甜味感受器，兴奋冲动通过消化道的传入神经到达中枢，经过中枢整合把中枢的冲动再通过传出神经传出，到达包括消化道在内的相应部位的效应器而产生疗效。按照我们对中医的理解，神经调控的异常是一切疾病发生发展的基础，而甘草能舒缓紧张的神经系统，因此它能在众多治疗外感、内伤的方子中频繁出现就不奇怪了，称其为"药中国老"就不过分了。甘麦大枣汤组成为甘草、小麦、大枣，平淡无奇的三味药，都属于食物的范畴，却能用以治疗脏躁，即一种精神类疾病。目前已知的甘麦大枣汤成分中，未发现像精神类药物那样直接有效的成分，因此很多人把甘麦大枣汤看成安慰剂，但临床疗效证实，本方并不同于安慰剂。甘麦大枣汤之所以能产生治疗作用，当然不是其中的化学成分直接作用于某生理过程，而是其特殊的甜味物质作用于相关感受器引发机体的调节效应所致。甘味药的中医药理作用大致如此，但甘味的成分、甜味感受器的种类、引发的神经调节作用及治疗作用的详细机制仍不清楚，需要大家努力去研究。

黄连

有关黄连的现代研究主要是关于其成分的抗菌作用。实际上，黄连的抗菌作用远不能和抗生素相比，此外，其口服吸收度也有限，即使注射也不可能达到有效抗菌的血药浓度，因为人体所能耐受的血药浓度还远远达不到黄连的有效抑菌浓度，血药浓度过高，不仅不能抑菌，还会引起严重的毒性反应。但在临床上，很多局部感染性疾病，将黄连内服却有非常好的疗效，这显然不是黄连的抗菌作用所致，而是与黄连内服后引起的其他调节效应有关，如黄连可以降低交感神经系统的兴奋性，而亢进的交感神经是炎症发生发展的基础机制，其通过这个过程达到治疗炎症的目的，而并不直接杀灭微生物。

中医临床中有"覆杯而愈"的描述，即服药后极短时间就能取得疗效，其取效时间很短，而通过药效成分吸收、分布并发生反应几乎不可能达到这样的效果。这显然与机体快速启动的神经调节作用有关，调节作用的启动则始于中药与消化道的接触：黄连成分具有浓烈的苦味，内服后会不可避免地作用于消化道味觉受体，而消化道中分布有大量的味觉受体，而且迷走神经中传入纤维较传出纤维占有数量上的绝对优势，因此苦味物质对消化道的作用很可能会经由"消化道感受器→传入神经→中枢"途径作用于调控中枢，进而引发治疗效应。其他苦味药黄芩、黄柏、苦参等的作用也是如此，只是苦味的成分及其对肠道的刺激有所不同而已。

姜

中药中辛味包括辣觉，与其他四味并列，但现代研究认为辣觉并不是味觉，而是痛觉感受，此外有些挥发油的芳香气味也归于辛味，因此中药学意义上的辛味较复杂，在此我们仅从生姜和痛觉的角度进行探讨。

日常生活中，生姜可用以治疗轻度外感或恶心，又是重要的调味品。如果从营养成分的角度来看，生姜含有的营养物质少之又少，很难为人体提供必需物质，但生姜具有独特的辛辣味，可刺激口腔痛觉感受器而产生特殊的辣觉，摄入后可刺激胃肠道，使消化道功能活跃，消化能力增强，用于调味品则可以提高饭菜的可口度，从而增进食欲、改善口感。虽然生姜本身并不能为人体提供营养物质，但其所含的辛辣物质通过与消化道接触并产生刺激作用，经由多条信息传输途径兴奋、活跃消化道功能，间接发挥了补益的作用，这其实正是典型的中药作用原理。生姜能产生这些作用，与其中的辣味素成分对消化道痛觉感受器、神经末梢的刺激有关。正是这些广泛的、特殊的痛觉刺激间接激发了机体的消化功能。所有辛味药如麻黄、桂枝、荆芥、防风、白芷等的作用机制类似于生姜。

五味子

古人总结，酸能收敛。五味子的药性中酸是比较突出的，它可以治疗久咳虚喘、遗精遗尿、久泻不止、自汗盗汗、心悸失眠等症。这些病症的神经调控特点是阴阳失衡，交感神经盛于副交感神经，表现出机体总体的虚性兴奋状态。五味子的酸性成分通过作用于消化道的酸味感受器，经过传入神经到达大脑，经过中枢整合，兴奋副交感神经，纠正阴阳失衡状态，进而达到治疗目的。其他酸味药的作用也是如此。

综上所述，中药并不为机体补充某些物质，也不是其中的某些有效成分按照西医的原理作用于机体，而是通过对外周感受器的刺激作用于机体的调控系统神经，也即调节中医的"气"而达到治疗目的。

四气五味仅是一个简单而笼统的简称，中药和食物的气味十分丰富，除了经典的五味外，还有许多如麻、涩、鲜等，随着研究的深入，一定会发现更多的气味和味道物质及其相应的感受器。消化道的感受器也不仅有味觉感受器，还有温度感受器、压力感受器、牵张感受器等种类众多、数量巨大的各类能感知物理化学因素的感受器。消化道不仅有消化吸收功能，还是机体重要的信息接收器。生命不仅通过它吸收营养，还经由其接收饮食中的信息，这些信息和营养一样重要。西方人讲究营养,中国人不仅讲究营养,还追求滋味。虽然目前关于五味的研究还很少,但酸、甜、苦、辣、咸五味无疑是维持人类生命状态的重要信息。咸、甜不用说,世界各地人群都需要用盐、糖或含糖物等补充;中国人早期用梅子,后来用醋,西方人用柠檬,寒冷地区有酸奶、酸菜等发酵物;含苦味的食物更多,如苦菜、苦瓜等,大多数不成熟植物的叶子和果实都有苦味。人类的孕育、生长离不开五味。这是中药的入手处,也是未来医学的重要入手处。因此,无论是药物还是食物,均不能单纯以其营养成分来评估其对人体的影响,显然其作用于消化道引发的其他生物效应具有同样重要的意义。

有关味觉感受器的研究是近几年国际医学研究的热点,中国人从来不缺乏对研究热点的敏感性,国内有不少人也开始关注这一研究方向。但可惜的是仍然走"拿来主义"的老路,跟在西方后面亦步亦趋。比如研究辛味药,除了用辛味中药作为刺激源与西医的不一样外,思路完全和西医相同。我们反复强调的是没有中医理论指导的一切中药研究都和中医无关,也永远达不到国际先进水平。

服药禁忌

服中药历来都有禁忌,如忌生冷、油腻、辛辣等。它不是可有可无的苛刻要求,而是有科学依据和真实的治疗价值的。很多人在学习《伤寒论》的时候都把桂枝汤条文中的禁忌一条给忽略了，古人惜字如金，为什么要写这么多的禁忌文字？"禁生冷、黏滑、肉面、五辛、酒酪、臭恶等物。"很显然，在古人看来它和证治一样重要。原来古人是在排除一切的物理化学刺激因素对消化道的影响，让消化道专门接收桂枝汤的刺激而发挥其治疗作用。从用药禁忌也可以佐证中药的作用靶点就是消化道，而不是从消化道吸收入血再发挥其治疗作用。

中药剂型

丸剂

我们认为，丸剂相当于现代医学缓释片的作用，丸剂崩解较慢，可缓慢释放药力，使药力均匀持久，对于某些慢性病可起到一定治疗作用。此外丸剂还有一种作用，即引药下行。

有些药物主要通过与消化道接触并产生刺激来形成疗效，内服后一部分成分会被人体吸收代谢，另一部分则可能会被肠道中各种因素破坏而致使其药效减弱或消失，使得其刺激作用仅能在上消化道内得以维持，入丸剂后可以保护这些成分，避免其被破坏和吸收，使药效成分得以在消化道远端释放并产生作用，由于远端肠道（尤其降结肠以下部分）与盆腔脏器同受盆神经支配，可能通过对远端肠道的刺激进而影响盆腔器官（即下焦部位）。典型丸剂有：

禹余粮丸：小便已，阴疼。抵当丸：少腹满。麻子仁丸：大便硬，脾为约。八味丸（又名桂附地黄丸）：少腹不仁，虚劳腰痛，少腹拘急，小便不利。桂枝茯苓丸：经血不止。当归贝母苦参丸：妊娠小便难。矾石丸：妇人经水闭，下白物。

综上所述，丸剂一方面可以发挥缓释片的作用，使药效持久释放，另一方面，丸剂通过减慢药效成分的释放与对药效成分的保护作用，使其得以进入肠道远端并发挥作用，有利于更有效地改善盆腔脏器乃至下肢的功能，即引药下行。这仍然是围绕消化道做文章。

散剂

散剂相比于丸剂，口服后更容易吸附在上消化道黏膜上，这种吸附使得药物固体颗粒对上消化道形成的刺激相对集中和持久，从而产生治疗作用。如前述半夏散治疗咽炎，与半夏针晶对咽部黏膜的刺激作用有关。而有的散剂主要对胃产生刺激作用（如涌吐剂瓜蒂散），还有些方剂对上下消化道均能产生作用，如十枣汤、五苓散。

其中上消化道除口咽与胃可接受药物刺激外，食管同样可作为药物作用的靶点。我们认为，食管在中医治疗中是非常重要的。食管作为上消化道的一部分，现代医学关于其的研究较少，主要认为其是连接咽与胃的通道。有关食管的研究，除了其作为疾病主要部分如食管癌等进行一些研究外，其在生理上对于周围器官乃至全身的影响则少有研究。解剖学上，正常成人食管全长约 25 厘米，上段食管分布有喉返神经、喉上神经，前壁与气管相依附，中下段食管分布有来自胸交感干节后神经和迷走神经组成的食管神经丛，食管下段有来自内脏大神经、胸主动脉丛的分支。食管全段（尤其中下段）分布有丰富的神经，食管周围复杂的神经联系可能为其参与疾病治疗提供了重要条件。半夏散，半夏有毒性作用，经减毒处理后，半夏散口服后能对慢性咽炎、扁桃体肿大等起到治疗作用，同时对有些相邻器官疾病如甲状腺炎等也有治疗作用，除了有效成分外，药物本身对咽喉部的刺激也是其疗效的重要组成部分，其治疗甲状腺炎等疾病很可能与局部刺激引发的调节效应有关。有些散剂药物口服后能对食管内壁产生刺激，通过食管周围丰富的神经网络可能影响相邻（胸腔各器官）乃至全身的组织器官（如呼吸中枢、心血管中枢等），如十枣汤。十枣汤常用于治疗各种原因引起的胸腔积液，可能与以下几种机制有关：对消化道产生刺激，促进胃肠蠕动，并使其分泌增加、吸收减少，从而形成动力性、分泌性腹泻，这一方面致肠道内水分大量渗出，腹腔静脉回流减少，中心静脉压降低，淋巴回流阻力也相对减小；另一方面，腹泻后腹内压降低，腹腔脏器对腹腔较粗淋巴管道的挤压、阻碍作用减小，全身淋巴回流的阻力也相应会减小，而淋巴总回流速率则会增加。此外，由于淋巴泵的节律收缩是淋巴回流动力的重要来源，而淋巴泵的状态受神经、体液等因素调控，因此在上述病理条件下，胸腔神经状态很可能参与了胸腔淋巴回流速率的调整，这可能与十枣汤对食管产生刺激继而影响了胸腔神经的状态有关。十枣汤具有强烈的刺激作用，冲服时不可避免会对消化道（包括食管）黏膜产生强烈刺激，一方面通过接触刺激引发胸腔神经状态的改变，增加了淋巴回流动力；另一方面引起渗出、腹泻等效应，间接降低了淋巴回流阻力，从而起到消除胸腔积液的作用。五苓散可治疗"小便不利，消渴"，即饮不解渴伴小便减少或不畅，有人认为与糖尿病有关，但实际上原条文是用于急性热病（伴肠道水吸收障碍），急性热病由于出汗、腹泻等多种原因而易发生脱水，在古代又无现代输液手段，如果出现肠道功能异常，水吸收障碍时，则容易因补充不足而诱发低血容量性休克。五苓散主要用以改善肠功能和促进水吸收。当然，时至今日，医疗手段发达，上述情况很少出现了，但临床中可见以下病例：口渴异常，多饮，但无论怎么饮水却总是不能缓解渴感，且往往伴有腹部振水音，可能出现小便减少或不畅，查体血糖正常，现代医学尚无合理解释，可能与患者肠黏膜慢性炎性水肿阻碍水吸收有关。机体缺水时通过相关途径刺激中枢产生口渴感，但肠道存在水吸收障碍，因此即使患者饮用再多水也不能被有效吸收，从而表现为口渴多饮；同时由于肠道水分吸收不足，血容量得不到补充，尿液生成减少、浓缩，表现为小便减少或不畅；由于胃肠道有大量水分未被吸收而蓄积，故还可出现腹部振水音。五苓散粉剂内服时，细小颗粒会吸附于胃肠黏膜表面，其中成分能直接与胃肠黏膜接触并相对均匀地产生作用，改善肠道的水吸收状态，同时配合"多饮暖水"则肠道水吸收障碍得以改善，血容量亦可得以补充。

综上所述，散剂通过药物小颗粒在消化道黏膜上均匀地分布，使得其中的成分可直接与消化道产生反应，这可以避免汤剂中某些药效部分难以煎出的问题。由于散剂一经内服即从上消化道开始黏附并产生均匀持久作用的物理性质，这不同于丸剂的缓释。

汤剂

　　一般认为汤剂作用迅速，与其有效成分快速吸收有关。事实上，汤剂中的药效成分并不一定能被人体吸收，汤液煎成后，大多数情况下以悬浊液为主。有时候汤剂呈半胶体状，这些汤液被吸收的程度因不同的方剂组成而有异。汤剂原药量一般较丸剂和散剂大，其气味物质的含量较丸剂和散剂更厚重，其药效成分与消化道接触更加均匀，因此汤剂在气味方面产生的刺激作用相对强烈，作用也更迅速。绝大部分汤液溶剂为水，很快会被人体吸收，而其中的物质成分可能被完全吸收，也可能部分吸收或者不被吸收，因此汤剂在消化道中停留的时间并不完全相同，和丸、散剂有很大差别。

　　严格意义上讲，汤剂煮成后除了溶液中含有部分气味物质外，大多数以悬浊液为主，因为中药中除含有可溶性成分外，还有大量的细小颗粒不溶或微溶于水，这些颗粒可以是植物成分颗粒（如草酸针结晶），也可以是矿物颗粒（如上述石膏、紫石英等），在煎煮过程中这些细小颗粒逐渐从药物中释放出来，悬浮于汤液中形成悬浊液。事实上，有时候选用煎煮液时，其本身就含有很多固体颗粒，如《伤寒论》麻黄连轺赤小豆汤即选取潦水代替普通水来煮药（潦水即雨后地面的积水），雨后地面的积水中往往含有较多的细小泥土颗粒，这些泥土颗粒主要为硅酸盐类，显然这些颗粒不能形成溶液，仅以悬浊液状态存在，内服后这些悬浊液中的硅酸盐固体颗粒亦可产生治疗作用，如吸附某些病理产物或刺激消化道引发效应等。

　　有时候汤液会呈半胶体状，这与加入某些物质如动物胶、黏米等有关。这些物质会使汤液变成较黏稠的半胶状液，这些半胶状液一方面可以增加中药不溶颗粒的悬浮量，另一方面可使中药不溶颗粒均匀地分散于汤液中，使其与消化道的接触更均匀，刺激更柔和持久。如半夏秫米汤中的秫米、猪苓汤中的阿胶，以及白虎汤中的粳米等。另外，许多中药矿物药和部分植物药只取其在消化道的直接刺激作用，而不允许其经消化道吸收入血，所以使汤药变成黏稠状也有这方面的考虑。

总体来说，汤液中除了一部分化学成分直接参与病理部位的生化反应及气味物质引发机体的调节效应外，汤剂中的悬浮颗粒亦可作用于消化道而引发调节效应，由于汤液中主要溶剂（水）易被人体吸收，因此汤液中无论是气味物质还是悬浮颗粒，都能更均匀快速地在消化道中分布，其与消化道产生的作用也更快速。

总之，从中药的用药剂型看，不同的剂型是为了不同的目的而作用于消化道的，也可以证实口服中药的第一作用点和主要作用点就是消化道。

药引子

中药煎煮还有加药引子一说，如用酒、醋、生姜、大枣等。下面讨论一下最常用的姜、枣：生姜辛温、大枣甘温，都属于药食同源的常用药，《伤寒论》中的许多处方都加了姜、枣和其他药同煎，量也挺大。古人遣方用药是极其精当的，不会认为二者是寻常之物就随意增减，用它们一定有明确的目的。我们认为煎药加姜、枣是中医的"输液"措施，姜、枣就是中医的"糖盐水"。感染性疾病和大多数内伤杂病的发病过程中都有水、电解质的丢失，治疗时又必须得到补充，西医补液是治疗水、电解质及酸碱平衡紊乱的重要手段。中药没有经静脉而直接补充水分和电解质的方法，其是通过活跃消化道，增加消化、吸收来达到输液效果的。虽然没有西医那么高效直接，但却是有效且安全的。生姜的辛辣味道能刺激整个消化道，通过改善食欲而增加饮食的摄入量，同时通过促进消化吸收以补充水和电解质。大枣甘温，除了能增加营养外，还可以利用其甜味舒缓紧张的程度，并可以调节中枢神经、改善消化道的痉挛状态。

　　总之，中药对机体的治疗效果不是其所谓的有效成分承担的，也不是通过西医认识的生理机制在发挥作用，而是以消化道为靶点，通过刺激广泛分布于消化道的各类感受器，从而影响机体的信息调控系统，进而达到治病防病的目的。从这方面看，西医是"结构医学"，而中医是"信息医学"。

阴阳五行

　　"阴阳"是中国传统文化中很重要的一对概念，也是极有应用价值的概念，无论在哲学领域还是在科学领域。自古至今关于"阴阳"的研究也是极为丰富的，本着在医言医的原则，我们不想宽泛地讨论其所有的内涵和外延，仅想具体说明它在中医中的含义。

　　机体任何生理功能都是在双向调节下完成的。就体温而言，有产热机制、散热机制，有升温中枢、降温中枢；就肌肉而言，有伸肌、屈肌；就大脑功能而言，有清醒状态、睡眠状态……中医把清醒称为"阳"，把睡眠称为"阴"。中医认为生理功能的维持是阴阳两方面共同完成的。《黄帝内经》把这种状态称为："阴在内，阳之守也；阳在外，阴之使也。"若把人的生理功能大致两分，那么维持正常的生理状态及机体的修复可称为"阴"，而人的社会活动则称为"阳"。若要养生长寿就要养阴而抑阳，减少机体的消耗。若正常的生理功能为"阳"，那么疾病状态就为"阴"。防治的原则就应扶阳而祛阴，或言扶助阳气而祛阴邪。古人也有疾病分阴阳的说法，同样的疾病，有的表现为亢盛状态，即称为阳证，表现为低下，则称为阴证，如《伤寒论》的三阳证、三阴证。

说到阴阳，不得不说到近 20 年中医界的一则公案，坊间把善用附子、桂枝、干姜等温阳药的大夫们称为火神派或扶阳派，褒者有之，贬者亦有之。笔者亲历了这个过程，也接触过这些大夫，因此借此机会也说一下认识。

首先中医不应有派别之分。没听说数学、物理有什么门派，只是某人在该领域某方向有所擅长而已，科学客观地来看，中医也应如此。一个成熟的中医大夫，汗、吐、下、清、温、补、和、消八法都应该会用。中医的最大特点是活泼泼地辨证，而不是执于一端。另外，若把中医学看成一个独立的医学科学的话，它有自身的发展规律，受自然环境、社会环境的影响。每个时代的疾病谱会有一定的波动，同一类疾病也具有其独特的时代特点，因此在治疗上也必然会有所差异。仔细梳理中医学史，会很清晰地发现：历代中医整体上呈现出偏于用热或偏于用寒的特征。偏于用寒凉药后必然随后会出现偏于用热药，反之亦然。除受当代的自然、社会环境影响以外，也有中医学术的自我纠偏机制。就近而言，如今的中医教材有偏于用寒凉药的特点，那么几十年过去后，则必然会有一个自我纠偏的过程。当然这个自我纠偏的过程从民国时期就有了端倪，20 年前在大部分省级中医院全年的附子用量不足百斤，这是极为不正常的。中医有四大主药：人参、大黄、石膏、附子。这四类中药的运用概率应该差不多才对，不可能用药量相差几十倍甚至上百倍，因此"扶阳派""火神派"的出现是历史的必然。但也出现了矫枉过正的情况，有的大夫开方必用桂附，甚至用量超大，动辄几百克，这也是不合理的。试看郑钦安先生的医书，列出了阳虚证，也列出了阴虚证，想必他的临床也不会偏颇到哪里去。

有人把恩师李可先生划归"火神派"或"扶阳派",但老人家生前并不这么认为,他是个善用经方的临床大家,既善用附子,也善用大黄、石膏。关于这一点,我们作为弟子也不这么认为。他的专著里的医案、医论已经交代得很明白了。

《黄帝内经》有言:"阴阳者,数之可十,推之可百,数之可千,推之可万,万之大,不可胜数,然其要一也。"就是说阴阳作为一个哲学概念,其应用范围是极广泛的。但是在历代医学典籍中有一种所指是十分重要的,也是出现频率最高的,即大多数中医的阴阳指的是机体的副交感和交感系统及其功能。"阳"或"阳气"指的是体内交感神经系统及其控制下的功能活动,"阴"或"阴气"指的是体内的副交感系统及其控制下的生理功能。当然,完整的自主神经系统包括中枢,传入、传出神经,以及感受器和效应器。

在中医学中最常用的也是最具体的阴阳概念指的是:阳为交感系统,阴为副交感系统。在西医生理学中,交感、副交感系统是维系生命稳态的重要系统,但是在疾病的诊断和治疗中并没有重视这个最重要的生命维系系统。中医不然,虽然中医没有明确的对这个系统的解剖认识,但是在疾病的诊断和治疗中其实处处以此为基础。把这个系统称为"阴阳",这对"阴阳"是有明确所指的。在正常状态下,不容易认清该系统的生理功能,但在疾病状态下,它的功能及功能改变后对机体的影响却能够通过症状、体征等清晰地反映出来。

阴虚

阴虚的临床表现：脉细数；舌质干红少津；咽干口燥；面红颧红；易口渴；潮热，低热，五心烦热；大便干结；尿少色黄；干咳痰少而黏；盗汗；心烦，易怒，失眠多梦，健忘；形体消瘦；不思饮食；遗精，崩漏；腰膝酸软无力等。这些临床表现是体内副交感系统及相关内分泌系统功能低下而交感系统及相关内分泌系统功能升高的临床表现，关于这一点无论动物实验还是临床观察都惊人的一致。

亡阴的临床表现：脉虚数或细数无力；舌质干红；唇干齿燥；面色潮红；口渴；身热，喜冷饮；四肢温；汗出；气粗，呼吸气短难续；精神烦躁或昏迷。这些临床表现的背后是交感神经系统及其相关内分泌系统异常活跃而副交感系统及其相关内分泌系统的急性衰竭。

补阴及救阴的本质：国内大量的实验证实，补阴药补心阴、肺阴、肝阴、脾阴、肾阴，均可以通过兴奋低下的副交感系统而使机体恢复阴阳平衡的状态，也即恢复交感与副交感系统的平衡，从而达到治疗目的。

阳虚

阳虚的临床表现：脉沉迟虚弱；舌质淡白，舌体胖嫩有齿印，舌苔白或薄腻；口淡润滑或泛吐清涎；面色白；口不渴；畏寒喜暖，喜热饮；形寒肢冷，或背寒；大便溏薄或脘腹冷痛，久泻，五更泻；小便清长或遗尿；气短息微或气短息不足；自汗；精神不振，神疲懒言；忧郁善恐，怏怏不乐；多肥胖；食欲不振；性欲缺乏，阳痿滑精；女子带下清冷，宫寒不孕；倦怠乏力；腰膝酸软无力，两足痿弱；易身肿等。

亡阳的临床表现：脉微欲绝或浮数而空；舌质淡白，舌润；面色苍白；口不渴；畏寒蜷卧，喜热饮；四肢厥冷；大汗淋漓，汗出如珠；气微，呼吸微弱；精神恍惚，神志模糊；血压低，或测不出等。这些临床表现的实质是体内交感系统及其相关内分泌系统急性衰竭而副交感系统异常活跃。

补阳及回阳的本质：补阳药可以提高体内交感系统及其相关内分泌系统的兴奋性，与副交感系统及其相关内分泌系统达到相对平衡，进而治疗疾病。

综上所述，虽然分别谈及交感系统、副交感系统，阴与阳，但是无论是中医的阴阳还是西医的自主神经系统，其实都是一个有机的整体。虽然可分而论之，但是无论是生理功能还是病理状态，二者都是密不可分的。只是中医重视了这个系统在机体及疾病中的绝对价值，而西医无论是在疾病诊断还是治疗方面均忽视了这个维系生命的系统。从这点上看，中医较西医更深入一层。另外，有阴损及阳、阳损及阴，所以在临床上看，虽然以一方变化为主，但另一方也一定会有相应的变化。尤其是重病或慢性病，往往会阴阳俱损，且以一方异常为主。当然，治疗时则必须阴阳兼顾。李可先生的破格救心汤就是一个阴阳兼顾以扶阳为主的名方，其中附子、干姜补阳，人参、山萸肉护阴，较之单纯补阳的四逆汤或单纯补阴的生脉饮，其疗效更胜一筹。

上述关于阴阳的讨论是我们数十年学习中医的总结，在这一过程中，我们还参考了许多中医临床人员及科研工作者的研究成果。尤其是高德、高亮先生的著作《人体信息控制系统生理学》对我们帮助很大。我们强烈建议把这本书作为中医学专业、中西医结合专业或西学中人士的基础教材。至于如何补阴、补阳、救阴、救阳，我们会在后面的章节加以阐述。

五行也是中医的重要概念，目前学术界对中医范畴内五行的解读和运用也是相当混乱的。最常见的错误是用五行生克制化理论解释机体的生理和病理机制，并将其广泛用于临床诊断和治疗。他们犯了机械、唯心主义的错误，其中的代表人物是清代名医黄元御。我们无意否认他的全部学术思想，但是他有关五行的思路和方法在具体的临床运用中价值不大，查阅他的传人的医案也没发现过人之处。另外，有人把西医的五脏和中医的五藏混为一谈，无论文献比对还是临床观察，二者都很难统一起来，好像描述的不是一个对象；又有人言西医的心、肝、脾、肺、肾是脏腑的解剖单位，而中医的心、肝、脾、肺、肾是按其功能分类的。这种说法也有牵强之处，有许多说不通的地方。

我们认为中医的五藏许多情况下是对"神"的描述，也即对脑功能的描述。《素问·宣明五气》言："五脏所藏：心藏神，肺藏魄，肝藏魂，脾藏意，肾藏志。"古今中外对神、魂、魄、意、志的所有解释都脱离不了神经系统的结构和功能范畴。《素问》中除了七篇大论（疑不是原作）外提到五行时多以四时（即四季）代之，春属木，夏属火，秋属金，冬属水，长夏属土。春生、夏长、秋收、冬藏的四季节律变化特点在人体的体现是存在的，研究也已发现机体的生理功能是有年、月、日的周期节律性变化的，而人体中能够调控机体节律性改变的只有神经内分泌系统。人体的生理功能从抑制到兴奋或从兴奋到抑制也都有赖于神经内分泌系统的调控。另外，《素问》中有春弦、夏洪、秋毛、冬石等有关脉的描述，说明四季更替时人体的总体状态是不一样的，是随着季节的改变而规律变化的，这种顺应性是神经系统主导的，无论感受变化的外界信息还是对信息做出合理应答都依赖于神经系统。

阴阳五行是中国古代重要的概念，涉及形而上、形而下的许多领域。但在中医范畴里除了其哲学意义外，其实是有具体所指的，更多的是对气的描述，也即对神经系统的描述。这样去理解阴阳五行理论更有益于对中医基本原理的理解，而不是空洞的无效思辨，当然也有益于对该理论的丰富。

切 脉

　　切脉是中医特有的基本诊断方法，是中医大夫必须掌握的基本技能。对中医大夫而言，虽然西医的各种化验单及影像学资料可以参考，但中医的望、闻、问、切四诊的信息才是诊断和遣方用药的主要依据，除非其是披着中医外衣的西医。因为西医的诊断信息和治疗原则是一致的，都基于西医的基本原理，都属于西医医学体系。同样，中医的诊断和治疗都基于中医的基本原理，西医的诊断信息不能指导中医的治疗，否则就是不伦不类。但这种不正常的现象在中医界却很普遍，尤其在各级中医院。如前文所述，中医大多情况下是从气血的角度来诊断和治疗疾病的，因此望、闻、问、切四诊就是考察机体气血状态的中医诊断方法。我们仅以切脉为例进行讨论。

　　关于切脉，有两种错误的认识：一是夸大其词，认为切脉是高深莫测的技术，可断人生死，普通人很难掌握。二是认为切脉没有科学依据，于中医的诊断意义不大，在这个时代可以摒弃。切脉的原理就像小马过河的故事里讲的那样，河水既不像老牛说的那么浅，也不像小兔说的那么深。切脉神乎其神的传说多来自外行人的演绎，中医从来都讲望、闻、问、切四诊合参，大夫在诊断时尽可能多地收集有价值的信息，这样有利于辨证施治，不可能仅凭脉诊就明确诊断。切脉对中医大夫而言是不可或缺的技术，是西医检查不可替代的。20年前笔者接诊过一位育龄女性患者，切脉发现其有明显的滑脉象，根据脉象告知其怀孕了，患者马上做了西医相关检查，检查结果为阴性。因为滑象很明确，故嘱咐患者一周后再查，而后，西医检查结果确定怀孕。这个病例给了笔者许多启示：中医切脉是真实不虚的，古人关于脉的论述诚不欺我。许多疾病脉象的改变早于西医的检查结果，如果能把脉象的原理搞清楚，进而制造出精确的脉象诊断设备，而不是仅凭大夫的经验，就能真正做到对疾病的早发现早治疗，也不必再讨论中医科学不科学、中西医孰优孰劣的问题了。许多猎人仅通过观察动物留下的脚印就可以判断出动物的种类、长幼、性别、体重、身长等诸多信息；我国有多位刑侦人员可以凭借疑犯留下的脚印读出他们的性别、体重、身高、职业等信息，有的案件就是通过追踪足迹破获的。和他们比起来，中医切脉还真不是多么的高深。切脉和足迹追踪有许多相似之处，都需要人们在学习一定原理的基础上，仔细观察、体会，不断修正才可以掌握。在这个过程中，仔细观察、专注体验是最重要的环节，而这也是中国古人治学的基本特点。在正确认识中医基本原理的基础上，通过带教老师的言传身教，并学习相关的脉学著作，在患者身上仔细体验，假以时日，青年中医并不难掌握这个中医诊断技能，无他，唯手熟耳。

切脉的部位

目前切脉的部位在桡骨茎突内侧桡动脉，属于寸口诊法，是自古至今常用的部位。寸口诊法始见于《黄帝内经·素问》，详于《难经》，推广于《脉经》，广泛运用于今。《伤寒论》中出现三部诊法，切寸口、人迎、趺阳，也即桡动脉、颈动脉、足背动脉三个部位。《黄帝内经》有三部九候诊法，切脉的部位有头、手、足三部，每部又分天、地、人三候。事实上，在古代用于切脉的部位很多，凡是能触摸到脉搏跳动的部位都可以作为切脉之处，这些动脉在西医解剖学分类中大多属于中动脉。

寸、关、尺的部位

寸口诊法的寸、关、尺定位：掌后高骨内侧为关，其上为寸，其下为尺，分别对应大夫的中指、食指、无名指。《黄帝内经》中的寸、关、尺又称为寸口或气口、关上、尺中。据我们的考证，《黄帝内经》的寸口在桡动脉处，关上在股动脉或其分支处，尺中在跟骨上动脉处。中医典籍中有寸、关、尺分候脏腑的内容，即左寸外以候心，内以候膻中；左关外以候肝，内以候膈；右寸外以候肺，内以候胸中；右关外以候脾，内以候胃；左尺外以候肾，内以候腹中；右尺外以候肾，内以候腹中。右关外以候心主，内以候腰。也即寸口候胸以上至头部，关上候膈以下至脐部，尺中候脐以下至足。如果从神经解剖学分布及支配脏腑的神经联系性来看，那么这种对应不但是合理的而且是先进的，因为目前为止西医仍然没有对脏腑神经的检测技术，也更谈不上用于诊断了。可能因为触按脚部和腹股沟部不方便等原因，切脉部位逐渐集中在桡动脉处。通过采集桡动脉的信息足以了解机体的气血状态，但是寸、关、尺分候脏腑的理论就不能在此运用了。桡动脉的方寸之地只可以了解机体总的气血状态，不可能更详细了解具体各脏腑的状态。有人试图用全息理论来解释，但全息理论尤其生物全息理论本身粗糙模糊，在很多地方都模棱两可，多年来并没有得到科学界的承认，故而此路不通。

切脉诊病的原理

自古以来有关切脉的论述很多，虽然一些基本脉型、与疾病的相关性等方面大致统一，但主观性和经验性的痕迹还是很明显的，当然也是装神弄鬼的"重灾区"。切脉不是不可学、不易学的，但首先要有客观科学的治学态度。中医切脉是对气血的检测，血和西医的循环系统可以等同，气是什么？难道是充斥于宇宙的不可言说的类似"以太"的精微物质？至今仪器设备都没能发现的物质中医大夫的手指头能发现？显然对中医的"气"不能这样去理解。如前文所述，中医的"气"就是神经系统的功能，这样切脉的对象就是真实存在的而不是虚无缥缈的，切脉行为就是对机体神经系统和循环系统的中国式的检测。脉搏是心脏和血管功能的综合体现，而血液循环又受神经系统的调控，自主神经系统调控着心脏的自律性、传导性、搏动性及血管的舒缩性。反过来讲，动脉的搏动能很好地反映机体自主神经系统的状态，自主神经系统不但调控着机体所有脏腑的功能，也在很大程度上决定了脏腑的结构维持，其参与了所有器官病变的发生发展过程。这是西医所忽略的，却是中医所重视的。西医也有切脉的诊断方法，但仅是通过脉搏采集到一点心脏的信息，如心律失常。中医通过脉搏不仅采集了循环系统的信息，还通过脉搏检测到自主神经系统的状态，进而间接对其他脏腑进行诊断。舌诊、面诊等其他中医诊断方法也是这个道理。这种司外揣内的方法不仅是中医诊病的重要方法，也是中国古人常用的治学方法。我们确切地认为脉搏就是机体神经系统重要的展示窗口，把脉就是中医考察机体神经系统状态的重要手段。

望、闻、问、切不仅是中医的诊断技术，也充分体现了中医的一个重要的诊疗特点。因为这些诊断技术要求大夫近距离仔细观察患者，因此中医大夫和患者之间的距离比较近，交流时间比较长，这样大夫在行使诊疗行为的同时又给予了患者更多的人文关怀。西医大夫和患者之间有丰富的西医检测设备，因此许多西医医院就医的患者有一种冰冷的感觉，这也正是中医应当保持而西医应该改进的地方。何况再先进的检测设备也代替不了大夫的临床观察。

中医的生命观和治疗法

　　西医的生理和病理建立在结构的基础上。西医的人体解剖知识来源于尸体解剖，病理学知识来源于对细胞尸体的观察，分子生物学也是以无生命力的分子结构为研究对象的。故整个西医学的大厦建立在对人体各层次结构认识的基础上，当然也有关于能量、信息的认识，但后两者的认识也是从结构的角度去探讨的，而且关注度相当不够。中医不是这样的，中医一直以来都是以活的生命为观察和研究的对象，关注的不是生命的结构，而是生命对外来信息的应答，因此中医是从信息的角度探讨生命和疾病的。人体的信息经采集、传入、整合，然后做出适当应答的过程全赖于神经系统，包括感受器效应器、传入传出神经、中枢神经。如图 1 所示：

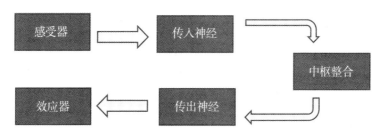

图 1　信息的神经系统传递

中医称中枢整合为"神"，称传入、传出等外周神经的功能为"气"，而感受器及效应器因为和身体的组织紧密联系在一起，故归于"形"的范畴。中医认为正常的生命维持，无论是适应自然还是适应社会环境，都依赖于这个系统。

《黄帝内经》言："东方生风，风生木，木生酸，酸生肝，肝生筋，筋生心，肝主目。其在天为玄，在人为道，在地为化。化生五味，道生智，玄生神，神在天为风，在地为木，在体为筋，在脏为肝……"关于这段论述的理解当然仁者见仁，智者见智。本来是讲人体，却把自然因素、社会因素与心理因素，机体各部分都联系起来加以讨论。其物质基础是什么？此外，中国的"天人合一""心身合一"的物质基础是什么？其运行规律又是什么？古代中国人模模糊糊认识到这个结构体系及这个体系的运行模式。无论是自然信息、社会信息，还是人体内部的理化信息都必须经过人体巨大而复杂的神经系统（包括内分泌及免疫系统）加以收集、整合，进而做出应答。原来中医是把人体当作一个信息系统来看的，这样就好理解了。信息的来源、种类可以不一样，但机体对其的处理方式是一样的，所以治外感的方法可以用来治内伤。

中医认为，对外来信息的反应不及或太过就是疾病状态。高亮、高德先生合著的《人体信息控制系统生理学》收集了翔实的中医研究的相关资料，明确指出："近代西医学认识人体主要采取的是物质能量系统分析方法，所以它认识到的也主要是人体各种形态系统及其疾病。传统生理学实际是人体形态结构系统生理学，人体信息控制生理学一直是个空白；近代西医实际是人体形态结构系统医学，它在临床上发现和治疗的疾病，大多是人体形态结构系统疾病，对于人体信息控制系统疾病至今熟视无睹。中医学认识人体主要运用的是信息控制系统黑箱方法，包括系统输入输出推导方法，系统同构方法及系统功能模拟方法，所以它认识到的也主要是人体各种信息控制系统（如阴阳系统、表里系统、五脏系统、气血系统、经络系统等）。"所以说中医学实际是人体信息控制系统医学。

高先生的论述已足够详细，与西医的比较也足够清晰，但我们认为他们的认识尚不够统一。西医以结构为基础，当然没完全抛弃信息，但仍以结构为主。若把一个生命体比作一个羊群，西医的研究是从解剖一只羊开始的，认为研究清楚一只羊的结构和行为，就可以理解羊群的结构和行为。其潜在的认识是，羊群就是简单的多只羊的组合。最明显的例子就是西医的细胞生物学。中医没有研究单只羊，中医研究的是牧羊犬，中医认为一个羊群的组织及与外界的交流依赖的是牧羊犬。一只只羊固然重要，但作为整体的羊群存在，牧羊犬的作用是单只羊无法比拟的。即机体的细胞固然是组成组织器官的重要部分，也是大多组织器官结构的组成者及功能的承担者。但是组织器官长成这个形态，维持这个形态并使其具有一定功能，以及与整体的协调就必须有调控系统的参与，神经系统就是机体的调控系统。当然完全可以把内分泌系统看成"固化"的神经系统，把免疫系统当作"游走的"神经系统。若从信息控制的思路看待生命，可以这样描述生命体：机体表里各个角落存在着数量巨大的感受器，时时刻刻收集体内外信息，通过传入通道（周围神经），经过各级中间环节到达中枢神经系统，中枢神经系统对信息加以整理、整合，发出指令并通过传出神经到达效应器，指挥效应器做出适当应答，而结构系统和能量系统是为信息调控系统服务的。单细胞生物的一切功能由单个细胞独立承担；由两个细胞组成的生命体除了单细胞的功能外就已经出现了细胞间的信息交流功能，发挥该功能的组织结构是两个细胞的黏合剂，其结构不属于单个细胞，其功能也超出了单个细胞；多细胞生命体的细胞有了分工，可分为不同组织器官"工作细胞"，它们更多地发挥其特定组织器官的功能。还有一类是"信息控制细胞"，这类细胞及其组合不但负责生命体各部分之间的联系以维持生命体的统一性，还承担了生命体与外界的交流。更重要的是它们一直调控着"工作细胞"的结构从生长发育到死亡的全过程。中医认为"气"就是这类细胞的功能，即西医的以神经为主导的免疫—神经—内分泌网络系统。西医重视该系统的调控各组织器官及维持机体、适应环境的功能，而忽视了这个系统还对组织器官的形成、发育、修复、形态维持的主导作用。中医十分重视这个系统，通过这个系统来认识生命，并通过干预这个系统来防病治病。

人体感受外界信息的感受器可分为以下几部分：眼、耳、鼻、舌是比较大的、典型的感受器，又称为感受器官，可接收光、声、气味、味道等信息。当然这些信息源大多以电磁波、声波、分子震动的形式通过感受器产生神经冲动，传至中枢，中医称为"五声""五色""五味"等。但这些信息源作用于人体，必然以整个类似"反射弧"的机制对人体发生作用，即"信息→感受器→传入神经→中枢→传出神经→效应器→生理或病理行为"。"五声""五色""五味"必须有完整的信息调控机制参与方能发挥作用，不存在"隔山打牛"式的影响。除经典感受器外，人体感知外部世界还有四个重要的区域：

第一，皮肤。皮肤上分布着大量感受器或类感受器的组织，可感知温度、湿度、压力等，是机体与外界联系的重要器官。其是中医刮痧、贴敷、按摩、皮肤针的作用靶点。通过上述类"反射弧"的机制参与机体的信息调控。

第二，呼吸系统。除司呼吸以外，从鼻腔到肺泡在呼吸系统各部必然分布着大量感知气味的感受器，西医这方面的研究很少，但中医认为它也是感受器分布的重要区域。感知空气中的物质信息，是动物适应环境、趋利避害的重要物质基础。譬如，狗的嗅觉很发达，鲨鱼的嗅觉中枢占了大脑很大部分。世界各地的芳香疗法正是利用了这些感受器。中药的特殊气味物质可以刺激呼吸系统中的各种感受器，通过传入神经将冲动传导至中枢，经中枢整合后再发出神经冲动，经传出神经到达呼吸系统感受器发挥作用，机理与中药在消化系统的一样。

第三，消化系统。消化系统不仅仅具有消化吸收功能，它同时分布有大量能感知味道的感受器，是感知生物摄入信息的重要器官，也是中药作用的靶点，在"四气五味"的论述中有详细说明。

第四，血管及淋巴管系统。血管除承载血液运输以外，有6000平方米的内皮结构，按中医原理推断，必然会有多种感受器，可感知血液的温度、压力、酸碱度等信息。血管内皮结构也是中药的作用靶点，但是目前这方面的研究还是空白。另外，我们推测西药的部分药理作用和毒副作用也是通过这个巨大的"皮肤"而实现的。如果我们的推测是正确的，那么恐怕需要重新认识西医的药物作用原理。

总之，这四个区域上数目巨大的感受器不是孤立存在的，它们的行为也不是各自为政的，而是均以完整的"反射弧"的形式完成其功能的，并在许多环节有密切的联系和交流。中医的一切诊疗行为都是凭此完成的，即认识、干预人体的信息调控系统而达到诊疗目的。

以阳明腑实证为例探讨

——中医的诊疗特点

　　大家都熟悉中医的一些优点，像天人合一、神形合一、整体观等。但对中医的认识不能停留在口头禅的阶段，要多问几个问题。比如，什么是天人合一？天人合一的物质基础是什么？天人合一的运行规律是什么？等等。不搞清楚这些疑问就不能正确理解中医的内涵，就不能清晰地认识生命和疾病，更不能在临床工作中取得优于西医的疗效。我们不能在颂扬中医伟大的同时却展示中医临床的低能，中医疗效不佳主要原因是中医大夫对中医基本原理和基本特征的认识含糊不清，没有清晰的理论指导便很难有明显的临床疗效。所以我们在对中医基本概念、基本原理、基本特点实实在在的解释方面下了一些功夫，下面以阳明腑实证为例，具体探讨一下中医的基本特征。

　　以阳明证为例，我们有以下几方面思考：中医数千年的演化发展形成了许多辨证体系，有六经辨证、脏腑辨证、营卫气血辨证、三焦辨证等。后世的辨证体系都是从《伤寒论》的六经辨证发展出来的，经过我们数十年的中医学习和临床实践，发现六经辨证是最合理、有效的，是对疾病发生发展一般规律的描述，揭示了疾病常见的六个病理生理过程，并给出了相应的治疗方案。在太阳病、少阳病、阳明病、太阴病、少阴病、厥阴病这六个证型中三阴证和阳明证易形成危重病，甚至导致死亡，三阴证临床相对容易辨识，而阳明病容易被忽视。我们在近30年的临床工作发现，阳明证不但是许多危重症的主要病因病机，而且广泛存在于许多慢性病的发生发展过程中。近40年来，中国人的食谱发生了巨大的改变，由以前的营养不良变成了现在的营养过剩；由于生存压力增大，从儿童到老人，全社会人群普遍处于慢性焦虑状态。这两个明显的改变参与了当今中国人许多慢性病发生的过程，二者都会引起患者不同程度的腹内压升高。因此有必要对阳明证进行深入剖析。

阳明腑实证的一个重要病理生理改变是腹腔内压升高。腹腔内压过高时，通过实质器官间的压力传递，向上可挤压胸腔器官，向下可挤压腹、盆腔器官，由于整个胸、腹、盆腔受挤压，其内回流的较大静脉、淋巴也随之受挤压，引起全身静脉、淋巴回流阻力升高，对全身多个部位（包括头部、四肢）疾病的形成及转归产生重要影响。近期有关研究证实：压力可以快速引起基因的适应性改变，它的影响不仅体现在组织器官水平，也会在分子水平发生快速作用。引起腹、盆腔内压过高的因素众多，如肠胀气、肠梗阻、肿瘤、腹水、肥胖等。从病机的角度看，其常见的原因是肠道功能异常引起的肠胀气。肠胀气常见于消化道疾病，如慢性胃肠炎、胃肠神经功能紊乱，以及肝、胆、胰腺疾病等。此外，任何引起腹、盆腔内压升高的因素（如肿瘤、腹水等）都可能引起或加重肠胀气：当腹、盆腔内压升高时，肠道很容易受到挤压作用的影响而致肠功能紊乱，形成恶性循环，从而引起或加重肠胀气。即使某些因素（如肿瘤、肥胖等）在短时间内难以有效改善，但通过一定的治疗手段，可使肠功能活跃、肠道运动增加，而使肠腔内压降低，从而有效降低腹腔内压。因此在诸多引起腹腔内压过高的因素中，肠胀气是关键因素。

腹腔压力对脑的影响

脑组织由动脉系统提供血液，其回流系统有两部分：一部分是静脉系统，另一部分是类淋巴系统。静脉系统包括脑静脉系统和脊髓静脉系统，回流方向如下：脑部相关静脉 → 颈内静脉 → 左右头臂静脉 → 上腔静脉。脊髓相关静脉 → 脊髓前后静脉 → 椎内静脉丛 → 与椎外静脉丛交通吻合构成椎静脉丛 → ①向两侧注入椎静脉、肋间后静脉及腰静脉；②上端穿硬脑膜与硬脑膜静脉窦沟通；③下端与盆底静脉相交通→下腔静脉。

淋巴系统主要通过神经周围淋巴系统和血管周围淋巴管前淋巴系统，回流方向如下：脑组织液 → 脑脊液 → 神经周围淋巴系统 → 全身淋巴系统；脑组织液 → 各级动静脉血管周围的淋巴管前淋巴系统 → 颈部淋巴系统。

以上是脑部循环出入的大致情况。腹腔内压过高时，通过腹腔脏器的压力传递，向上会挤压胸腔器官，向下会挤压腹、盆腔器官，通过多条途径引起中心静脉压升高，经过腹腔的静脉、淋巴回流阻力增加，继而致使全身静脉、淋巴回流减慢。一方面，脑与脊髓的静脉回流减慢可引起颅内压增高；另一方面，脑脊液通过神经周围淋巴系统引流，最终汇入全身淋巴系统，全身淋巴回流减慢致使神经周围淋巴系统回流阻力增加，脑脊液引流减少，也会引起颅内压升高；此外，胸腔压力升高，$PaCO_2$ 升高，可使脑血流量增加。上述多方面因素共同加重脑组织循环异常。大承气汤、大柴胡汤等可以通过改善肠功能、减轻肠胀气，进而降低腹内压，并可降低中心静脉压，减轻对腹腔静脉、淋巴的挤压，相应地会改善全身的静脉和淋巴回流，进而改善脑部循环状态，从而有效治疗脑部疾病。

综上所述，腹腔压力升高可通过多方面因素影响脑组织的静脉、淋巴回流状态，对于脑部各种疾病的转归有着重要的影响。由于腹内压与肠胀气有重要关联，因此改善肠功能、缓解肠胀气，对于脑部疾病（包括各种脑血管意外、脑部感染性疾病及精神类疾病等）的治疗有着重要的临床意义。我们用降低腹内压的方法治疗急性脑血管疾病的疗效优于西医。

腹内压对五官的影响

五官是指人体的五种感觉器官，包括眼、耳、口、鼻及内耳。中医的五官指眼、耳、鼻、唇、舌，也可以泛指头面部的所有器官。维持一个器官的结构和功能需要几个基础条件：神经调控、血液循环和淋巴循环，以及正常的外分泌功能。而外分泌功能又依赖局部的神经调控和血液及淋巴循环。神经调控异常是导致头面部器官疾病发生的重要原因，暂且不论。头面部的动脉系统血供是相对丰富的，一般不会参与疾病的发生，但是局部的静脉和淋巴回流受阻却是五官疾病发生的最常见的诱因和维持因素。与脑部的静脉及淋巴回流受阻的机理一样，胸内压增高是直接原因，而胸内压增高多由腹内压升高引起。这样，《素问》中所说的"九窍不利，胃肠之所生也"就容易理解了。20 年前，我曾经治疗过一位长期中耳炎患者，该患者经中西医治疗仍频繁发病。我们认为慢性消化道疾病引起的肠胀气，进而导致持续的腹内压升高是此例患者中耳炎长期不愈的病因，处方附子理中汤后很快治愈。腹内压升高分阴证和阳证，阴证用补法，阳证用下法；急症多用下法，慢性病多用补法或补泻交替应用。五官疾病多数不是本身的问题，而是其他系统异常的五官表现，消化系统和神经的异常较为常见。中医治疗五官疾病经验丰富，辨证用药疗效大多不错。

腹内压对胸腔器官的影响

我们曾经治疗过一个体态肥胖的冠心病患者，常规的西医治疗手段没有缓解症状，也用过补气、化瘀、利水的中医治法，疗效也不明显。后来用了降低腹内压的大柴胡汤化裁处方，心脏的症状得到了显著改善。数年后该患者又发现了肺部肿瘤，放化疗效果不佳，仍然用了大柴胡汤化裁处方，取得了不错的疗效。这个患者给我们以下启示：腹部膨大，腹内压升高迫使膈肌上移，压缩心肺活动空间，妨碍胸腔的血液、淋巴循环，这是许多心肺疾病的重要基础条件。这个病理基础长期被西医忽视，也被西化的中医忽视，但是历代的中医医案都有类似的记录，只是没被发现和重视。若加以研究，可能会对心肺疾病有个新认识，治疗也会有新思路。

现代医学有关心脏疾病的研究较为详细，从宏观状态到微观结构甚至基因层次都有研究。但在临床上，仍有很多心脏疾病的治疗效果有限，尤其是器质性病变者。而在中医临床中，有一部分心脏病患者，其治疗的药物和心脏疾病的病理过程无直接关系，但疗效显著。这些患者除患有心脏疾病外，还有其他临床表现如腹型肥胖、睡眠呼吸暂停综合征、眠鼾、自汗、恶热、高血压等。对于这类患者，除了血液因素如血糖、血压外，我们认为其心脏疾病得以维持并进一步恶化的另一个重要因素是其腹腔内压的升高。腹腔内压过高时，压力向上顶抬膈肌，对胸腔器官产生压迫，心脏的正常功能会受到影响，从而产生或加重心脏疾病。当我们用缓泻法调整胃肠功能时，患者会出现矢气与排便增多，心脏功能随之得到改善，在已知这些药物无直接的心脏治疗作用后，我们认为：改善肠功能、减轻肠胀气对这类心脏疾病的治疗有积极的意义。同样的原理，我们也可用以治疗肺部疾病，腹内压过高时，会对胸腔器官造成挤压，除心脏外，肺脏也会受到影响，用上述的方法缓解腹内压后，其肺部疾病也会得以缓解。

综上所述，腹腔内压过高可影响胸腔脏器，包括心、肺等器官，中药并不必须参与胸腔器官恢复的具体机制，但仍能产生治疗作用，即降低腹腔内压以消除使胸腔器官受到持续损伤的病理因素即可发挥对疾病的治疗作用。

腹腔内压对腹、盆腔器官的影响

来自肝脏的肝总管和胆囊管汇合成胆总管，胆总管与胰管共同开口于十二指肠大乳头，少部分开口于十二指肠。这些管道与开口除了是胆汁、胰液的生理排放通道外，也可以是来自肝、胆及胰腺的代谢废物、病理产物的排放通道。胆总管与胰管内容物排泄需要的压力主要来自管道上端器官的收缩挤压或分泌，肠腔内压过高时：一方面，胆总管与胰管开口处内容物排泄阻力增加，阻力依次传递，影响来自肝、胆及胰腺分泌物的正常排放；另一方面，过高的肠腔内压使得腹腔压力升高，通过周围实体组织可挤压腹腔较大的淋巴与静脉，阻碍其回流，间接对炎症局部的血运产生不利影响。此外，Oddi 括约肌受到炎性产物刺激可发生痉挛性收缩，也加重胆、胰管内容物的排放困难。当肝、胆、胰腺发生病变（如急性炎症）时，局部充血肿胀，血运受到影响，炎性产物堆积，不利于局部炎症的恢复。通过治疗，使肠腔内压降低甚至形成负压时，一方面可加速胆、胰通道对炎性病理产物的排泄作用，另一方面还可降低腹腔压力对腹腔较大回流静脉、淋巴的阻碍作用，促进炎症局部血液循环与淋巴回流，对于肝、胆、胰腺疾病的治疗有积极意义。可以看出，腹腔内压过高是肝、胆、胰腺疾病得以持续的支持因素，调整肠功能以缓解腹腔内压，便打破了疾病得以继续的支持条件，因而可促使疾病向愈。

我们治愈了多例急性胰腺炎的患者，大多 3 剂药可以治愈，花费不到 100 元。我们的思路就是运用中医的下法降低腹内压。

腹内压对泌尿生殖系统的影响

临床有一类患者易反复发作下泌尿道感染，通过抗菌消炎治疗虽能暂时缓解病情，但不久又会复发。这类患者往往伴有小腹胀满不适的症状，通过中药治疗后，患者肠鸣音亢进、矢气增多，随后小腹不适得以缓解，下泌尿道反复感染现象也随之消失。整个治疗过程中，所使用的中药并无有效的抗菌成分，那么治疗作用是如何产生的呢？小腹胀满不适时，除异物挤压外，多数与肠胀气有关。肠体胀气膨大时，盆腔内压升高，盆腔器官相互挤压，其中膀胱、尿道受到挤压时，可发生以下情况：①局部血液循环、淋巴回流质量下降，相应地，局部免疫力、物理屏障功能也会下降。②下泌尿道排尿量及频率异常，局部黏膜环境发生改变，定植菌群也容易发生改变，增加致病菌繁殖和入侵的机会。在上述情况下，如果有诱发因素（如便秘、受凉、情绪异常等），尿道口的致病菌可乘机入侵，发生感染。这种感染发生的关键因素并非完全是致病菌，更多的是肠胀气引起的下尿路局部环境的异常。相关因素的关系为：肠功能异常 → 肠胀气 → 腹腔压力升高 → 挤压下泌尿道 → 局部环境异常、排尿异常 → 尿道口致病菌乘机入侵 → 发生感染。

可见，腹腔内压过高可影响下泌尿道环境，这是局部感染得以维持的支持因素，在治疗时，中药并不必直接针对致病菌产生作用才能控制感染，其通过打破感染得以继续的支持条件（过高的腹腔内压），即可使局部感染得以向愈。

造成子宫脱垂的原因很多，除先天性发育异常外，主要与以下方面有关：对子宫起固定、支持作用的结构如子宫各韧带、盆底肌肉的张力或强度下降。子宫各韧带及盆底肌肉的张力或强度下降，使得对子宫的牵拉、固定、托持力量减弱，是子宫发生脱垂的重要原因。多种因素可引起这些结构的张力和强度下降，因本篇主要论述压力的作用，因此暂不探讨。腹内压升高时，相邻脏器对子宫形成挤压，当子宫成后位、子宫轴与阴道轴方向一致时，受挤压的子宫可沿阴道方向下降而发生脱垂。有一类患者体形较肥胖，经治疗后，患者往往矢气、排便增多，腹部觉舒，随后其子宫脱垂亦可得以改善。

临床中有一部分不育患者存在不同程度的精液异常，病因并不明确。我们从临床中发现，有相当一部分患者存在腹型肥胖问题，伴或不伴明显的腹胀感，通过一定的化湿、缓泻治疗，患者矢气、排便增多，腹部觉舒，一段时间后患者精液质量渐趋于正常，可以正常生育。我们认为，患者精液质量异常与生殖器血液循环、淋巴回流质量下降有关。造成这些影响的主要原因是腹腔压力过高，其压力主要来源于两方面：肥厚的腹壁及胀气膨大的肠体。肥厚的腹壁向内、向下可挤压腹、盆腔脏器，胃肠道被挤压后功能受影响，产生肠胀气，使得肠体膨大，加重了盆腔器官的互相挤压，当盆腔相关静脉、淋巴管受到挤压影响时，其回流质量下降，进而影响整个男性生殖器的血液循环与淋巴回流，造成生殖器不同程度的功能障碍。肥厚的腹壁一方面可直接增加盆腔内压，另一方面可影响消化道功能，加重肠胀气。一般情况下，短时间内出现肠胀气容易引起腹胀感，但临床中有些患者往往否认存在腹胀感，患者觉得目前感觉尚可，但用药物治疗后，矢气频繁、排便增多，患者才感觉到腹部出现前所未有的舒适感。这可能与肠胀气时间过长后，机体对这种不适刺激产生适应有关。可见并非所有肠胀气都会引起患者明显的腹胀感，时间越长者越容易对此产生适应，从而难以自觉腹胀。可见，腹腔内压过高也是导致本病的一大重要原因，缓解肠胀气，降低腹腔内压后，患者精液质量即得以提升，不育得以治疗。

腹腔内压对下肢的影响

下肢深静脉血栓形成

各种原因引起的静脉血流滞缓、静脉壁损伤、血液高凝状态均可使下肢深静脉血栓形成。本病亦是术后并发症之一，有关术后并发症我们在后文有专题进行探讨，这里仅就腹腔内压和本证进行简要论述，以腹、盆腔手术为例：手术引发机体处于应激状态，全身交感－肾上腺髓质、交感－肾上腺皮质系统相对亢进，消化道副交感神经相对抑制，消化道活动受抑制，胃肠蠕动减慢，可发生肠胀气，进而引起腹腔内压升高。腹腔内压过高时一方面可挤压经过盆腔的下肢大静脉而影响其整体回流，致下肢静脉血流缓慢；另一方面挤压手术切口而影响局部血运，致切口愈合不良，局部可能出现炎症、渗血，甚至感染。此外，手术作为应激创伤，可通过多方面因素使全身血液处于高凝状态，而切口愈合不良可刺激血小板黏聚能力增强，增加血液黏度，同时，切口愈合不良同样可作为应激源使应激反应持续甚至加重，这些因素共同使血液处于高凝状态。在上述多种因素的综合影响下，下肢深静脉血栓形成，血栓形成后，又刺激机体纤溶系统亢进。在这种情况下，要治疗血栓则需要采取溶栓方案，但这样更容易增加胃肠、颅内出血的风险，但若不采取溶栓方案，则血栓难消，致发生肺栓塞的危险性增高。中医治疗的关键是改善肠功能，降低腹腔内压。经术后方治疗后，患者往往肠鸣音亢进、矢气增多，同时腹胀、腹痛明显减轻，随后下肢深静脉血栓减小或消失，手术切口得以愈合。腹腔内压过高是影响术后并发症的关键因素，改善肠功能、缓解肠胀气可降低腹腔内压，有利于治疗术后并发症。

不安腿综合征与下肢静脉曲张

不安腿综合征的发病机制目前尚不清楚，我们在临床中接触的一部分患者，其往往存在不同程度的下肢静脉曲张。我们也发现，经下法治疗后，患者不安腿综合征明显好转，而且下肢静脉曲张也有不同程度的恢复。因此我们推测：下肢静脉曲张可能是部分不安腿综合征的诱发因素。下肢静脉曲张时，下肢存在着不同程度的血液循环障碍，可能是这些不良刺激经传入通路传入中枢而引起特殊的不适感。

现代医学认为，单纯性下肢静脉曲张的主要原因是先天性浅静脉壁薄弱和静脉瓣膜结构不良，主要诱发因素是各种原因引起的腹内压升高。在现代医学的治法中有传统手术治疗、弹力袜治疗及微创治疗，这些均是针对曲张的静脉本身来实现治疗作用的，但较少有针对腹腔压力的治疗方法，这可能与引起腹腔内压升高的因素较复杂和不易控制有关。

我们在临床中发现，虽然引起腹内压升高的因素非常复杂，但有一个因素极为关键，即肠胀气。下法方剂中并无直接治疗不安腿综合征和静脉曲张的药物，但可刺激并加快胃肠蠕动，并产生一定的导泻作用，导泻作用可明显降低肠腔内压，继而使腹内压得以降低，相应地，腹腔内脏对下肢回流大静脉的挤压作用也减弱，下肢静脉回流阻力减小，下肢静脉曲张与微循环质量得以改善，从而对不安腿综合征起到治疗作用。不安腿综合征与下肢静脉曲张的进展，主要来源于肠功能异常、肠胀气引起的腹内压升高。其治疗以肠道为靶点，以改善肠胀气来降低腹内压，可起到很好的治疗作用。

阳明腑实证中，腹腔内压过高时向上可挤压胸腔脏器，向下则挤压腹、盆腔脏器，对胸、腹、盆腔组织器官产生广泛的病理作用。同时，腹内压过高可经多种途径引起中心静脉压升高，由于腹腔脏器的挤压，使得经过腹腔的回流淋巴、静脉干同样受到挤压，致使全身的淋巴、静脉回流受到影响，可产生全身（包括脑、四肢）的病理作用。中医治疗通过活跃肠功能、缓解肠胀气，可有效降低腹腔内压，进而对因腹内压过高而致的全身疾病产生治疗作用。腹内压过高可影响全身多处、多种疾病的发生、发展、转归，这是阳明腑实证的病机实质，而不仅仅是"胃中燥屎五六枚"。

我们以阳明腑实证为例，试图用通约的语言解释它的实质，这可以清晰、客观地说明中医的科学性和有效性。用西医能看懂的语言、能理解的逻辑来表达，可以帮助西医基础研究者和西医大夫们了解中医，打开另一扇探索疾病和生命的窗口，或许会对整个现代医学有所裨益。

手术综合征的中医治疗

外科手术是西方医学引以为傲的重要而有效的治疗手段。其目的是治疗原发病，但手术本身就是一种创伤，创伤必然会给机体带来损害。手术创伤往往以手术并发症的形式出现。经过二十几年的研究和临床治疗，我们发现手术并发症有以下特点：发生的普遍性、表现的多样性、病理过程的复杂性和后果的严重性。目前基础研究方面缺乏对手术并发症的统一认识，对它的发生发展规律并不清楚，因此就不能给临床大夫提供有价值的指导。临床上，麻醉师创造手术条件，外科大夫负责完成手术。目前所有的手术并发症的处理都是由外科大夫承担的，必要时请其他学科的大夫会诊。由于西医分科制度的存在导致大家只对自己学科的疾病熟悉，对手术并发症的发生发展规律缺乏了解，只能见招拆招地忙乱应对，于是一旦发生手术并发症，治疗还是相当困难的。手术并发症也已成为一个国际医学难题，近期有报道称它是危害人类健康的"第三大杀手"。手术并发症是由手术创伤引起的，其发生是普遍存在的，不是偶发的小概率事件。其病因和病理过程是相对独立的，有必要把它当作一个疾病来认识和治疗，因此我们倾向于把它称为手术综合征。这样有针对性地进行研究，有利于在理论上统一认识，有利于对它独特的发病规律进行深入研究，以期为临床治疗提供有效的支持。在临床方面甚至可以成立专门的治疗科室，以中医大夫为主、西医内科急症大夫为辅来治疗，而不是像现在这样仅让外科大夫们应对。

手术综合征的发病特点

表现的多样性：手术综合征普遍存在，包括发热、功能性肠梗阻、尿潴留、术后切口愈合不良、深静脉血栓、神经症及精神障碍等，严重的则会发生休克、多器官衰竭，甚至死亡。

发热

发热是手术后最常见的并发症。现代的消毒技术已经很完善了，抗生素的功能也很强大，但是术后发热的发生率仍然很高。除了破损的组织引起内源性发热以外，恐怕手术应激也是术后发热的重要因素。手术应激可引起消化道功能障碍，尤其是结肠功能障碍，可以导致腹内压升高。腹内压影响腹腔、盆腔器官的淋巴回流、静脉回流，从而导致器官淤血。手术器官的致热源、炎性产物若不能尽快代谢掉，会导致发热并维持发热。另外，消化道承担了人体近80%的免疫功能，消化道免疫功能下降也参与了这个过程。可见手术后发热基本与细菌无关，可惜的是全球普遍都用抗生素来治疗它，药不对症不仅无效而且有害。

肠梗阻

术后肠梗阻多发于术后一周左右。腹内压升高进一步减少肠道血供，还可压迫肠系膜静脉，消化道不但缺血，而且还有淤血，更会加重已低下的血循环状态。腹内压升高可直接压迫肠管，是机械性肠梗阻的主要病理生理过程。

刀口愈合不良

腹、盆腔手术后，因腹内压增加，可以直接导致刀口愈合不良，甚至渗血。腹内压可通过膈肌传递压力，影响胸及以上部位，可通过影响淋巴及静脉回流而影响腹以下的部位，进而间接影响腹部之外的所有手术切口。肝脏是凝血、抗凝血系统的主要参与者，腹内压升高可影响肝脏功能，进而影响凝血、抗凝血系统的功能。

下肢深静脉血栓

手术出血、应激可致全身血液处于高凝状态，应激机制下的肝脏对凝血纤溶系统的调节功能下降，应激还可导致腹内压升高，从而增大了下肢静脉回流的阻力，加上卧床限制了下肢运动，使下肢易形成深静脉血栓。

尿潴留

腹内压升高可压迫输尿管及膀胱，同时通过影响肾脏的动、静脉系统而影响肾脏局部的血液循环系统，导致尿的生成和排泄障碍。

神经症及精神障碍

神经症及精神障碍也是手术并发症的表现之一，据我们的临床观察，老年患者发生率较高。目前西医仍把它当作手术后的偶发事件，对它的病因及病理生理过程十分不清楚，更谈不上有效治疗了。中医治疗神经及精神类疾病都是从消化道入手，本书的有关章节会进行详细的讨论。我们认为，消化道和中枢神经系统有多层次的紧密联系，是互为镜像的关系。手术应激引起的消化道结构和功能异常及伴发的腹内压升高是导致术后神经症及精神障碍的主要因素。我们用术后专利方可以快速治疗此症。

多器官功能衰竭

多器官功能衰竭是手术并发症最严重的临床表现，致死率很高。多由其他手术并发症如发热、肠梗阻等治疗不当或治疗不及时迁延发展而致。目前认为呼吸功能不全是多器官衰竭时最早发生的，我们认为手术应激引起的消化道结构和功能障碍是始动原因，而且这个因素始终存在，并参与了多器官衰竭的全过程。如果能充分认识这个机制并能进行有效干预，那么多器官衰竭的各阶段都有治愈的可能。另外，不论多器官衰竭的始动原因是什么，消化道结构和功能改变、消化道血供障碍（包括缺血和淤血）、腹内压升高都是该疾病发生发展的唯一主要的病理生理机制。虽然病情表现严重、复杂且多样，但是病机只有一个，其干预靶点就是消化道。若不能切中病机，只是忙于对症处理，事实证明是低效甚至无效的。一个简单的道理，人工肺可以替代一部分肺功能，但不能治疗肺功能不全；人工肝可以替代一部分肝功能，但不能治疗肝功能不全；人工肾可以替代一部分肾功能，但不能治疗肾功能不全。治疗这个严重疾病的希望在中医，我们最近就成功救治了一例因骨科手术而引起多器官衰竭的患者。

手术并发症虽然表现多样，但是病因和病理机制是一样的，而且诸多症状之间有密切联系，并互相影响。

发生的普遍性：手术并发症是普遍存在的，只是症状或轻或重，或即发，或迟发。轻则不治自愈，重则危及生命。若从应激的角度认识手术并发症，无论手术是大是小，应激一定存在于术后，那么手术并发症的发病率就是100%，不是或有或无的小概率事件。我们曾经治疗过一例下肢深静脉血栓的患者，其并发症是由割双眼皮的小手术引起的。

由于对手术并发症存在漏诊，对其概率的统计较实际普遍要低。据统计，我国妇科术后静脉血栓栓塞症（VTE）的发生率为0.02%～2.26%，但这些文献多数是回顾性研究，很可能存在无症状VTE漏诊的情况，从而导致VTE发生率被低估。曾有研究发现，305例肠癌腹腔镜手术后患者中有54例存在VTE但无症状，仅有2例出现症状，大部分患者无症状或为远端VTE。临床上对大量无症状患者的漏诊，导致了临床对术后并发症发病概率的统计偏低。即使临床上没有明显的术后并发症指标，机体也会受到手术应激的影响，可能导致机体调节功能的下降，而这些也是妨碍患者机体恢复的因素。因而可能增加恢复难度、延长住院时间，甚至存在延后发病的风险。另外，我们发现有些患者即使手术当时没有明显的并发症出现，但也能增加以后发生心肌梗死、脑梗死等重大疾病的风险，如急症外科收治的肠梗阻患者许多有腹、盆腔手术史。

病理机制的复杂性

某患者于 2008 年 10 月在某三甲医院行子宫全切术。患者术后持续发热，体温在 38.5~39.5℃，伴切口渗血、下肢深静脉血栓。该患者身体不同部位出现矛盾的症状，渗血需要止血，而血栓又需要抗凝，全院会诊后仍束手无策。另外，术后发热、功能性肠梗阻、尿潴留、术后切口愈合不良、深静脉血栓等症状单一出现的概率很小，大多是两三个症状同时或先后出现。手术并发症带来了与原发病无关的症状，它的病因、发病机制相对独立，与原发病在病理过程中叠加，增加了病情的复杂性，也增加了治疗难度。

病情的严重性

外科大夫普遍认为手术的完成仅是治疗的开始，一旦出现手术综合征，轻者延长住院时间，重者可致患者死亡。在此过程中患者痛苦，大夫疲于应对。曾治愈某患者，其行双侧卵巢卵泡膜瘤手术，术后 20 天时发现肠梗阻，先后两次入院治疗。发现结肠高度扩张、胃瘫、双侧胸腔积液，伴恶心呕吐，禁食 40 余天，20 余日无大便，体重下降 15 千克。我们会诊时已经全院会诊过，已下病危通知。上述症状足以致命，如果下肢深静脉血栓脱落，发生肺栓塞或心肌梗死，抢救回来的概率就很小了。更为严重的多器官衰竭，到了这个阶段，基本可以宣告患者死亡。

手术综合征的发病机理

目前认为，手术综合征基础的病理过程是应激反应。麻醉、术中低温、出血、疼痛、对疾病和手术的恐惧等应激源会引发机体的应激反应。应激反应是人类长期进化过程中建立起来的有效的机体防御机制之一，适当的应激对治疗和康复是有价值的，但过度甚至失控的应激反应对机体是不利的，甚至是致命的。

应激的最基本反应为一系列神经内分泌改变，即蓝斑－交感－肾上腺髓质系统和下丘脑－垂体－肾上腺皮质轴的强烈兴奋。在此机制引导下，机体会出现一系列变化。总体调控的目的是提高机体的准备状态，有利于机体的"战斗或逃避"，有利于在变化的环境中维持机体的自稳态，增加机体的适应能力。若从血液循环的角度看，就是保证"重要"器官（心脑）的血供。而"非重要"的系统（消化、生殖、泌尿系统等）则处于缺血状态。

我们从理论到临床的 20 余年的研究发现，消化系统在应激反应中是一个关键点。消化系统状态在应激反应后期是主要矛盾或矛盾的主要方面，它能够决定机体向愈还是恶化。若消化系统功能恢复则疾病向愈，若消化系统功能或某些结构发生改变则机体会发生不可逆的损害，甚至死亡，其中结肠又是重中之重。有研究证实，手术后胃肠道最先恢复的是小肠，术后数小时即可恢复蠕动，其次是胃，24～48小时，最后恢复的是结肠，48～72小时，有的研究认为是5天。结肠的恢复最晚、最慢，是最可能出现问题的部位。结肠是肠道菌群的主要活动场所，结肠的结构和功能正常是肠道菌群正常的保证。严重的手术并发症导致的菌血症已证实是因结肠屏障功能受损致使自体细菌入血而致。

结肠的体积变化在肠腔中是最大的。生理状态下，结肠是维持正常腹内压的主要器官。病理状态下，结肠充血、水肿，肠中积气导致结肠体积增大，从而引起腹内压升高。虽然引起腹内压增加的因素有多种，但无疑结肠扩张是关键因素。正常腹腔内压为0或轻微负压。当腹内压升高时，不仅会影响腹腔的所有器官，而且会通过直接或间接的方式影响机体多个器官和系统，严重时可导致多器官系统功能不全及衰竭，甚至死亡。由应激导致的结肠体积增大、肠道充血水肿是腹内压升高的主要因素。用腹内压升高基本可以解释所有术后并发症的发生。应激后的胃肠反应及相关手术综合征见图2所示。

急性应激不仅发生在手术综合征中，凡是对机体的强烈刺激，无论其是来源于生理的还是心理的，都可以引发机体的应激反应，外界环境的急剧变化、剧烈的疼痛、强烈的惊吓恐惧等都是常见的应激源。我们临床发现：大面积的烧伤、机械性创伤、中风、心肌梗死等严重疾病除了局部损伤外，还会引起机体强烈的应激反应，存在着二者叠加的病理过程。在某些阶段是主要的病理机制，甚至是病情突然加重或恶化的主要原因，而此多为临床大夫所忽略，更谈不上有效的治疗了。我们的认识和治疗方法也用于上述几种严重的疾病，并取得了显著的疗效，比单纯用西医治疗效果好得多。

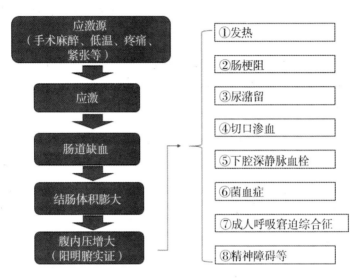

图 2　应激后的胃肠反应及相关手术综合征

中医的治疗原理

手术并发症是因手术创伤而导致的现代疾病，中国古代并没有对它们的认识。但若将其看成创伤的一种，就可以从古代医学典籍中找到防治的线索。若从病因的角度看，手术与坠车、堕马是完全可以画等号的。虽然创伤的形式不一，但病因、病机、病理生理过程是一样的。腹内压升高的中医诊断是阳明腑实证。除外科减压术以外，降低腹内压唯一的方法是降低结肠内压，减少结肠容积，中医的方法就是通腑。通腑法不仅可"泻胃中燥屎"，更关键的在于恢复肠道功能，尤其是结肠功能，进而降低腹内压。依此，我们查阅了历代医家治疗创伤的记载，发现大黄、芒硝、桃仁等泻下药的运用比例高，代表方是承气汤类，其中最为常见的是桃核承气汤。又根据手术过程如麻醉、低温等特殊性，以及手术患者有原发病的存在，多数有正虚表现。因此在桃核承气汤的基础上，又增加了温补、温通的药物，最终组成了手术并发症专用方剂，并在 2013 年申请了国家专利。

20 多年来，我们运用术后专利方治愈了数百例严重的手术综合征患者，术后预防性服用该方者达 2000 余人，无一例发生术后综合征。

中医能有效治疗手术并发症的意义

学术价值

外科手术是西医的强项，但术后综合征却是西医防治的难题。在围手术期应激反应的病理作用下，神经、内分泌、循环、呼吸、消化、血液、泌尿生殖、免疫等多个系统都会受到不同程度的影响，从而导致了一系列症状表现的术后综合征的发生，这对西医来说，无论是预防还是治疗，都存在很大的难度。西方医学无疑是优秀的，但西医的研究过于局部化、微观化、碎片化。越细致微观，越容易趋于碎片化而忽略系统的整体性，研究结果难免失真。尤其疾病受多器官、多系统（如神经－内分泌－免疫网络）等复杂因素影响时，其研究往往是很有限的，疗效也不理想。全世界每年因术后并发症花费巨大，且疗效不佳，还会因此延长患者的住院时间、加重病情，甚至导致其死亡。用术后方可快速有效地预防和治疗术后并发症，从而缩短住院时间、减轻病情和降低死亡率，说明中医有优于西医的地方，用事实说明了中医的科学性和先进性。

数千年以来，中医积累了大量的临床经验，对人类健康作出了巨大的贡献。但由于多方面的原因，其传承多限于经验的言传身教，这种方法对教与学来讲都是低效的。另外，中国古人多用描述性语言阐述中医原理和治疗经验，增加了现代人对中医理解的困难程度。如何正确理解中医，并用大家能理解的语言描述中医是摆在中国当代中医人面前的重要任务。不能崇古不化，认为中医是不可解释、不能交流的优秀文化遗产，长此以往，即使中医再优秀也会变成孤岛，不是被外界抛弃就是自生自灭。同时，中医人也不能丢掉自己的基本原理用西医知识肢解中医。目前中医药的研发中，存在着过于机械地套用西医理论解释中医的情况，如局限于药物有效成分、抗菌抗病毒成分的提取等，致使中医的医理、药理被阉割，难以产生真正有效的成果，甚至沦为西医可有可无的替代品。中医虽然有着自身的优势，但如果不能正确理解中医的核心原理，不能开发出真正有效、无可替代的医疗产品，不仅不能与西医互补，而且理论的合理性和自身存在的必要性都会受到质疑。

近30年来，我们以近期和远期疗效为评判标准，运用一切可用的科学原理和科学技术理解中医、运用中医。尝试用中医的原理、思路解决西医难预防、难治疗的疾病，取得了理想的成果，术后并发症的研究即是其中之一。能对术后并发症进行有效预防和治疗，并开发出可靠的产品，说明中医不是慢郎中，可以治疗急危重症，绝不是西医可有可无的替代品。同时也证明了中医理论与技术具有先进性和科学性，这对提高中医自信乃至于传统文化自信是有所贡献的。

社会效益

全世界每年因术后综合征花费巨大。据统计，在美国每年仅用于预防和治疗术后肠梗阻的花费总额即为7亿5千万美元，英国每张床位平均花费为388美元，如果全英国所有患者住院时间均缩短一天，将节省1200万美元的医疗开支。全部术后并发症的治疗费用加起来更是巨额。

一般的省会城市，平均每天的手术不低于 1000 台。这些手术患者每延长一天住院时间，其花费以平均 5000 元/天算的话，一个月的支出即为 1.5 亿元，一年下来，要多支出 18 亿元。如果全国大小医院综合算下来，额外花费之大可想而知。如果我们将有效防治术后并发症的成果推广、市场化，每个手术患者能提前 1~3 天出院，那么仅一个城市一年即可为国家节约开支 18~54 亿元。

总之，外科手术是现代医学有效且广泛应用的技术，但随之而来的术后并发症的防治却成了医学难题。一方面，目前主流医学对于术后并发症发病的普遍性认识不足、重视程度不够。另一方面，对于术后并发症发病机理的研究更有限，因而缺乏有效的应对方法。我们通过理论研究与临床实践发现，防治手术并发症的关键在于消化道功能的恢复与否，基于此认识运用中医的原理、思路进行防治，取得了理想的成果。

儿科疾病

——源于脾胃，治在脾胃

西医将儿科疾病分为营养和营养障碍疾病、新生儿疾病、免疫性疾病、感染性疾病、消化系统疾病、呼吸系统疾病、心血管系统疾病、泌尿系统疾病、造血系统疾病、神经肌肉系统疾病、内分泌疾病、遗传性疾病等。西医对每一类疾病的分类都很清晰，且有详细的诊断和治疗。西医对系统和系统之间的联系不够重视，而且对疾病的深层病因缺乏进一步的了解，所以对许多儿科疾病的治疗效果并不太理想。

我们发现：若从病因病机角度看，大部分的儿科疾病或直接或间接都与消化系统有关。以消化道为靶点可以治疗大多数儿科疾病。尤其近 40 年来，随着中国儿童食谱及喂养方式的巨大改变，消化道结构和功能异常显得更加突出，成为儿科诸多疾病的重要基础病因。

感冒

感冒是儿科最常见的疾病，能快速、有效地治愈感冒是一个合格中医大夫的重要标志。西医的治疗以抗生素、抗病毒药为主，甚至会加上激素。中医诊治首辨风寒、风热，风寒用麻黄汤、葛根汤、桂枝汤等，风热用银翘散等化裁，当然也有用依大夫经验而创的协定方的。总体来看，中医治感冒的处方很丰富，有时方，有经方，效果也是可以的。大多数中医大夫的疗效比西医好，且对机体的副作用也少。

我们发现，近40年来中国儿童的感冒大多不是外感六淫之邪引起的，而是一种以外感形式表现的内伤病（即使经典的外感大多数是以内伤为基础条件而发生的，也不同于此处所说的内伤病）。有了这个认识后，我们对外感的治疗就减少了盲目性，能有的放矢地精准治疗。疗效有了很大的提高，治疗时间也大大缩短。

内伤感冒和普通外感的临床表现是有差异的：内伤感冒先有咽痛、发热，再有咳嗽。向前追溯会发现，患者咽痛之前口腔已有异味，异味源于饮食所伤，即俗称之"积食"。外感则有明显的受凉史，先打喷嚏、鼻塞、流鼻涕、恶寒发热，后有咳嗽。

发病机制的差异：西医认为常见感冒是病毒和细菌感染。为什么此时此刻此人会发生微生物的感染，西医并没深入研究，只是以消灭微生物为治疗手段。中医认为正气存内，邪不可干，微生物侵犯人体之前，一定先有正气的改变。中医的正气是什么？就现代生理学的观念而言，是机体的整体或局部免疫系统功能。依中医观念，致病微生物在体内外无处不在，平时没有感染是因为机体的免疫功能正常。若发生感染，则免疫功能异常必然已经发生。中医认为外感症的病因是六淫之邪。任何一种外感症均必有一种微生物的感染，这是不争的事实。因此就有人诟病中医的说法太模糊、太粗糙，甚至不科学。仅就具体的致病微生物而言，这样的批评是有道理的。但是发生微生物感染必须要有一定的条件，六淫之邪是指不正常的气候变化，如风、寒、暑、湿、燥、火等。这些异常的气候环境能改变人体环境，影响机体整体和局部免疫功能，也能创造出适宜某种致病微生物增殖的环境。达到了这两个条件才有可能使人发生感染，这样中医六淫之说较西医的认识就更先进了。中医对感染性疾病的认识，较西医提前了一步，深入了一层。经典的外感，以风寒感冒为例：寒冷环境作用于人体，在神经调控下体表血管收缩，血流减少。另外，寒冷空气可以直接使上呼吸道血管收缩。两种机制叠加可使上呼吸道血流减少，黏膜屏障功能减弱，局部免疫功能下降。这才给无处不在、无时不在的致病微生物以增殖的条件，才会引发感染过程。

外感形式表现的内伤疾病的感染发生机制与普通感冒不同。近几十年来，中国儿童的饮食习惯发生了巨大的改变，一是难以消化的肉、蛋、奶等比例增加，二是每顿的摄入量均偏大，超出了儿童的消化吸收能力，这样导致消化系统长期处于超负荷状态。如前文所述，消化系统除了消化吸收功能外，还有神经系统的功能，与大脑互为镜像关系。其免疫功能占机体总免疫功能的80%以上，而且消化道的神经和免疫在结构上有紧密联系，在功能方面有协同效应。《素问》言生理状态下的消化道应该胃满肠空，肠满胃空。若时时刻刻处在胃满肠亦满的状态，不但影响其消化吸收功能，更能降低它的其他功能，如神经、免疫、内分泌及外分泌功能，因为消化道的消化吸收功能和其他功能是有一定的竞争关系的。另外，消化道是人体的细菌库，从口腔到肛门，整个消化道都分布着不同种类、数量的微生物。这些微生物与人体是共生关系，参与了机体的诸多生理功能，是机体免疫系统的重要组成部分。局部的正常菌群是该部位结构、功能正常与否的重要标志。长期"积食"可以影响正常的菌群种类、数量及分布。破坏了口腔、咽喉部的环境，可以引起口腔、咽喉部的菌群异常，导致口腔、咽喉部的致病菌增殖，表现为咽部发炎。由于解剖的毗邻关系，鼻腔、喉部的局部环境亦会受到影响。鼻腔、喉部的感染性疾病，一方面因为该部位的环境被破坏而引起致病微生物的感染，另一方面咽部、口腔的致病微生物可以直接移位到上呼吸道，引发消化道源性呼吸系统感染。

这个病理过程实质是消化道功能受损引起的上消化道、上呼吸道的感染性疾病。其本质是消化道的异常，因为消化道的症状不明显，呼吸道感染的症状比较突出，很容易把这类感染当作单纯的呼吸道疾病。若用抗生素、抗病毒药，尤其是广谱药，就会更加破坏紊乱的正常菌群环境，不但不能治病，而且会加重病情。所以临床上用西药治疗这类疾病的疗效不佳，会将急性的治成慢性的，将慢性的治成频繁发作的。

正确的中医治疗

既然两者的发病原因和机制是不相同的，那么其治疗也必然会有很大出入。若是纯外感，那么就用开解法，增加体表及鼻腔黏膜的血流，恢复其功能，通过改变致病微生物的增殖环境，不杀而使其自灭。体表免疫功能恢复了，利用机体自身的防御治病能力去达到治疗目的。另外，外感表现的打喷嚏、流鼻涕、咳嗽、发热等，除给患者带来不适外，也是机体排出微生物的防御行为。中医的治疗就是充分调动机体长期进化过程中形成的天然抗病能力，补其不足，调其有余。把机体本身当作靶点，而不像西医把微生物当作靶点。我们称西医对感染性疾病的认识是微生物的"独舞"，而中医的认识是微生物与机体的"交际舞"，甚至是身体的"独舞"。

表现为外感的"积食"和经典外感的病因病机是不一样的，我们是处处以维护消化道、恢复消化道功能为主要治疗方法。笔者在省中医院工作时见到了一个患儿，其反复出现外感症状。大夫一直开出的是银翘散化裁方，每次疗效尚可。但上次症状消除不久后，便又再次出现，反反复复持续半年有余。最后患儿因腹痛就诊，B超检查为肠系膜淋巴结炎，这时大夫开出了四君子汤。从这个病案可以看出，这是一个典型的脾胃内伤而具外感症的临床表现，患儿始终存在消化道异常，大夫没有认清病因病机，还是把脾胃内伤当作普通外感去治疗，这种情况全国普遍存在。

我们的治疗方案如下：以发热、咽痛就诊的患儿，若大便难则用调胃承气汤加生石膏，大多两服药可以治愈，这是大多数；若大便不干则以小柴胡汤加石膏；若有明显的肺部感染表现，则用小青龙汤或麻杏石甘汤化裁；在有迁延咳嗽及预防时，可用附子理中汤（丸）治疗。20年前，笔者在省中医院上班时接触过一个咳嗽的患儿，大夫用止咳化痰方治疗，四个月仍未治愈。该患儿除了咳嗽外，尚时有腹痛，并经常出现口腔异味，大便头硬、干如羊屎。虽然主诉为咳嗽，但实质是"积食"，正如中医所言："五脏六腑皆令人咳，非独肺也。"该患儿正属于"脾咳"的范畴，用理中汤 5 剂，不但咳嗽治愈，其他相伴症状亦得到缓解，且体质也有了很大改善，后来偶有不适，均以理中汤治疗。针对这类患儿，在治疗中、治疗后，一般都嘱咐家长让孩子清淡饮食，少食油腻肥甘食品，酌减饭量。既然病位在消化道，在治疗时就应减轻它的负担。试看动物患病时的表现：不吃不喝，找个角落蜷缩不动。它们在自我疗愈，试图排除一切干扰，让身体的自愈系统充分发挥作用，从而达到治疗目的。若家长在孩子患病中、患病后以增加营养为由给予孩子更多的肉、蛋、奶，就会迁延甚至加重病情。从这一点看，万物之灵的人类还不如动物，《黄帝内经》对此有言："食肉则复，多食则遗。"另外，有些患儿在疾病过程中出现的呕吐、腹泻症状，排出过多的不易消化的食物，也是身体自救的表现，家长不用惊慌，多数患儿吐、泻后病情可得到缓解。

我们临床发现，以感冒就诊的患儿大多数不是典型的外感，而是具有外感表现的脾胃内伤。即使有普通外感发生，也多数有脾胃内伤的基础。我们经常嘱咐年轻大夫：没有内伤就不会有外感。同时告诉患儿的家长一个简单的办法，闻一闻孩子口中是否有异味，若有则停一顿饭，也可以很大程度上减少这类疾病的发生。

多动症、抽动症、孤独症

注意缺陷多动障碍（以后简称"多动症"）、抽动秽语综合征（以后简称"抽动症"）、孤独症除了给患儿带来痛苦外，也给其家庭带来了巨大的经济负担和精神压力，是世界医学难题。这三种疾病都有大脑不同部位、不同程度的结构和功能异常，虽然临床表现不同，但据我们的观察和思考，它们的病因病机是相同的。罹患这些疾病的患儿都有明显的消化道症状，都有消化道受损的典型体征。西医目前的药物治疗都是试图干预大脑，实践证实效果不佳。若用干预神经递质的相关药物，理论上说不通，疗效上也不确定，而且时有发生不可预计的副作用的风险。神经递质作为神经系统信息传递的重要化学物质，其在神经系统中的作用十分复杂。一个神经递质可以参与多个神经活动，一个神经活动也可由多个神经递质参与。大脑的行为更像一个网络系统的整体行为，任何脑区的功能都是全脑活动的局部表现。若武断地干预一个神经递质，不但很难达到预期的治疗目的，还有可能影响大脑多个区域及多种功能，存在巨大风险。这个治疗思路不仅不宜用在抽动症、多动症、孤独症患儿，恐怕任何年龄段、任何精神或神经系统的疾病都应谨慎地运用。另外，近些年来有从肠道菌群的角度去研究这类疾病的报道，是个有前途的方向。但从中医的角度看，仍然有些狭隘。从生理角度看，肠道菌群是消化道的有机组成部分，但并不是全部。介于消化系统的统一性，从解剖看，口腔到肛门都是消化系统的有机组成部分，从咀嚼到排便，任何部位的功能都是全消化道功能的体现。可以分开研究，但必须综合对待。肠道菌群的种类、每种微生物的量均取决于菌群的环境。菌群的环境又可分为肠道内容物和肠管，肠道内容物相当于实验室的培养基，肠管相当于培养皿。肠管结构上包括上皮组织、结缔组织、肌肉组织，又有神经、循环、淋巴系统的参与。肠道菌群的培养基是由饮食决定的，肠道菌群的培养皿是由整个消化道乃至整个身体状态决定的。若肠道菌群出现了问题，应该研究饮食是否合理，肠道的结构和功能是否正常，而不应该仅以肠道菌群作为唯一的研究对象。有人提议补充益生菌，甚至采用植入健康人粪便的方式输入正常人的菌群以调节异常的肠道菌群。这方面的努力是无效的，益生菌经过胃的酸性环境、小肠的碱性环境后还有活性吗？如果环境不改变，那么即使正常的菌落移植到患者的肠道后也不会有效地增殖，不久便又恢复以前的异常状态。我们可以把肠道菌群看成肠道及饮食正常与否的标志。肠道菌群之于多动症、抽动症、孤独症而言，仅是个中间环节，其既不是最早的原因，也不是最后的结果。我们20年来一直通过改变消化道状态来治疗精神、神经类疾病，不限于多动症、抽动症、孤独症，并取得了不错的疗效。

从消化道入手防治多动症、抽动症、孤独症是有理论和实践证据的。

第一，我们发现该类患儿除了神经系统的症状以外，一定有消化道功能异常的体征和症状，无一例外。望诊具有明显的特征：下眼睑呈紫色，颧部鲜红色，口鼻周围浅黄色，腮部多有曲张的小静脉；手脚心发热或汗多；大便多数干如羊粪；睡眠不安；眠时汗出；口腔经常出现异味；易出现龋齿；体态肥胖或消瘦等。且患儿有偏食现象，多数不喜蔬菜，喜欢荤腥。经常发生上文描述的具有外感表现的积食。

另外，关于此类病的研究有许多假说。中毒学说认为患者体内铅含量过高，但排铅后症状并没有得到明显缓解；微量元素学说认为患者存在锌缺乏，但补充锌元素后也没有达到预想的疗效。排铅和补锌虽然治疗效果均欠佳，但这两个学说恰好能佐证我们的脾胃致病学说。铅中毒说明脾胃的排泄功能差，锌元素缺乏说明脾胃吸收功能弱。又有病毒学说，有病毒存在说明机体的免疫功能差，而消化道占机体免疫功能的80%，这个学说又把目标指向了消化道。

第二，40年前我国儿童抽动症、多动症、孤独症发病率较低，近40年以来发病率逐年增高。我们认为其中的主要原因是中国人的食谱发生了巨大的变化。40年前中国人以素食为主，多数人处在半饱状态。生活改善后，肉、蛋、奶等所谓的高营养食物比例增大，甚至超过主食。且不说其好坏优劣，单说食谱变化太快，机体适应与否就是个问题。40年前中国儿童大多数过年时才有糖吃，但现在糖的摄入量太大了。除了质量发生巨大变化以外，摄入量也偏大。饥饿是人类刻在基因里的深刻记忆，当饮食能满足供应后，很容易让人饮食无度。食谱变了，但人们的饮食观念没有改变。中国家长（90后除外）大多数经历了食物匮乏的年代，所以在喂养孩子的时候仍然认为肉、蛋、奶是好东西，多多益善。尤其是爷爷奶奶、姥姥姥爷喂养的孩子，蛋白质、脂肪、糖均摄入过多，每餐的摄入量也均偏大。另外，中国儿童现在的运动量严重不足，更不用说其他体力劳动了。过多的饮食、偏少的运动除了会导致营养过剩而易造成肥胖外，还会导致消化道负担过重。这种状态不但能引起消化道疾病，还可以导致其他系统的疾病。中医讲，脾为后天之本，不仅描述的是消化道的消化吸收功能，更注重了免疫、神经、内分泌、外分泌等功能。其中神经系统疾病除了脑炎等感染性疾病外，大多数都与消化道有直接或间接的关系。

这类患儿有积食的基础条件，必然会反复出现咽痛、发热、咳嗽等疾病，这些疾病若求助于西医，就会用抗生素。抗生素固然会消除局部的炎症，但也必然会使全身正常的菌群受到破坏，即药源性的损害也参与了这些患儿神经系统疾病的发生。我们发现许多抽动症、多动症、孤独症的患儿，1岁前尚属正常，大多是1岁半后发病。加辅食前婴儿的饮食多以母乳、奶制品为主，看这个时间点是从加辅食后开始的，充分让人怀疑此病与饮食有关。

近年来有人研究，此类疾病的发生与食物过敏有关，如对麸质或某些蛋白质过敏。临床发现，在此类患儿的食物中去掉易过敏的成分确实能够缓解其症状，也能改善肠道菌群的状态，使致病菌减少，益生菌增多。但是，我们现在看来普通平常的食物其实是人类用了成千上万年筛选出来的，已证实是安全的。进食同样的食物，为什么大多数人不过敏，这种过敏致病的学说同样经不起推敲。我们认为，过敏在此类患儿机体内是存在的，但不是最初的病因。消化道先酸后碱的环境及各种消化酶除了消化食物之外还有一个巨大作用，那就是对食物的加工，可以在很大程度上消除过敏原，若消化功能减弱，就会增大过敏原存在的风险。即使有过敏原，若消化道功能是完整的，过敏原也不会透过肠壁进入血液中而发生后续的一系列过敏过程。所以，消化功能减弱，消化道管壁的结构受到破坏是发生过敏反应的初始病因。

消化道功能和结构又是如何被破坏的呢？婴幼儿消化系统的功能在发育成熟之前，结构脆弱、功能不完善，若摄入的成分难以消化甚至不能消化，不但会加重消化系统负担，还可能提供利于肠道有害菌的营养，进而破坏整个菌群的组成，食物摄入量过多也有类似的作用。另外，我们怀疑食物中某些成分浓度过高会直接破坏婴幼儿娇嫩的消化道。比如糖，尤其是摄入高浓度的糖。不戴手套频繁直接接触砂糖就会导致手的皮肤受损，摄入高浓度的糖想必也会对消化道的黏膜产生同样的损伤。我们高度怀疑它在孤独症的发病中起了很大作用，但目前国际医学界对此没有深入研究。

还有研究证实孤独症与剖宫产有相关性。剖宫产是难产时不得已的医疗行为，但目前也存在滥用的现象。顺产的婴儿在经过产道的艰难过程中，可以得到母亲的益生菌，母亲的益生菌成为婴儿肠道菌群的首要来源，为以后正常肠道菌群的养成打下了良好的基础。而剖宫产婴儿就丧失了这个机会，他最先接触的是产房的环境细菌，其质量可想而知。两种生产方式的婴儿从一出生就有了不可弥补的差距，母亲的益生菌种不占领婴儿肠道，那其就有可能被有害菌种占领。异常的肠道菌群可能会影响婴儿一生的方方面面，不仅是健康，还可能影响其性格、智力等。

消化道中具有神经样作用的细胞数量甚至多于大脑。肠道中有相对独立的神经系统。从胚胎发育的角度看，大脑和消化道的起源是一样的。虽然我们不愿意用"肠脑"这个不太正式的概念，但是随着研究的深入便会发现越来越多的证据证实大脑与肠道在多个层面、多个途径的千丝万缕的联系，肠道菌群在两者之间的联系中可能仅是个小角色。况且，中医数千年对神经、精神类疾病的治疗多是从消化道入手的，如用承气汤类方治疗精神病。西药治疗大脑相关疾病有一个用药瓶颈是血脑屏障，并把突破血脑屏障给药当作一个研究方向。我们认为血脑屏障的存在一定是有目的的，有利于对神经细胞的保护，这方面目前我们仍一无所知，因此突破血脑屏障的治疗方法是有巨大风险的。对神经系统疾病的治疗完全可以运用消化道与大脑的诸多联系来实现，有效且安全。

我们从 20 年前就开始从消化道入手来治疗神经系统疾病，随着学习的深入和临床的积累，我们更笃定了这一认识是正确的，也取得了临床和科研的诸多成果。从消化道入手首分阴阳，按六经辨证分类脾为太阴，胃属阳明，实证治阳明胃，虚证治太阴脾。我们对此类疾病的治疗也按照这个思路。若判断此刻患儿以阳明证为主，就用泻下法，常用柴胡加龙骨牡蛎汤、调胃承气等；若以太阴证为主，则用理中汤、小建中汤。一般情况 3 分用泻下，7 分用温补，以温补为主。

除了上述两类疾病，我们依此思路从脾胃入手治疗儿童常见病、多发病，甚至疑难重症，如哮喘、湿疹、肾病综合征、红斑狼疮等免疫相关疾病，迄今为止我们对肾病综合征治疗的有效率达到了 100%。我们的依据是这些患儿均有积食的体征和消化道或轻或重、或隐或现的相伴症状；免疫系统功能异常又是这些疾病的主因，而消化道免疫占机体免疫系统功能的 80% 以上。虽然表现在各个西医分类的各系统的异常，但都属于免疫系统疾病的范畴。

部分肿瘤患儿经西医治疗后，我们也是从脾胃入手参与后期的治疗。化疗结束后首先用大柴胡汤化裁，目的是清除化疗药物残留，清除被破坏的细胞组织，更重要的是缓解焦虑、恐惧等不良情绪。这很重要，是患儿病情向愈或恶化的重要影响因素。第二阶段则将理中汤、建中汤、苓桂术甘汤等温补脾胃的方剂长期服用。虽然没做大样本的比较研究，但经治的个案疗效都是不错的。

遗传性及先天性疾病

遗传性疾病、先天性疾病是儿童难治疾病，但中医也有用武之地。遗传性疾病是基因发生突变而致的。几十年的基因研究曾给人类带来了希望，但是随着基因研究的不断深入，人们的失望越来越多，基因技术运用于临床还是遥遥无期。20 世纪 80 年代我们学遗传学的时候，认为基因 100％决定性状。经过近些年的研究，我们发现环境因素的作用越来越大了。对大多数基因表达的影响环境因素占 75％，基因仅占 25％，很大程度上基因的外环境决定了基因的表达，原来基因只是一些"可能性"，真正决定性状表达的是基因的外环境。我们可以不必干预基因，通过改变环境就可以开启或关闭基因的表达。反之，若有一天真能够改变基因的结构，但如果环境不发生改变，那么也不可能达到治疗的预期。基因片段在试管中和在染色体内的行为是不一样的，细胞器在试管中和在细胞中的行为也是不一样的；同样，细胞在培养皿中和在组织中的行为也不一样。在细胞生物学和分子生物学中的研究忽视了环境因素，得到的结论和实际会有较大的误差，这方面应该得到足够的重视。另外，遗传的相关研究不能局限在基因，研究范围应该扩大。影响个体遗传的因素有很多，或者说广义的遗传包括的内容很多，父母的思维习惯、生活习惯等都是基因的外环境，甚至每家每户的厨房中的菌群都是独一无二的，都应该纳入基因的相关研究中。中国古人很早就注意到了这个规律，像《淮南子》中记载的"橘枳之变"等。基因研究是一个重要的生命科学研究方向，但其并不是全部。中医没有西医的基因技术，但中医有"基因的环境"技术。我们可以通过改变机体的环境来影响基因的表达，何况基因突变的发生不是基因本身启动的，而是环境改变引起的，是由基因对外界环境的适应性改变而启动的。依此观点，我们对遗传性、先天性疾病也可有所作为。通过改变机体环境深入影响基因行为，即使短时间改变不了基因，也能缓解症状。而机体环境改变的最大作用靶点就是消化道，它是营养的来源，也是外界信息巨大的"接收器"。

干细胞的相关研究也存在类似问题。干细胞治疗也走进临床阶段了，但是输入干细胞后决定干细胞是否能发育为成熟的分类细胞的是它所处的环境。除了急性损伤导致的细胞死亡外，其他慢性病均不应该运用干细胞治疗。因为急性损伤时细胞所处的环境尚正常，输入干细胞后有可能发育成预期的细胞，但慢性病的细胞损伤主要是由它周围环境被破坏引起的，即使输入干细胞也很难发育成所需的细胞，而且不良的环境可能把正常的干细胞诱导为畸形的细胞，有潜在的风险。

我们不但不排斥新观念、新技术，甚至对之极其期待。但新科学、新技术的研究应该大胆设想，小心求证，谨慎应用，不能一有新想法就想投入市场，小心求证的步骤不能省略。尤其是有关生命科学的研究，毕竟对个体生命而言，没有试错的机会。

预防

预防的价值远远大于治疗，而且困难也少得多，只是需要重视预防并贯彻之。儿童疾病的预防可以通过以下几个环节进行。

饮食

摄入量需要控制，不能摄入无度。古人言："欲得小儿安，常要三分饥和寒。"没有饥饿感就不要吃，或少吃，少吃一口不吃亏。我们发现一个现象，瘦弱的儿童食量并不少，但吸收差，这类患儿喂得越多越瘦。打个比方，一个小船能承载 5 吨重货物，若放上 10 吨货就停止不动了。人的消化系统也类似，有它一定的消化吸收能力，超过了则会引起本身的疾病，还会因消化过多的食物消耗能量而引起营养不良。若摄入食物过多且不易消化，那么消化道需要的供血就会增加，和大脑的血供有竞争关系，长此以往，会影响大脑的能量，影响大脑发育，进而影响儿童智力。古人有言："肉食者鄙，未能远谋。"可能也是指的这个现象吧。另外，儿童的饮食种类较 40 年前有大幅度减少。据统计，40 年前中国人的食物种类达 150 多种，现在平均只有 50 余种。食物充足了可能会引起营养不良，导致机体缺乏矿物质、微量元素、维生素等必需的营养，而这些物质并非肉、蛋、奶能完全提供的。儿童处在身体发育的快速期和敏感期，对各种营养的要求甚于成年人。若从食物的价值考虑，应该增加食物种类，增加谷物、水果、蔬菜的种类，并相应减少食谱中脂肪、蛋白质、糖的比例。消化系统还是重要的信息输入口，摄入的食物除了给机体提供各种营养物质外，还提供外来信息。这些源于食物的信息也是机体生长发育、维持机体结构和功能的重要保障，只是大家对它还没有关注而已。美国一个著名的营养学家讲，20 世纪 80 年代中国城郊居民的食谱是最健康的，大家可以去查找、去回忆。

情绪

儿童不良情绪也是诸多疾病发生的重要诱因。当然，目前全世界人们的焦虑指数都有很大的增高，中国儿童也不例外。我们观察发现，一个经常患病的儿童身边，一定有 1~6 个焦虑的家长。不良的情绪是致病因素，良好的情绪又是治病的良药。因此，需要中国家长关注一下儿童及自身的心理状态，家长不良的情绪儿童会感知到，一个良好的家庭氛围是儿童身心健康的重要保证，必要时应求助心理咨询师。

运动

运动是治疗身心疾病的良药，但现在中国儿童的运动量太少了。

①运动可以促进大脑发育，大脑的发育需要外来的信号输入刺激，运动需要调动大脑的许多脑区。我们有一个观点：肌肉是大脑的一部分。运动不仅是治疗的处方，也可以让孩子变得更聪明。

②运动可以增强消化道的功能。有一个现象，运动或劳作后饭量会增加，其原理是躯体运动可消耗能量，同时也可以促进消化道的蠕动。人类还有一个解剖特点，即器官都通过系带固定在脊柱上，而系带中除了固定的结缔组织外，还是神经和血管的通道。人直立行走后，由于脏器本身的重力作用，使固定的系带和脊柱呈小于 90° 的连接，这个夹角的存在或多或少影响着器官的神经、血管。运动时可以时时刻刻活动到它，可以对器官的神经支配和血供有良好的影响。对广泛的消化道的影响更大，相比于位置固定紧密的心、肺、肾，消化器官的游离度更大，因此运动对消化道这方面的良性刺激更大。

③运动可以提高免疫系统的功能。运动可产热，而主动生理性发热可以增强免疫功能，运动时出汗又可以增加机体代谢物的排泄，提高机体的免疫功能。

总之，对儿童而言，拥有一个健壮的躯体和聪明的大脑，比获得那些死记硬背的所谓的知识重要得多。

阳光

中国儿童除了缺乏运动外，还缺乏阳光。万物生长靠太阳，人类也不例外。研究证实，除了光合作用外，阳光是植物生长发育的重要刺激因素。目前关于阳光对动物生理的直接作用的研究并不多，但是爬行动物却把阳光当作主要的治疗手段，通过晒太阳提高体温来达到杀菌的目的。良好的居住环境是遮风挡雨的，但不能把阳光也挡住了。有研究证实，阳光可以治疗一部分抑郁症，虽然有关此类研究的成果不多，但是阳光的作用对人体而言想必挺大，儿童更加需要。

非天然食品及添加剂

现在食品中的增香剂、增甜剂、调色剂、防腐剂等含量较大。且不说对人体有没有直接危害，单说人体对它们不熟悉这一点就存在健康风险，人类世世代代熟悉的是自然条件下的食物。儿童期是机体生长发育的快速期，也是敏感期，更容易受到非天然食物及添加剂的影响。我们曾治疗过一位大动脉炎患儿，在询问生活习惯和饮食习惯时发现他把饮料当水喝。我们有一个习惯，任何疾病都从患者的饮食起居找病因。我们断定他这个免疫疾病可能与过量的化工产品有关。此外还治愈了一个乳腺女性化发育的男孩，排除了先天性因素后，发现与牛奶有关，他一天喝8袋牛奶，体内的性激素紊乱与牛奶中的非天然成分有关。这样的病例几乎每天都能遇到。机体不熟悉的化工产品可以通过食品进入机体，参与机体诸多生理过程，这可能是近几十年儿童许多疑难病增多的原因之一吧。

电子产品

电子产品在给人类带来了便利及感官享受的同时，也可能带来健康风险。在没有电子产品之前，人类仅接收宇宙的电磁波，现在接收的非自然的电磁辐射太多了。各种频率的电磁波对人体的影响恐怕需要时间来证实。对处在生长敏感期的儿童而言，在不知电磁波对人体有何影响之前，还是少接触为妙。

儿童是国家和民族的未来，也是家庭的希望所在。我们介绍了当代中国儿童疾病的时代特点，围绕着消化道阐释了儿科诸病的病因病机，并提供了相应的治疗和预防方法，是我们几十年的学习心得，并在我们的临床实践中加以验证过。希望我们的观点和技术能给儿科大夫和家长带来一些启发或帮助。

妇科疾病
——消化道是生殖系统的外环境

　　2006 年，笔者曾治愈一位停经一年半的青年女性患者，该患者因月经量太少、月经周期延长就医。她先后经过 5 位妇科中医专家治疗，最后完全停经。我们在翻阅 5 位专家的病历后发现其治疗方法大同小异，均是活血化瘀和补肾药组成的处方。笔者再用这类的方药，估计也没有什么疗效，干脆放弃这个思路另找方法。查其脉象偏沉，舌淡胖，苔薄腻，体态偏胖，面色㿠白，倦怠乏力，于是开出了附子理中汤，服用 7 剂后患者汇报腹部出现了从未有过的舒适感。原方略加减用了 40 剂左右月经来潮，患者及家属都十分高兴。笔者更兴奋，因为这意味着可能找到了一个治疗妇科疾病的新思路。这个病例给了我们许多启示，并引发了我们进一步的思考：补肾化瘀法这个全国流行的妇科治疗思路为什么无效？治疗消化道的方子为什么能治月经病？该患者月经异常之前有过减肥史，减肥和女性生理之间有什么联系……

补肾化瘀法为什么无效

补肾化瘀法是治疗妇科疾病流传了很久的方法，而且治疗范围广泛，几乎全国的中医妇科大夫都会运用。据统计，各级中医院治疗妇科疾病基本上是此类中药加西医的激素，因为在治疗过程中使用的是中药加西药的"鸡尾酒"疗法，所以根本不能证实中药是否有效，补肾化瘀法能否独立治疗大部分妇科疾病也就成了疑问。

以历史唯物主义和辩证唯物主义的观念来探讨这个问题，形成这个治疗思路是可以理解的。中国人应用避孕措施大约始于 20 世纪 50 年代，在此之前的数千年里，中国妇女均没有避孕措施，加上古代多子多福的观念，所以普遍生育较多，少则几个多则十几个孩子。在这种生育背景下，生产的过程容易导致瘀血形成，且多生多育也可以导致肾虚。因此，肾虚血瘀证就成了千万年来中国妇科疾病的主要证型，补肾化瘀法也就成为古代长时期妇科疾病的有效良方。有了避孕措施后，加上后来的计划生育政策，中国妇女生孩子少了，血瘀、肾虚出现的机会自然也就少了，再运用补肾化瘀法就有刻舟求剑的嫌疑。中医有一个重要特点，即因人、因时、因地制宜。现在妇女的生育状态和主要的病理基础已经发生了巨大变化，再套用古代流行的方法疗效自然就差了。活血补肾法没有错，只是我们的大夫用错了。

当代中国妇科疾病的机制

经过 20 多年的临床实践，我们发现：当代中国妇科疾病也有个共同的病理机制：消化系统功能异常是主要的诱因和病因，从消化道入手可有效治疗大多数妇科疾病，而且在中西医理论上都说得通。

消化系统与生殖系统的紧密联系

二者存在解剖结构的联系，女性生殖器官被肠道包绕着，消化系统是生殖系统的外环境。女性生殖器官卵巢、子宫、输卵管位于盆腔，卵巢的内侧面朝向盆腔，与回肠直接相邻，称为肠面；子宫位于盆腔中间，介于膀胱和直肠之间，上方覆盖着小肠，后方与直肠毗邻，称为直肠面；连接子宫和外生殖器的阴道直接后邻直肠。卵巢、子宫的活动度较大，其位置和姿势受周围器官，尤其是膀胱和肠道的充盈度影响。

另外，女性生殖系统和肠道在血液循环、淋巴循环和神经支配上也有紧密的联系。若从西医的解剖、功能分类看，消化系统和生殖系统联系不大。但从中医的气血角度看，同一个区域的器官或系统虽然解剖结构、生理功能不一样，但气血的调控是统一的。中医诊断和治疗的对象是患部的气血，察气血的异常并进行调整是中医的主要思路。中医所谓的气血就是神经系统和血液循环系统。例如，瓜蒌薤白半夏汤可以治疗心脏疾病、呼吸系统疾病、食管疾病，它们的血供和神经相同或相近。

再如，大肠、生殖系统、泌尿系统的自主神经相同，它们都属于中医"下焦"的范畴，这些系统的正常生理状态和病理过程都可以按"下焦"相关知识来认识并治疗。这也是中医异病同治的基础。

生殖系统的淋巴循环依赖消化道。消化道是机体水循环的主要动力。除正常饮水外，从口腔到小肠，通过消化道腺体的外分泌作用，每天有6~8升水分泌到肠道中；大多数经小肠、大肠重吸收入血，从粪便排出的仅有150毫升。这个过程当然是消化道消化吸收的相伴行为，同时也是水在腹、盆腔的循环动力。虽然生理学已有详细描述，但西医对此并没有引起足够的重视。8升的水在消化道的出入不仅担负着腹、盆腔的水液循环，也是全身其他组织器官的水液循环动力。以淋巴循环为代表的机体水液代谢固然受血液循环系统的影响，但并不限于此。中医认为水液循环有自身的动力，动力之源就是正常的消化道功能。生殖系统的水液循环直接受消化道这个功能的影响，不仅依赖血液循环系统。

众所周知，女性生殖系统的生长发育、组织形态的维持、正常的生理周期及孕产等生理功能是高度依赖性激素的。决定各种性激素的血液浓度及有序增减，除了产生还有灭活机制外，各种激素的灭活大多在肝脏中进行，消化系统的重要组成部分——肝脏从灭活的机制也参与了各种性激素血液浓度和涨落时相的调节。因此，消化系统还可以通过肝脏参与生殖系统的结构和功能维持。

生殖系统的激素水平是维系生殖系统结构、功能正常的重要环节，但不是全部。临床经常发现激素水平正常的患者仍然会发生各种类型的妇科疾病,这恐怕就与受体的数量和敏感性有关了。激素和受体结合后才能发挥相应的各种生理功能,因此受体正常与否也是生殖内分泌的主要环节。有关受体的相关研究不少,但是受体如何变化及如何有效干预仍是个医学难题。中医没有受体的概念,也没办法直接干预受体,但中医能通过其他途径改变受体数目及受体的敏感性。中医可通过改善受体的环境来达到改变受体敏感性的效果。另外,生殖系统的内分泌激素还有相互转化的过程,而这个过程能否正常进行,仍取决于它们的环境。受体的环境是什么?是生殖器官的状态,生殖器官的状态大致是由神经系统及神经系统调控下的血液循环和淋巴循环决定的,而血液循环中静脉回流尤其关键。淋巴循环和静脉回流受脉管外局部压力及中心静脉压的影响,这就引出了腹内压与生殖系统关系的话题。

腹内压升高参与了诸多妇科疾病的发生。我们在临床中发现许多妇科疾病患者同时伴有或轻或重的消化道症状。不少患者有打嗝、排气多的现象,且前者多于后者。早期我们发现,甲状腺结节、乳腺增生或结节、子宫肌瘤或卵巢囊肿往往同时发生或先后发生,这些相关疾病的发生,用内分泌机制可以对其中的部分进行解释。后来我们又逐渐注意到发生上述疾病的患者多有胃、肠、胆囊息肉,或肝囊肿等消化道症状。这些疾病同时或先后出现一定会有深层的相同病因病机,我们会在结节病章节予以详细说明。但有些病例中消化道问题的出现先于生殖系统疾病,我们着重从腹内压的角度探讨妇科疾病,前文讲到腹内压是由消化道功能异常导致的。腹内压升高后会影响生殖系统,故其是妇科疾病发生发展的重要基础。

我们也发现有些患者患妇科病的同时有咳嗽、大笑或跳跃时会有控制不住遗尿的现象，应用直接降腹内压的处方，在治愈这种症状的同时妇科疾病也会得到缓解。腹内压升高会直接影响生殖器官的外环境，进而间接影响性激素受体的外环境。更重要的是，腹内压可以增大淋巴回流和静脉回流的阻力，引起水瘀互结的病理状态。淋巴循环不仅有代谢废物的排泄作用，组织液还是局部免疫功能发挥作用的重要场所。这种病理状态会导致生殖系统相关受体的数目降低及敏感性下降。即使有正常的性激素水平及规律的波动，也会发生性激素功能的异常，从而导致诸多妇科疾病的发生，尤其是功能性疾病。

消化道与中枢神经系统关系密切，可以通过神经系统影响生殖系统。现代医学对神经内分泌的相关研究发现，下丘脑是生殖轴神经内分泌活动的启动中心，受皮层中枢的调控。其分泌的促性腺激素释放激素在人类生育调控中具有独特的应用价值，而且只有内源性促性腺激素释放激素脉冲式释放才能引发青春期发育，诱导出现月经和排卵，以及受孕、怀胎、生产等生理过程。有人称消化道为"第二大脑"，我们称消化道与大脑是互为镜像的关系。因此消化道可以与大脑相互作用，异常的消化道功能也会通过影响大脑功能之一的神经内分泌功能，进而参与生殖系统的发育和功能。

总之，消化道通过与生殖系统的解剖毗邻关系、性激素的灭活、共同的神经调控、血液循环及淋巴循环、腹内压等多种途径影响生殖系统。消化道功能异常是妇科疾病的主要病理基础之一，当然也是大夫诊治此类疾病的重要着手之处。

当代中国年轻女性饮食起居特点

我们在询问病史时有一个发现：月经不正常的女性，儿童时期大部分都有吐、泻等消化道疾病史，也即儿童因饮食所伤导致的脾胃病会影响成年后的健康，如影响生殖。我们最近发现，十几年前因儿科疾病就医的女性患者又有很大比例因生殖系统疾病前来就诊。在成人女性患者面部发现了和儿童积食一样的脸谱：下眼睑紫，颧红，口鼻周围浅黄。从经络联系的角度看，面部大多从属于足阳明胃经和手阳明大肠经，也即消化道的状态决定了面部的状态，同理，面部的改变可以作为消化道疾病的证据之一。《易经》有言："履霜坚冰至。"一个疾病的形成需要一个漫长的过程，是由量变到质变的渐变过程。因此无论中西医，在诊断疾病时务必把诊治的视野放大、拉长，尽可能从疾病发生发展的全过程来认识它，这样才有可能对疾病有全面而深刻的认识，再有的放矢地去预防和治疗，效果才能明确而彻底，才可能实现所谓的标本兼治。风起于青萍之末，无论疾病轻重，病变都可以突然出现，但其发生发展的过程可能是漫长的，毕竟生命还有很强大的自我修复能力。除急性创伤外，大多数疾病都源于患者的饮食起居及不良情绪，而不是"上帝之手"的突然破坏。

当代中国女性（尤其年轻女性）饮食起居有以下特点：

过食肥甘厚味

如儿科疾病中讲述的那样，过多的肉、蛋、奶会增加消化道的负担，长此以往，会影响脾胃的消化吸收功能。体形偏瘦是患者脾胃吸收功能下降的体现；体形偏胖者的消化吸收功能虽然受疾病影响不大，但也是消化系统功能低下的表现。另外，过多的脂肪细胞会影响机体的内分泌系统，因为脂肪细胞也具有内分泌功能，都可以通过消化道直接或间接影响内分泌。许多鱼、虾、禽、畜等在养殖过程中，养殖人为了增加产量或出于防病的目的，会大量使用激素和抗生素，未降解的激素和抗生素会通过食物在人体中蓄积，影响人类的健康。有文章报道，目前地球的雌激素浓度大大超过百年以前，过多的雌激素会直接影响男、女的性激素，给人类生殖系统带来不可预知的危害。

嗜食生冷

过食肥甘厚味会因食物的消化时间过长而产生郁热。《素问·奇病论》言："肥者令人内热，甘者令人中满。"人们自然会多饮冷水以缓解这种郁热。麻辣食品流行天下，许多人喜欢，这也是国人脾胃功能弱的表现，需要强烈的味道刺激食欲，麻辣饮食后更会引人喝冷饮。所以多食肥甘厚味、辛辣食物和嗜食生冷的饮食行为往往相伴出现。可能有人会问，怎么外国人无论男女老少都喝冷饮却没问题，而到了中国就成了致病因素？一方水土养一方人，没有必要崇洋媚外到改变自己饮食习惯的程度。何况欧美人关节肌肉痛、头痛等疾病的发病率极高，和冷饮也不无关系。就算外国人的饮食习惯无害，中国人也需要有个适应的时间，适应的代价可能是几代人的健康风险。笔者曾经接诊过一个西医大夫，产后不听老人劝阻，频吃水果及冷饮，导致全身不明原因的疼痛，西医没查出病因，只能用止痛药对付。产妇又怕过量止痛药影响哺乳的孩子，于是求助中医，我们用温中散寒药很快治愈。任何民族的饮食习惯无所谓好坏，适合自己就好，自己适应就好。有了冰箱后给中国人带来了便利，但也增加了过食生冷的机会。过食生冷历来是中医认为的病因之一，在女性疾病中尤为突出。不少女性以水果代正餐，这也是不合理的。《黄帝内经》有言："五谷为养，五果为助，五畜为益，五菜为充。"饮食当以五谷为主，其他为辅，不能主次颠倒。我们也曾接诊过吃一口雪糕就引起月经淋漓不尽的患者，吃一口西瓜就腹泻的患者。

穿着过于单薄

许多女性为了追求漂亮，穿着过于单薄，甚至流行露脐装、露腰装。肚脐在中医中又称"神阙"，它与全部的腹、盆腔器官都有联系。和腹壁其他部位不一样，它没有皮下脂肪的保护，更容易受凉而影响腹、盆腔其他器官。中国人历代有用肚兜保护儿童和妇女肚脐的好习惯，现在不刻意保护倒也罢了，但也不能故意暴露。腰部有命门穴，顾名思义就很重要，是盆腔器官自主神经出入之地，受寒冷刺激会诱发或加重盆腔器官的疾病。"寒则收引"，寒冷刺激会减少生殖系统的血液循环，这也是当代妇科疾病增多的原因之一。

焦虑指数增大

女人能顶半边天，顶了半边天也丢了半条命。现代女性上学、工作和男性一样，但是女性还要生育，还要养育小孩，照顾家庭生活，和男性相比，体力和脑力的付出要更多。和古代妇女比较，虽然地位提升了，但是负担也变重了。身体压力是一方面，心理的压力更会增加躯体发生疾病的风险，对生殖系统的影响更明显。因为生殖系统的发育和功能受神经－内分泌－免疫系统的调控，过大的心理压力和不良的情绪会直接影响生殖系统，导致妇科疾病的发生。古人称女子多郁，也是指女性心理上，容易焦虑紧张。情绪因素是女性疾病的重要致病因素，在生殖系统的表现尤为突出。我们在临床工作中发现，成年女性的妇科疾病或多或少都与情绪有一定的相关性，无一例外。事实证实，若把情绪因素排除在大夫的思考之外，任何治疗措施都是低效的。

月经病

常见的月经病包括月经过少、过多，以及闭经、崩漏及痛经。

西医常用激素疗法，淋漓不尽或崩漏的患者则需要进行刮宫等外科治疗。激素疗法的缺点是停用激素后很容易再出现月经异常，疗效不持续，刮宫手术也不能频繁使用。另外，我们发现大多数月经异常的患者其激素水平尚在正常水平，外源给予的激素会加重内分泌的紊乱程度。下丘脑性腺轴的正常功能是机体各种性激素周期性变化的基础，下丘脑性腺轴除了受上级中枢的调控外还受性激素的正、负反馈调节。外源给予激素向上以负反馈的方式减少促性腺激素释放激素的释放，向下也会因本身浓度过高而降低该激素受体的敏感性。从长远看，这种激素添加疗法是有潜在风险的。

中医流行的治法是活血化瘀药加补肾药。生产或流产会导致瘀血的产生，大多数月经不正常的年轻女性（尤其青少年女性）没生产史或流产史，体内就不存在瘀血的病因病机；大多数年轻女性没有生产史，也就不存在性激素的消耗，就没有肾虚的症状，况且大多数患者性激素检测的结果均正常。所以肾虚血瘀证不是当代中国女性月经病的主要证型，补肾化瘀法就不适合治疗此病。

2009 年笔者曾治愈一位严重崩漏的年轻患者，患者出血不止，西医用激素及止血药均无法止血，西医提供的方案是摘除子宫，家长和患者均不接受。首诊时患者卧床不能面诊，开了 3 剂温补脾胃的方剂，而后出血减少。二诊时患者已能在家长的帮助下到诊室就诊，继续用温补方 10 余剂后，从阴道排出一个直径 3 厘米的圆形且有弹性的机体组织，此后完全止血。该患者是冬天上体育课时在水泥操场上久坐之后开始发病的，先是月经量增多，后逐渐加重而形成崩漏。这个病例说明，脾胃之于生殖系统的重要性及寒冷刺激会影响月经。

我们临床发现，月经不正常的女性多数伴有消化道不适症状。消化道功能异常可以引起消瘦和肥胖，月经不正常的患者多数不是消瘦就是肥胖，体形正常的较少。体形消瘦者多伴有手足冰冷、低血压，表现为气血虚弱证。在食物得到极大满足的现代出现气血虚弱证，只能说明其脾胃消化吸收功能下降。补肾法于事无补，活血化瘀法不但不能治疗月经病，反而会引起更多不适。唯一合理的方法是理中、建中，我们常用小建中汤或附子理中汤治疗，大多3个月内月经即可恢复正常。肥胖是痰湿证，脾胃功能下降是痰湿壅盛的原因。此类患者的月经不正常是由痰湿阻碍气机，使其不能正常疏泄而引起的。患者体内细胞之间过多的组织液和脂肪细胞妨碍了细胞之间的物质和信息传递，性激素与受体的接触难度增加，结合后效应效率下降而导致月经不正常。另外，肥胖患者腹内压偏高也参与了这个过程。运用附子理中汤或真武汤可以治愈此类患者。

与不良情绪相关的月经不正常比例也很高。长期慢性不良情绪刺激或急性强度较大的情绪事件都可以引起月经紊乱。通过影响下丘脑－垂体－性腺轴的途径直接在中枢层面影响月经；急慢性应激可致消化道缺血，若影响肝脏的功能，可通过影响性激素灭活的途径而影响月经；也可引起结肠胀气，通过增大腹内压，影响生殖系统的途径而致月经不正常。我们常用小柴胡、大柴胡或四逆散治疗此类患者，疗效亦是很明确的。

总之，无论月经量多还是少，闭经还是崩漏，以及相伴的痛经都是以消化道为靶点的，均可用理中、建中、柴胡剂治疗。道理上是清晰的，临床疗效是确定而高效的。较西医疗效好且稳定、安全。

更年期综合征

更年期综合征是指妇女绝经前后出现的一系列症状，表现为失眠、骨关节痛、性欲下降、疲乏、潮热汗出、易激动、眩晕、抑郁、头痛、感觉异常等。其中尤以自主神经功能失调与精神、神经方面的症状突出。围绝经期的妇女有许多生理和心理的变化，除了生殖系统的明显改变外，其他所有组织器官都有变化。生殖系统及相关内分泌的变化仅是全身改变的突出表现，不是唯一表现。所以应该从全身神经、内分泌、免疫等整个机体的改变视角来认识更年期综合征。

不是所有的妇女都有更年期综合征，许多妇女在不知不觉中便度过了绝经期。也有一些妇女，绝经期不仅症状繁多，而且持续时间长，有的甚至一直持续到老去。据我们观察，平素情绪稳定的女性更年期综合征表现的症状轻，持续的时间短。情绪不稳定的人则表现的症状重，持续的时间长。我们经常对患者说，年轻时发了多少脾气，绝经时就会有多少症状。若从精神、神经的角度看，更年期综合征是精神、神经不稳定的延续，只是在机体神经内分泌系统剧烈变化阶段得到了强化和放大。因此我们认为，从神经、精神治疗更年期综合征就不仅是对症治疗，更是对因治疗。

我们是用小柴胡合四物汤化裁治疗更年期综合征的，一般一周之内就有明显疗效。可能有人会有疑问，这不也是补肾吗？但中医的补肾不是西医的性激素的补充，某些中药中可能会有类性激素物质，但要达到西医补充激素的治疗量，恐怕不是十克、几十克中药能达到的。即使真有类性激素的物质，经过煎煮及消化道的酸碱环境后，其药效也所剩无几了。那么补肾药是通过什么途径达到补肾目的的呢？我们认为中药的作用是"消化道的针灸"。针灸也可以补肾，是通过刺激生殖系统相关神经干，通过上传下达的冲动传递，活跃生殖系统的调控神经，以及通过中枢到感受器的信息上传下达的整个闭环实现的。中药补肾药通过作用于消化道（尤其下消化道）的诸多感受器而兴奋本身的神经，同时间接兴奋生殖系统的神经调控。副交感神经骶核下端的神经分布于下消化道的横结肠、降结肠、乙状结肠和直肠，同时分布于泌尿生殖系统。兴奋任何部位的神经都会通过神经之间的联系影响其他部位，中药刺激结肠丰富的感受器可以兴奋调控生殖系统的神经，神经活跃后可以强化生殖系统弱化的功能，甚至能改变其结构，这就是中药补肾的原理，和补充性激素毫不相干。小柴胡汤除了能治疗肝胆相关疾病外，还广泛用于治疗精神、神经疾病，我们认为其主要是能降低交感神经的兴奋性；以地黄为主的四物汤可提高副交感神经的兴奋性。二者协同作用，使不平衡、不稳定的自主神经系统得以改善。除更年期综合征外，此方还广泛用于自主神经系统功能紊乱的其他疾病。小柴胡合四物汤是我们的常用方，阳强阴弱也是更年期综合征的常见证型，也有部分其他证型。肾阳虚者可用桂附地黄丸或右归丸，肾阴虚者可用六味地黄丸或知柏地黄丸，气虚血弱者可用小建中汤或甘麦大枣汤。

西医补充激素疗法的可靠性和安全性我们是怀疑的。理论上讲，机体围绝经期的变化是全身的改变，性激素变化仅是突出表现之一。武断地补充性激素有可能加重机体神经内分泌系统的紊乱。因为围绝经期其他激素（肾上腺皮质激素、甲状腺激素、甲状旁腺激素、降钙素、β－内啡肽、胰岛素等）都有不同程度的增减。机体的所有激素之间在中枢调控、受体等诸多环节都有或紧或疏的联系，贸然补充性激素可能会加重整个免疫－神经－内分泌网络的紊乱。临床观察发现，有些患者用激素干预疗法几年后有肿瘤发生。虽然没有大样本的对比研究，但是我们在接诊的患者身上发现了两者之间有相关性，有可能是并列关系，也极有可能是因果关系。

总之，以消化道为靶点，通过干预自主神经系统来治疗更年期相关疾病，在理论上是清晰的，在临床上是有效、安全的。

生殖系统炎症

女性生殖系统炎症包括外阴、阴道、宫颈、子宫、输卵管、卵巢、盆腔腹膜、子宫旁结缔组织的炎症，是妇科最常见的疾病。临床表现为外阴瘙痒、疼痛，甚至溃烂，以及阴道分泌物增多、宫颈充血、下腹部及腰骶部疼痛等症状。这些炎症除了给患者带来痛苦以外，更重要的是它们同时也是不孕及妇科肿瘤等妇科严重疾病的潜在诱因或病因。这些炎症又有反复发作、容易迁延等特点，所以对此类疾病的治疗就显得很重要。

西医对感染性疾病的治疗原则是杀灭致病微生物，杀灭微生物固然重要（尤其在急性感染时），但改善环境更重要。中医认为"湿则生虫",即言先有局部环境的改变,然后才有致病微生物的增殖。如果局部的环境不改善,再强大的抗生素、抗病毒药也不能彻底消灭致病微生物,而且容易培养出耐药细菌,促进病毒变异。另外,如果局部血液循环(尤其静脉回流及淋巴循环)功能下降,那么局部的药物浓度会大打折扣,这一变化也参与了这个过程。培养出耐药微生物,也是生殖系统炎症迁延不愈的原因。即使能杀死此次感染的微生物,但若环境不变,还会有其他致病微生物的感染,这是部分妇科炎症反复发作的原因。因为在人类与微生物的军备竞赛中,人类的新药研发速度永远滞后于微生物的变异速度,这种把消灭微生物作为治疗感染性疾病唯一方法的思路是值得商榷的。若抗生素的过度使用破坏了外阴、阴道、子宫的正常菌群,那么非但不能治病,还会致病。毕竟正常的菌群是局部环境的有机组成部分,是局部免疫的一部分。

中医治疗妇科炎症,内服中药可以改善局部的内部环境,外用药则是在改善黏膜表面的环境。无论内服还是外洗,均不是直接消灭微生物的,而是在改善环境,使环境不适宜致病微生物的生存而达到治疗目的。任何疾病的中医治疗首分虚实,虚则补之,实则泻之。近几十年来中医有一个不好的倾向,即简单地认为妇科炎症大多都是湿热下注,清热利湿方剂因此大行其道,致使中医疗效下滑,中医的声誉也因此受到影响。体质壮实的急性炎症患者大多是湿热下注,体质弱的患者、慢性炎症的患者虽有炎症,但中医辨证为虚证或虚实夹杂证。笔者曾治愈过一个外阴炎症反复发作的患者,服用清热利湿药及西药抗生素半年之久,仍未治愈。辨证为正虚邪实,仅开了7剂附子理中汤就有很好的疗效，方中没有一味清热利湿药。

中医辨证为湿热证的感染性疾病我们常用大柴胡汤加白术、茯苓，或者四逆散加五苓散（猪苓汤），而不用清热药。我们认为，气滞先于湿热，气滞导致湿热形成，清热药会阻碍气机。我们多用行气化湿药治之，气行湿化则郁热自然消散。若辨证为虚证，则常用附子理中汤和桂附地黄汤，表面看似乎矛盾（用热药治疗热性疾病）。此类患者是因虚而致气血郁滞，郁而化热。标虽为热、为实，但本为虚，多表现为慢性炎症反复发作，体弱者、老年人居多。

鉴于我们认为腹内压升高会影响盆腔组织器官，是妇科疾病（包括妇科炎症）发生的重要机制。因此，无论虚证、实证都有腹内压升高的表现，补虚和泻实都可以降低腹内压，这是我们治疗妇科疾病的总原则。

不孕不育

全世界不孕不育发病率为15％~20％。其中单纯女性原因占30％，单纯男性原因占30％，男女共同原因占40％。中国不孕不育人口大约4000万人。不孕不育不仅是个医学问题，还涉及个人和家庭，也是一个日益凸显的社会问题。生育本来是很自然而然的生理功能，40年前这个疾病在中国不是一个大问题，发病率较低，当时大家更关心的是如何不生孩子、少生孩子。但不孕不育在当今中国发病率很高，而且有逐年升高的趋势。

发病原因

心理压力增大。生活、工作导致的心理压力不仅是所有疾病的基础病因，在生殖方面也应该是第一位的因素。据统计，96.6％的不孕女性有明显的心理压力。目前中国从幼儿园的孩子到80岁以上的老人的焦虑指数普遍较高，年轻人尤其明显。生殖系统的结构及功能的维持依赖于正常的性激素周期性变化，而内分泌与神经系统联系密切。虽然按西医的系统分类，两者分属两个系统，但从功能上看，内分泌系统更像功能固化的神经系统。下丘脑是性腺轴的中枢，也是处理情绪的中枢，不良情绪可通过多个环节影响生殖系统。不良情绪可以引起机体的应激反应。动物实验证实，应激反应动物的不孕不育发生率大大增加，流产发生率也增高。有一种说法是，不孕不育的夫妻领养一个孩子后极有可能会生出自己的孩子。这不是迷信，是有科学依据的。不孕不育的夫妻心理压力大，而且随不孕不育时间的延长而逐渐加重。领养孩子后，心理压力减小了，没有器质性病变的夫妻会因心情放松而易于受孕，这证实了心理因素在生育中的作用。

不良的生活起居。上文反复强调消化道就是生殖系统的外环境，多食生冷、多食肥甘可以导致营养失衡及消化道疾病，二者都可以影响生殖器官的功能。我们发现不孕不育患者多有消化道症状。有些女性为了身材苗条，以各种方式减肥，任何减肥方法均会引起月经紊乱，甚至不孕。体形偏瘦的女性不孕发生率偏高；肥胖尤其是向心性肥胖的男性不育的发病率高。按《周易》的说法，男性属乾，天行健，君子自强不息，男子应该精干有力，而不是肥胖虚弱；女属坤，厚德才能载物，应该稍微丰满而不是消瘦。从这方面看，还真有点乾坤颠倒了。肥胖的男性腹内压偏大，男性的生殖器官在体外，若腹内压升高，则会影响生殖器官的血液循环、淋巴循环，可导致局部营养不良而影响精子的正常发育；脂肪细胞有内分泌功能，肥胖男性体内过多的脂肪细胞可以参与机体的内分泌活动，如增高雌激素可打破正常的雌激素与雄激素的平衡而导致不育。

大脑的大多数信息处理在睡眠中进行，内分泌功能在夜间旺盛，免疫系统功能也是在睡眠中进行的。即维持人体内环境的主要系统都是在睡眠中运行的，睡眠是强身祛病的良药。现代人的睡眠特点是睡得晚，睡眠时间不足，睡眠质量偏差。按中医的说法，睡眠是封藏，是肾的功能，封藏不足会导致疾病，妨碍生育，影响寿命。从阴阳互根的角度看，封藏不足必然影响生发，生发包括机体的自我修复和生育功能。吸烟、喝酒等成瘾性习惯也是消耗人体阳气的行为，都能刺激多巴胺的分泌。多巴胺是兴奋性神经递质，机体过多的兴奋会消耗气血，影响孕育的物质基础。人类的气血消耗可分三个部分：社会活动、修复机体、孕育后代。社会活动消耗过多，修复机体和孕育后代的能量就会减少，易生病、折寿及不孕不育。生存压力本来就大的现代人若再吸烟、喝酒无度，不孕不育的发病率必然增高。

我们又发现女性穿高跟鞋对生育影响挺大。我们没有详细探究高跟鞋的起源和流行过程，其在中国的流行只有几十年的时间，但对女性的健康有不良影响，对月经紊乱和不孕有一定"贡献"。穿高跟鞋容易引起骨盆前倾，打破骨盆原有的结构平衡。女性生殖器官处在骨盆中，骨盆前倾会通过改变血管、神经、韧带的正常结构顺序影响生殖器官的位置、姿势、血供及神经支配，不仅影响生育，也是许多妇科疾病的诱发因素。脚跟抬高容易引起腰椎前突，破坏腰骶部骨、骨关节、肌肉、肌腱的结构。不仅影响骨盆的后方结构，也会妨碍泌尿生殖系统的血供和神经支配。尤其对该系统的神经支配影响较大，因为支配生殖系统的神经从腰骶关节间出入，腰骶椎结构改变必然会影响神经支配，成为妇科疾病的潜在诱因。穿高跟鞋走路时更多地调动腿部肌肉（尤其小腿部的肌肉），腰、臀部肌肉运用偏少。腰、臀部肌肉不但起固定骨盆的作用，而且腰、臀部肌肉的运动可以促进盆腔生殖器官的血供。穿高跟鞋是为了追求美，但也是对身体的摧残行为。就对生殖系统的影响而言，穿高跟鞋还不如旧社会的裹脚。裹脚当然是个陋习，但是从运动生理的角度看，裹脚女性用脚不便，行走时需要更多地调动腰、臀肌群。发达的腰、臀肌群有益于生殖器官，可纠正骨盆前倾，甚至有利于生育。我们提倡锻炼时有意用脚跟走路，可以起辅助治疗作用，大家现在就可以试一下。爱美没问题，但是以健康和生育为代价，那就不值得了。

现代年轻人缺乏运动。生命在于运动，生育也在于运动。运动（尤其下肢运动）可以增强生殖器官的血供，有利于淋巴回流、静脉血液回流。另外，运动也是调整情绪最有效的方法，效果甚至优于百忧解。运动可以通过调节免疫 – 神经 – 内分泌网络的途径，改善生殖系统的状态。在我国，老年人运动不少，中青年人普遍运动不足。

污染也是导致不孕不育的重要原因。有研究提出，自然界中雌激素的含量过高，导致全体雄性动物（包括人类）的精子量大幅度下降。除了激素污染，其他包括空气、水、食品中的有害物质也会直接导致不孕不育。在此我们强调一下电磁污染，因为非自然的各种频率的电磁波太多了。虽然关于电磁污染的研究不多，但接触过多的电磁环境会导致不孕不育也是不争的事实。

当然，性传播疾病、生殖道感染、未婚人流等也会直接导致不孕不育，这不仅是医学问题，也是个社会问题。

治疗

对不孕不育的治疗，西医开发了试管婴儿等辅助生殖技术，给不孕不育患者带来了福音，但这些技术也有自身无法克服的缺点。自然的授精过程是很重要的优胜劣汰的筛选过程，与卵子结合的精子必然是最健康的，人工授精丧失了这个机会。怀孕的过程可类比植物的生长发育过程。决定一棵植物生长发育的是两个主要元素：一是种子，二是土壤。二者都正常才可能有种子的破土而出。良好的女性生殖系统是正常卵子生成的主要条件，也是受精卵着床的主要条件，况且胎儿十个月的生长发育仍赖于此环境。所以女性生殖系统的这个环境就显得较精子、卵子、受精卵更重要。多例准备做试管婴儿的女性在我们诊所调理后自然怀孕了。调整好这个"土壤"，使许多人避免了使用试管婴儿等辅助生殖技术，就算仍不能怀孕，还需要做试管婴儿，那也应该先调整一下"土壤"。

提到中医治疗不孕不育，许多人想到了补肾法，古人留下了许多补肾助孕的处方。但我们临床工作发现，当今的不孕不育患者多数不是虚证，不是肾虚，其主要病因病机是气血不畅

导致的瘀堵实证。男性不育患者首先用大柴胡汤调理，再用三
仁汤化裁。大柴胡汤不但能清除消化道的代谢废物，还可以调
节情绪；三仁汤化裁可醒脾化湿，促进气机升降。没有生产、流
产史的女性患者先用大柴胡汤；有流产史和生产史的患者先用大
黄附子细辛汤合桃核承气汤，一清瘀血，二理下焦气机。清理
之后用附子理中汤、小建中汤增强消化道功能，改善子宫、卵
巢的外环境。明显不良情绪引起的不孕不育症，或者伴有明显
焦虑、抑郁倾向的患者，我们运用刘绍武先生的调神汤治之。
除服药外，我们要求患者每天主动运动半小时，快走、慢跑、
跳绳均可，也可以进行拍打腹股沟、小腹及腰骶部的局部被动
运动。我们运用这些方法治疗不孕不育的效果还是很好的。

桃核承气汤化裁方在妇科疾病中的运用

该方在妇科疾病中的运用频率较高。无论顺产还是剖宫
产，均易产生并发症：发热、恶露不净、便秘、乳汁少、急性乳
腺炎、产后抑郁等。除了出血及产道损伤外，我们发现生产过
程还可以引起急性应激反应。疼痛、出血、紧张等都是应激源。
产科大夫有应对生产损伤的方法，但对急性应激反应认识不足。
应激反应与生产损伤叠加是导致生产并发症发生的病理基础，
典型的病理表现是腹内压升高。桃核承气汤化裁方可以快速有
效地降低腹内压，解除应激反应对机体的影响，降低并发症的

发生率，促进产妇恢复。妇科肿瘤手术后容易出现发热、肠梗阻、尿潴留、下肢深静脉血栓、切口不愈合等，该方均可以快速进行治疗。手术后及时服用此方可以大大减少手术并发症的发生。

其他妇科疾病均可按照上述的认识思路和治疗原则进行诊疗。尽管疾病不同，但西医激素的运用是治疗妇科疾病的主要且有效的方法，中医从消化道论治的思路和方法与激素在西医治疗中的地位一样。

预防

除注意个人局部卫生外，以下几条预防措施也很重要：

调畅情志。没有内伤就不会有外感，而不良情志是导致内伤的重要因素，会导致气机紊乱。中医言："怒则气上，喜则气缓，悲则气消，恐则气下。"这些描述的西医解释是，各种不良情志均可以引起神经系统的不同表现及不同程度的紊乱，是外感内伤疾病的基础。临床发现，妇科疾病患者发病前、发病中常伴有不良情绪事件发生。校医院的医务人员都知道，临近考试时前去就医的学生数量较平时增加了数倍，疾病与紧张、疲劳存在正相关。

注意饮食。辛辣肥甘食物可以诱发或加重妇科炎症，是通过影响消化道而改变了生殖系统的外环境而致病的。另外，若有消化道症状应及时治疗，消化道功能下降是妇科疾病的重要诱因。

加强锻炼。现代女性运动偏少，久坐偏多。因重力作用，久坐会使盆腔的静脉血量及组织液量增多，且循环速度下降，导致出现中医所说的水瘀互结的状态，这也是引发妇科炎症的诱因之一。近几年提倡注射抗 HPV 疫苗以治疗宫颈炎症和预防子宫癌，这种做法不是治本之法，如前文所述。锻炼（尤其是下肢运动）可以强壮盆底肌肉群，并可促进盆腔的血液循环及淋巴循环，运动时躯体的振动可以对腹、盆腔器官起到按摩作用，这几个途径都可以改善盆腔的环境。建立良好的局部环境才是防病治病的治本之法。

总之，消化道是女性生殖系统的外环境；诸多妇科疾病都伴有消化道症状；不良情绪刺激除了从内分泌中枢的环节参与妇科疾病外，还通过影响消化系统间接参与妇科疾病的发生；可见消化道从病因病机的各个环节都参与了妇科疾病的进展。因此从消化道入手治疗妇科疾病就应该是我们防治妇科疾病的主要方法：通过活跃消化道，改善生殖器官的外环境，从而增加性激素受体的敏感性；干预中枢神经调控状态，进而影响免疫 – 神经 – 内分泌网络，达到治疗妇科疾病的目的。我们多年的临床实践证实了该方法是快速而有效的。

肿瘤
——机体多环节信息紊乱疾病

2020 年，全球新发癌症病例 1929 万例，全球癌症死亡病例 996 万例。2020 年，中国新发癌症病例 457 万例，中国癌症死亡病例 300 万例，中国新发癌症病例数及死亡数都居全球第一。这些冰冷的数字后面是数百万消失的生命和数百万饱受煎熬的家庭，以及数千亿的国家经济负担，可怕的是在我国这些数字还在逐年增高。虽然全球医学科研人员和医务工作人员倾力研究并发明了许多有关癌症的理论及针对性的治疗措施，但是癌症的治疗现状还是令人失望的。20 世纪 80 年代美国曾提出"肿瘤十年"计划，据统计，目前许多癌症的治疗较 40 年前并没有突破性的进步。一种疾病人类久久不能攻克，可能是这个疾病复杂难治，的确，随着研究的不断深入，人们发现对肿瘤不了解的领域也越来越多了，甚至前几年有人曾绝望地说肿瘤的发生是运气不佳所致；还有一种可能是我们对它的研究思路一直是不正确的。医务工作者对此应该秉持后者，《灵枢·九针十二原》曰："言病不可治者，未得其术也。"

我们学习了国内外肿瘤相关的研究成果，按照中医的基本原理提出了有关肿瘤的新认识。通过近 20 年的临床实践证实，我们对肿瘤的认识可能是正确的，依此认识的治疗方案可以有效地治疗肿瘤，也许肿瘤并不是不可治之病。我们接诊的肿瘤患者大多经历了常规的西医治疗过程，手术、化疗、放疗后仍然不能扼制病情的发展。这些患者经受了肿瘤本身的伤害，而且还要忍受手术、放化疗带来的副作用，同时也担负了很大的心理压力。即便如此，我们的治疗也能减轻患者的痛苦，延长患者的寿命，甚至也治愈了不少患者。疗效说明一切，说明我们对肿瘤的认识可能是正确的、有价值的。

目前肿瘤研究的突出问题

西医把有关肿瘤的研究重点放在了肿瘤细胞上，试图去认识它们的解剖结构，理解它们的生理，进而总结出肿瘤细胞的生物学特性。不仅肿瘤的研究如此，其他大多数疾病的相关研究也是如此。即使研究细微到分子水平，仍然采用这种孤立的、割裂式的研究思路。这种科研方法有一定的优势，也取得了大量的有价值的生物学知识。但同时也有重大的缺憾，而且这个缺憾至今没有引起医学科研界足够的重视。一个基因片段在试管中和在染色体中的性状表达是不一样的，甚至其空间结构也是有差异的。对一个活的细胞而言，其结构维持、功能发挥取决于它的环境，而不是它本身。若只把目光锁定在细胞而丢掉它的环境，那么该细胞的信息会丢掉大半。譬如研究一个承重的水泥柱，用解剖的方法看，水泥、沙子不能承重，钢筋勉强可以承重，很容易误认为水泥柱子的承重功能是由钢筋完成的。其中的钢筋和水泥柱子有一些相似的功能，但是钢筋不能替代水泥柱子。此外还有水在其中的作用，浇铸水泥柱子时水是必不可少的，浇铸完成一段时间后它蒸发了。对于完全不了解此过程的一个人来说，水之于水泥柱子完全没有关系。事实上这个过程中水的黏合起了重要的基础作用，而且事了拂衣去。对于承重水泥柱的结构和功能而言，水、沙子、钢筋都是不可或缺的，而且需要有机有序的结合才能达到。一个简单的无机的人造物件的制造尚且如此，更何况是复杂的生命体呢？生命是经历了亿万年的进化过程而形成的复杂系统，任何一个生命个体都与它的外环境有着紧密的联系，生命体的任何组织都是整体的有机部分，与其他组织在结构和功能上都有着千丝万缕的联系，这是生命复杂性的体现，也正是生命的最重要的特征之一。对生命进行拆分式的医学研究已经持续了不短的时间了，在取得进步的同时也造成了人们对生命认识的偏差。用这样的医学理论指导临床必然会影响疗效。在肿瘤研究中这种做法每天都在进行，大家更关注肿瘤细胞的个体特征，如病理分型、基因分类等，很少有人去研究肿瘤细胞的外环境，更少有人研究肿瘤患者整体的生理、心理状态并以之指导临床工作。简单讲，若把肿瘤看成冰山，那么冰山在水面下的巨大部位都被淹没了，水面下的部分更大、更复杂，看不见的水面下的部分就是肿瘤的支持因素，或是其外环境。目前的部分研究证实：肿瘤的外环境、环境与肿瘤细胞的联系比肿瘤细胞要复杂得多。科研工作有一个规律，大家喜欢或习惯研究各领域相对容易的方向，因为可借鉴的信息较多，更容易出成果。因为困难多、可借鉴的信息不多、研究周期长且前途未卜，故有难度的方向的研究较少，这些有难度的方向就成了所在领域的"孤岛"。当然，孤岛的存在必然会是限制该领域进步的瓶颈。科学史表明，一旦这个孤岛问题得到解决，那么其所在的领域就会有一次飞跃式的进步。有关肿瘤的环境问题就相当于肿瘤研究的孤岛，这个问题不解决，人类对肿瘤的认识就是残缺不全的，不足以指导有效的治疗。

肿瘤细胞的解剖特点及生物学行为是肿瘤细胞与外环境共同作用决定的。有了这种认识，再加上国际上研究肿瘤细胞本身的团队太多，我们就更应该把注意力放在肿瘤细胞的环境上，这才有可能对肿瘤有比较全面的认识，治愈肿瘤才有可能实现。细胞的外环境包括组织液、细胞间结缔组织、毛细血管、神经纤维等。目前关于肿瘤外环境的研究大多集中在肿瘤组织的血液循环系统，例如血管生长因子等，其他的相关研究很少。

众所周知，免疫系统是肿瘤发生的最后一道防线，组织液是肿瘤细胞的直接环境，是机体免疫功能发挥作用的场所，它的状态可以影响免疫系统对肿瘤细胞的作用。但目前对肿瘤组织液这个环境的研究还是空白。免疫疗法是近些年推出的治疗肿瘤的新方法，各种免疫疗法均是通过从不同途径增加患者机体的某些免疫功能，进而达到消灭肿瘤细胞的目的。但有几个问题，其一，肿瘤患者的免疫功能是否真的低下？因为肿瘤细胞可以发生免疫逃逸，肿瘤细胞的组织液循环障碍可以降低免疫系统对肿瘤细胞的杀伤。从目前的研究资料看，并没有直接的证据可证实肿瘤患者的免疫功能下降，更多的表现是：与激增的肿瘤细胞相比，免疫系统功能显得相对不足。其二，人为手段能否使免疫系统达到抑制和杀死肿瘤细胞的水平，以及能否维持足够长的有效时间？其三，人为增强某些免疫系统的功能对整体免疫系统有没有风险？这个风险对机体的影响又是如何？仔细梳理后发现免疫疗法的许多相关基础研究并没有完成就投产运用于临床了。临床观察发现，免疫疗法并没有达到预期的疗效，未达到预期疗效也就意味着这个疗法存着未知的风险。

恶性肿瘤和良性肿瘤的区别是有无转移能力，发生转移正是恶性肿瘤的恶性所在。肿瘤细胞的转移受细胞间结缔组织的影响。除了肿瘤细胞本身的特征外，其外周结缔组织正常与否在很大程度上决定了其是否容易发生脱落并转移。细胞外结缔组织并不仅是细胞间的连接物，它还能直接和细胞内的骨架结构发生连接，该组织也可以看作细胞内骨架结构的一部分。发现肿瘤细胞外结缔组织在肿瘤转移中的作用并进行有效干预，可能是恶性肿瘤良性化领域有前途的研究方向。

信息角度下的肿瘤发病机制

神经纤维分布到机体的所有器官和组织间隙，与每个细胞产生联系，把脑和脊髓的兴奋传递给每个细胞，又把各个细胞的信息传递给脑和脊髓。大多以生物电的形式进行上下的信息传递，形成了细胞与中枢神经间信息调控的闭环系统。这个闭环系统参与了细胞的发生、发育、增殖过程，是维持细胞结构最主要的生理基础，是细胞重要的外环境，当然也是细胞功能的主要调控因素。这个系统中医称为"气"，它的功能就是中医"气"的功能。一旦这个系统从中枢到感受器、效应器的任何环节出现问题，不仅会影响细胞的功能，更能影响细胞的结构，进而产生不同的病理变化。换言之，无论这个系统正常与否，其都参与了所有疾病的发生发展过程，在很大程度上决定了疾病的转归。它在疾病中的价值被西医所忽略，而被中医所重视。任何疾病都可以由此入手来认识，并由此着手干预。若把结构、能量、信息看作生命的三要素，那么目前西医重视结构和部分能量，而把信息给忽视了。信息、能量恰是生命的主要基础，是维持结构的基本条件。在研究肿瘤的病因时，发现物理、化学、生物的损伤是导致肿瘤发生的主要病因。乙肝病毒可引发肝癌，香烟中的有害物质直接损伤肺部组织可引发肺癌，高温饮食直接烫伤食管组织可引发食管癌，大部分肿瘤的发生都有明确的组织损伤过程。反复损伤，细胞反复增殖就加大了基因突变的概率，于是肿瘤就可能发生。大家都把目光集中在细胞的损伤及细胞增殖过程中基因突变的风险上，但我们发现似乎漏掉了一个重要的研究对象——细胞的调控环节，即神经末梢及相关的感受器和效应器。外界损伤因素在破坏细胞的同时也破坏了这个调控系统，而这个系统的破坏会影响细胞信息的上传下达（尤其是在增殖分裂的敏感期），这可能是基因突变等失控行为的关键因素。研究发现，慢性炎症的组织中就伴随有神经末梢的损伤。无论是有机生命体还是无机人工产品，若其信息系统出现障碍，即使结构正常，也不能发挥其应有的作用。

另外，无论在结构的维持还是功能的发挥中，活的细胞的一个重要基础就是电活动。只是由于技术的障碍或认识的偏差，使得生物电在医学研究中仍不占主导地位，在浩如烟海的医学论文中只是或隐或现地少量出现。如果随着相关技术的进步及研究者更多地关注生物电领域，人们开始从这个视角看待生命，那么展示在大家面前的生命图像就会与生命的结构图像大不一样。学术界自然地会重视神经系统在生命和疾病中的价值，因为神经系统多以电活动的形式运作，在这个新的生命图像中，它必然居于显著的位置。

30 年前的研究资料表明，80％以上肿瘤患者的生命中有较大的情感事件刺激。近些年的研究也认为，大多数肿瘤的发生与心理和情绪有直接或间接的联系。我们在临床工作中发现，大多数的成年肿瘤患者都经历过较大的心理创伤或者有长期的不良情绪存在，因此就有人把肿瘤看成心因性疾病或心身相关疾病。近年有研究证实，任何区域的大脑功能都是全脑的功能。不良情绪不仅影响了大脑的情绪调控中枢，表现出一系列的心理异常状态，而且会影响全部大脑，引起整个大脑的功能紊乱，当然也会通过大脑对其他组织器官的信息调控而影响机体的每一个细胞。在这个基础上，若有某局部的反复损伤，那么该局部组织器官发生肿瘤的概率就会大大增加。不良情绪刺激引发肿瘤的机理，目前多从应激反应的角度探讨。应激反应是生命长期进化过程中形成的机体自我保护机制，是生命维持及繁衍不可或缺的生理机制。但过激的应激反应或长期存在的慢性应激反应又是许多重大疾病发生的原因，它参与了包括肿瘤在内的许多重大疾病的发生。各类应激源导致了交感－肾上腺髓质系统过度兴奋，打破了交感与副交感神经的动态平衡，可以直接影响脏腑器官的结构功能；影响多种内分泌激素的浓度及生物学效应；降低免疫系统的功能。这些改变直接参与了肿瘤的发生和维持。

我们发现应激反应可以从神经、血液循环等环节迅速影响消化系统的结构和功能，而且消化系统是应激反应中恢复最晚的系统。因应激反应导致的消化道长期功能异常可通过多个途径维持和加重应激导致的机体紊乱，间接导致肿瘤的发生。消化道有独立的神经系统，其神经细胞的数量甚至多于大脑，消化系统还与大脑的多个机制有紧密的联系。消化道功能紊乱可以通过与大脑的紧密联系而影响大脑功能。消化道的免疫功能占机体免疫功能的 80％，消化道功能紊乱可以通过降低整体免疫功能参与肿瘤的发生。消化道是机体组织液循环的重要动力，若动力不足则整个机体的组织液循环下降，而细胞的直接外环境被破坏也会导致肿瘤发生。我们还发现应激可通过消化道紊乱引起腹内压升高，腹内压升高可以直接影响腹、盆腔组织器官的结构、功能，可能参与腹、盆腔组织器官肿瘤的发生。腹内压升高可以通过膈肌上移、膈肌传递两个途径引起胸内压增高，可能参与呼吸系统肿瘤的发生。另外，胸内压除了直接影响心、肺等重要器官外，还可以通过淋巴循环、血液循环影响全身所有器官。腹内压升高和胸内压增高可以影响大脑、脊髓的淋巴循环和血液循环，为脑部及头面部肿瘤的发生提供条件。因此，应激导致的消化道功能紊乱可以引起腹内压、胸内压、颅内压增高，所在部位器官外部压力变化参与了包括肿瘤在内的许多疾病的发生。近年来的研究证实，压力可以直接作用于基因，从而影响基因表达。孙秉严老中医是中医界治疗肿瘤非常出名的临床大家，他善用温下法治疗肿瘤，并取得了可观的疗效。虽然温下法作用于消化道，但他不仅用此法治疗消化系统的肿瘤，还广泛将其用于其他组织器官肿瘤的治疗。他的临床工作也佐证了我们的观点：消化道在肿瘤发生中的价值巨大，应该深入研究。

连接中枢与组织细胞的是广泛分布的外周神经，中枢与组织之间上传下达的信息传递是通过传入、传出神经实现的。支配脏腑的自主神经除通过十二对脑神经传递外，大多从脊髓发出。从脊髓出入的神经干易受脊椎空间结构的影响，不良的脊椎形态会卡压这些出入的神经干，影响所支配脏腑的自主神经的信息出入，也会参与肿瘤的发生。我们发现肺脏肿瘤患者颈、胸椎关节的立体结构有一定变化，伴随局部有压痛点，局部皮下多有不同形状的条索状物、结节，甚至可出现异常感觉。我们曾接诊过一例同时患肺癌和食管癌的患者，其胸椎有明显变形，且有压痛点。两个不同系统的器官同时发生肿瘤说明一定有共同的发生基础。我们认为二者受共同或有密切联系的自主神经支配，而出入该部位的自主神经受卡压会影响两个器官与中枢的信息交流，从而导致肿瘤的发生。我们在临床中发现，食管、肺部肿瘤患者多数有颈、胸椎空间结构的改变；消化系统肿瘤多伴有胸椎或腰椎空间结构的改变；而生殖、泌尿、结肠等部位发生肿瘤的患者多有腰痛史或明显的腰骶椎受伤史。中医认为同一区域的脏器虽然解剖结构和功能差别大，但气血的出入是统一的，故在诊断和治疗上可以异病同治，这也证实了我们的看法。

至此，从感受器→传入神经→神经中枢→传出神经→效应器这个闭环式的新的肿瘤病理模型就描述出来了。这个系统的三个环节功能异常是肿瘤发生的潜在机制，这个系统的障碍是先于肿瘤组织发生的，且是肿瘤组织形成后仍然持续存在的，是肿瘤发生发展的真正基础。

我们在 2005 年依照此原理治愈过一例小细胞肺癌患者，其为 68 岁的女性患者，2005 年 4 月查出肺癌，经纤维支气管镜取组织病理诊断为小细胞肺癌，直径大约 4 厘米，位于右肺动脉附近。不能行手术治疗，遂进行了放化疗。但因患者身体状态较差，大约只用了常规剂量的 1/4，此后全程用中医治疗。化疗结束后曾用大承气汤 1 剂，平时以李可先生的破格救心汤合小青龙汤化裁治之，间或用桂附地黄汤。历时 3 年，2008 年 CT 检查示肿瘤消失，2015 年 1 月老人因心肌梗死去世。除了用药外，患者在 3 年时间里还坚持每天艾灸中脘、关元、肺俞、膏肓、足三里等穴位；全程运用数种心理疗法对患者进行了心理疏导。该患者平素情绪不稳定，容易激动，中年又遭遇丧子之痛；由于工作习惯不良，颈椎、胸椎均有严重的侧弯；发病前入住新装修的房间两年。该患者符合了肿瘤发生的全部条件：有不良情绪刺激引起的大脑功能紊乱；有传入、传出神经卡压引起的信息上传下达的障碍；有装修污染引起的肺部组织局部的损害。我们用心理疏导的方式改善大脑状态，用针灸治疗缓解神经卡压，用中药治疗肺部局部的损害，三管齐下，收到了治愈的效果。在这个成功案例的治疗过程中，中药、针灸、心理三种治疗方法全部运用，治愈的效果是三个因素共同完成的。

肿瘤的中西医治疗现状

目前国际流行的手术、放化疗治法针对的是成形的肿瘤组织，对形成肿瘤的基础原因——神经调控的各环节失调并没有干预。相反，手术、放化疗的毒副作用给病人带来的不适，以及患者对肿瘤的恐惧可能成为新的不良情绪刺激，从而引起大脑的调控紊乱。这也许是有些患者疗效不理想及病情恶化的原因。

中医治疗肿瘤以扶正祛邪为主，祛邪药是指中药的抗肿瘤药，如重楼、白花蛇舌草、蛇莓、守宫、蟾蜍、斑蝥、黄药子等。其理论依据是因毒致癌，可以用清热解毒、以毒攻毒法治疗肿瘤。但这个方法的理论依据不可靠，是从中医治痈、疮疡沿袭而来的，至今致癌的为何毒也没有明确定论。遣方用药也是按中医治疗痈疡的处方原则，大多是清热解毒药和攻毒药的罗列。从实践上看，这种治法没有确凿的疗效，而且据观察，此类清热解毒药、以毒攻毒药有伤脾碍胃的副作用，会影响患者的食欲，严重的会导致肝、肾损害。扶正药多指黄芪、人参、党参、地黄等补益药。肿瘤患者"正虚"是什么表现……有想当然的成分，所以真实的疗效也不确切。

我们的治疗原则

对肿瘤的认识，借鉴西医的相关研究是必须的，但必须要用中医的基本原理去认识。不然得到的理论就是不中不西的怪胎，并没有多大的实用价值，于中医无益，于对肿瘤的认识和治疗也无益。《黄帝内经》强调："主明则下安，主不明则十二官危。""主"指的是神明，也即大脑功能，大脑功能正常是其他脏腑器官正常的保证，若大脑功能异常则必累及其他脏器，这个观点在肿瘤的发生中体现得很明显了。在防治疾病上主张："恬淡虚无，真气从之，精神内守，病安从来？"所以治"神"是中医防癌治癌的首要任务。无论针灸、药物还是心理治疗，都应先调整患者的情绪状态。我们也曾接诊过一例卵巢癌晚期的患者，手术打开腹腔后发现病灶已广泛转移，没有做任何处理就缝合创口了，并告知患者病灶已切除。后来也没有进行任何中西医治疗，也没有查体，但这位患者又活了20多年。这个肿瘤晚期患者并没有做任何治疗，只是大夫给了她良性的心理暗示："手术已切除了病灶。"这让她有了良性的自我暗示及放松的心态，正是这种良好的大脑状态治愈了晚期肿瘤。这种类似的自愈病案比例虽然不多，但确实存在。若探讨治愈的机理，最有可能的解释是良好的心理状态的治疗作用，这个机制应该进行深入研究。近些年我们接诊的大约一半患者是肿瘤患者，均按照上述思路进行综合治疗。

第一，鼓励患者接受各种方式的心理干预；用中药干预失衡的自主神经系统，阳证用大小柴胡汤、柴胡加龙骨牡蛎汤或刘绍武先生的调神汤；阴证用麻黄附子细辛汤、四逆汤或茯苓四逆汤。

第二，用整脊、针灸等方法治疗脊柱相关的卡压症状，中药常用麻黄附子细辛汤合五苓散加葛根治疗。

第三，局部治疗依照六经辨证方法辨证施治，肺系肿瘤常用小青龙汤化裁；消化系统肿瘤多用附子理中汤或黄芪建中汤化裁；泌尿系统肿瘤多用桂附地黄汤或五苓散、猪苓汤化裁……方中基本不用所谓的清热解毒药和以毒攻毒药。另外，治疗肿瘤时汗、吐、下法也多有运用。李可先生曾讲过汗、吐、下是真正的治病法，汗法不仅可退热降温，吐、下也不仅是排出痰饮宿食等病理产物，更重要的是这三法都是调整气机的方法，都可以打破疾病的神经支持状态，是治本之法。包括肿瘤在内的许多疾病在治疗过程中经这三法治疗后都有较大的进步。

第四，提前干预。从目前的治疗效果看，一旦机体发生肿瘤，任何治疗手段都是低效的，治疗起来困难都很大。肿瘤不是一朝一夕生成的，有很长的潜伏期，正如罗马不是一天建成的，许多肿瘤有长达二三十年的酝酿期。临床上确实发现有的患者会在短时间内肿瘤暴发，甚至转移。但肿瘤的发生基础，却不是在短时间内形成的。无论肿瘤发生速度是快还是慢，形成肿瘤的环境已存在了不短的时间，机体也做了最大的努力进行自我防御。肿瘤发生前有很长的潜伏期，机体中存在肿瘤发生机制，也存在着肿瘤抑制机制。若发生机制占优势，则机体迟早会发生肿瘤；若抑制机制占主导，那么可能此生都不会患肿瘤。也就是说，两种机制的此消彼长决定了机体是否罹患肿瘤。目前定义是否为晚期的主要依据是是否发生了转移，但依上述观点，若机体发现了肿瘤，就是整个肿瘤病理过程的晚期。事实上，我们目前的治疗对象无论有无转移，都是肿瘤晚期患者。局部的肿瘤不是局部的疾病，而是整体疾病的局部表现。肿瘤的生成是一个漫长的过程，有很长的潜伏期，有了这个认识就应早发现早治疗；治疗的靶点不仅是肿瘤组织，而是全身。目前肿瘤的发现多依赖于西医检查，再高级的影像检查也查不出体积较小的肿瘤组织，血液中的肿瘤标志物异常时，机体的肿瘤负荷已达到了一定程度。临床检测手段发现肿瘤时，机体的肿瘤生成机制已经胜于抑制机制，事实上已经启动了肿瘤发生的病理过程。

我们发现肿瘤患者在诊断出肿瘤前机体已经有了许多明显的变化，只是患者和大夫不在意而已。有些体征和症状已经很明显了，且持续存在了较长时间。医、患均有很多机会通过较少的干预就可以阻止肿瘤的发生，只是需要我们理解肿瘤完整的发病过程，在可治可控的时间段主动治疗。

结节、息肉与肿瘤

查体发现，中国 40 岁以上人群各种结节、息肉、囊肿的发生率达 90％以上。结节多出现在甲状腺、乳腺、肺、子宫等器官，息肉多出现在胃、胆囊、肠道，囊肿多出现在肝、肾、卵巢。这些异常的增生组织有很大一部分会在不久的将来发展成各种类型的肿瘤；已发现的肿瘤患者多有其他组织器官不同程度的异常增生组织，这些异常的增生与肿瘤高度相关。异常增生可能渐变为肿瘤，或者与肿瘤相伴而生。因此可以认为导致异常增生的原因就是肿瘤发生的原因或近似原因。目前西医治疗的方法是有肿瘤风险的就切除，再就是定期复查，等超过一定大小再切除，切除的息肉或结节多会在短时间内再次出现。手术的方法很被动，因为没有消除病因，旋切旋生的局面普遍存在。除了给患者带来机体的痛苦外，还造成了心理恐慌。

20 年前我们发现有些女性的甲状腺结节、乳腺增生（结节）、子宫肌瘤（息肉）、卵巢囊肿往往同时发生或先后发生，我们认为这与内分泌有关。后来我们又关注到，这些内分泌异常增生的患者胃息肉、肠息肉、胆囊息肉多相伴出现。我们认为这些内分泌器官的异常与消化道有关。后来我们观察到，一些患者同时患有甲状腺结节、乳腺结节、肺结节，又有胃肠息肉、子宫肌瘤，还有肝囊肿及颈动脉硬化等，用上述的内分泌和消化道的相关认识就无法解释了。目前我们认为，这些异常增生之间是并列关系，少有因果关系，有共同的基础。

这些异常增生的患者无一例外都有不良情绪，或遭遇过一次较大的精神刺激，或承担着长期的心理压力。除异常增生外，多有不同程度的精神、神经功能紊乱，如睡眠障碍、易怒、焦虑、抑郁等。来自身体或心理的不良刺激可引起中枢的功能紊乱，而以神经系统为主导的机体信息调控紊乱才是异常增生乃至于肿瘤发生的真正潜在原因。前文已述，机体的信息调控系统通过感受器采集信息，由传入神经传入信息，经中枢整合信息后，通过传出神经传出指令，到达效应器而发挥作用。机体的信息调控着系统，不但调控生命的社会活动，还调控着组织器官的功能，更是组织器官发生、发育、结构维持的基础。这正是中医的核心原理，也是目前西医所忽视的。

肿瘤发生的原因

不良生活习惯

吸烟可以导致肺癌，与肝癌、胃癌等也有相关性。饮酒易诱发肝癌，高度白酒及热汤、热茶可诱发食管癌，嚼食槟榔可引起口腔癌……饮食过度引起的肥胖与多种肿瘤有相关性，缺乏运动及熬夜等也参与了肿瘤的发生。

环境污染

饮食中的农药、化肥，饮用水中的重金属污染，以及空气污染、电磁污染等可以直接损伤细胞，诱发肿瘤。

微生物感染

乙肝病毒导致肝硬化，肝硬化是肝癌的前奏；肺结核久治不愈易演变成肺癌；HPV 病毒可以诱发宫颈癌……

不良情绪

组织异常增生及肿瘤患者均有一定程度的不良情绪存在，我们认为这个因素不是诱因，其应该是所有肿瘤发生的基础条件。

需要我们重视的是，不良生活习惯、环境污染、微生物感染在引发肿瘤的机制中绝不仅仅是细胞损害，关键是同时也破坏了机体的信息调控系统，这个调控系统的破坏在肿瘤生成、发展的过程中起了主导作用。无论物理、化学还是生物损伤因素，破坏组织细胞后均可引起过度增殖，这增加了突变风险，可参与肿瘤的形成。同时这些损伤还破坏了组织细胞的神经末梢及相关感受器、效应器，影响了该组织信息的上传下达。农药、化肥等污染物中的成分，有的类似机体中的信息因子，外源的输入会直接参与机体的信息传递过程，破坏正常的信息交流。若从信息紊乱的角度认识肿瘤，则我们对肿瘤发生的病因病机就会有更全面而深入的认识，那么基于这个原理的预防和治疗可能比目前仅着眼于局部结构的各种疗法更有效。

肿瘤的预防和提前治疗应该是防治肿瘤更有效的手段。西医检查的结节和息肉等异常增生比肿瘤的发生要早，此时干预可以在很大程度上降低肿瘤的发生率，有效延缓肿瘤的发生。异常增生不仅可以发展为肿瘤，同时也是机体信息调控紊乱的体现，而信息调控紊乱是肿瘤发生的基础。西医检查出异常增生之前机体肿瘤的发生机制其实已经活跃了。机体会出现明显的体征和症状，这些症状或体征持续存在或有加重的倾向，患者和大夫就应该对此有足够重视。孙秉严老先生发现肿瘤患者多有甲印减少或消失，出现舌印、腮印；体表出现圆形白斑（尤其在躯干部位）；腹部触诊多有硬块，且患者局部有压痛。同样有上述体征的人群，以后发生肿瘤的比例极高。

可以借用心理学的情绪调查量表来评价人群的不良情绪指数，并将其作为肿瘤诊断的重要指标。若认识到肿瘤是个病程较长的疾病，有较长的潜伏期或酝酿期，是一个整体病的局部表现，那么发现更多有价值的体征和症状也就不是难事。基于此原理的中医肿瘤诊断、治疗设备就有可能发明出来，这样一来完整的中医肿瘤诊疗体系就有可能打造起来，中国人的肿瘤防治能力就会有较大飞跃。

预防

除了纠正不良生活习惯、远离环境污染等外，我们更强调以下两个方面。

调节情绪

无论是肿瘤患者还是有肿瘤发病可能的人群，都必须重视不良情绪的作用，在肿瘤治疗和预防的过程中，必须始终干预，这个疗法比手术、放化疗还要重要。可以寻求心理咨询师的帮助，可以通过药物干预情绪，可以通过自我学习以改善不良情绪。

运动

和 40 年前中国人步行、骑自行车上班的时代相比，我国当代人的运动量大大减少。《吕氏春秋》有言："流水不腐，户枢不蠹，动也。"形气亦然，形不动则精不流，精不流则气郁。流动是自然界重要的规律，于有机生命更是如此。于人体而言，肢体缺乏运动则血液循环与淋巴循环功能下降，可以导致组织器官形成水湿、痰饮、瘀血的病理状态，这些病理产物会妨碍营养及氧气的输入，并使得代谢废物排出不畅。更重要的是，这些病理产物会妨碍细胞内外的信息交流。气郁、精不流行的环境是一切疾病发生的基础，当然也是肿瘤的发病基础。运动可促进机体的血液循环及淋巴循环，促进代谢废物的排出，有效地改善组织器官的外环境。运动可以增强机体的免疫功能；运动又是调节情绪的最佳方式，其作用优于多数精神类药物。

　　缺乏运动则机体的肌肉量减少，关节的固定能力下降，加上不良的坐姿、站姿，极易导致机体关节结构变形，尤其是脊柱的变形。脊柱立体结构的改变会影响支配脏腑的神经干，神经干会受到卡压，直接影响相关脏腑的信息出入。如上文所述，信息出入的环节也参与了肿瘤的发生。缺乏运动会在感受器及效应器、传入及传出神经、中枢三个层面影响组织器官的信息交流。同样，适当的运动也会在这三个环节对机体有积极的影响。因此，运动对肿瘤患者而言不仅是预防了，简直是治疗。

　　总之，有效的治疗建立在对肿瘤正确认识的基础上，我们认为不是出现了实质性占位才代表着肿瘤的发生，肿瘤的发生是一个漫长的过程。机体已给了我们足够多的提醒，给了我们足够多的防治机会和足够充足的防治时间。我们需要改变的是对肿瘤片段、局部的局限认识，把肿瘤看成一个发展缓慢的慢性病，一个局部表现的全身性疾病，一个以信息紊乱为基础病因的躯体病，那么具体有效的防治手段自然就能发明出来，而不是"渴而穿井，斗而铸锥"式的慌乱应对。这样一来，肿瘤在患者心目中也不是那么恐怖的不治之症了。

代谢综合征的中医防治
——胰岛素抵抗仅是诸多抵抗之一

　　糖尿病最早属于内分泌疾病，随着研究的深入，现在认为1型糖尿病是自身免疫病，2型糖尿病属于代谢类疾病。2型糖尿病不是孤立存在的疾病，它与肥胖、高脂血症、高尿酸血症、高血压等往往先后或相伴出现在同一个体身上。因为发病原因和发病机制相同或相近，因此对机体的影响相似，而且都是心脑血管疾病发生的重要基础。因此国际医学界把这类代谢异常疾病统称为代谢综合征，目前认为代谢综合征的中心环节是胰岛素抵抗。其他几个疾病都与肥胖相关。通过我们的研究及临床实践发现，肥胖症是其他代谢异常疾病的始动环节，它可引起胰岛素抵抗，故研究代谢综合征应先从肥胖症入手。

肥胖症

　　肥胖是一种体内脂肪过度蓄积及体重指数超过正常的慢性代谢性疾病，与遗传因素有关，但是环境因素起关键作用。肥胖是引起高血压、糖尿病、心脑血管疾病、肿瘤等重大慢性疾病的危险因素，并始终参与了这些疾病的发病过程。肥胖的患病人数极多，而且发病率逐年升高。WHO已明确认定肥胖症是全球最大的慢性病。我国是全世界肥胖发生率升高速度较快的国家之一。

病因病机

（1）遗传因素

肥胖与种族的易患性、肥胖基因和肥胖相关基因变异有关，但是这些相关基因只是肥胖发生的可能因素。虽然相关肥胖基因研究一直是比较活跃的研究方向，但我们认为基因若要发生肥胖相关的性状表达，必须有环境因素的参与才能实现。流行病学调查及临床观察的结果均显示：短短几十年间，人类的基因不会有太大改变，发生巨大变化的是饮食习惯。从基因的角度研究生命和疾病肯定是一个重要技术，但是从治疗的角度看，基因疗法尚遥遥无期，而且其安全性也需要打个问号。

（2）能量摄入过多

现代大多数人群的体力劳动和体育锻炼较以往少很多，相对于减少的能量消耗，我们的摄入量明显增加了。摄入大于消耗，多余的能量就会以脂肪的形式蓄存而发生肥胖。伴随着摄入量的增加，我们的饮食结构也发生了巨大变化，我们的食物中糖、脂肪、蛋白质的比例大幅度加大。一方面增高的能量密度可直接引起肥胖，另一方面这些高能量密度的口感香甜的食物又能增强人们的食欲，导致摄入过多。

（3）体力活动过少

随着科技的发展，体力劳作的人群日益减少，人们从事的更多是伏案工作。上下班多以车代步，体力消耗较40年前大幅度下降。由于学习、工作的压力增大，人们减少了必要的运动，尤其青少年、中年人的体育运动大幅度减少。能量消耗减少、摄入增多，导致了肥胖的发生，已肥胖的人群更懒于运动则会维持和加重肥胖。

（4）心理因素

笔者20年前曾做过肥胖相关课题的研究，需要制造肥胖大鼠的病理模型，采用高糖、高脂饲料足量投放的方式喂养大鼠。事实证明，这种喂养方式最多能造出1/3的肥胖大鼠。饮食是造成肥胖的主要原因，但不是唯一原因。除遗传的易感性、缺少体力消耗外，心理因素在肥胖的发生发展中也起了重要作用。现代人的心理负荷较以往大大增加，而神经、精神方面的任何异常改变均可通过心理应激、精神感觉和运动功能的改变促进食欲，导致肥胖。一旦肥胖发生，又可增加患者的心理负担，形成肥胖维持和发展的恶性循环。流行病学调查肥胖患者在肥胖发生前多有不同程度的心理异常状态，而肥胖发生后必有心理压力的增大和神经、精神的异常表现。

其他诸如环境污染、熬夜、不安全的食物等也可能参与肥胖的发生。肥胖发生后患病机体发生的改变涉及全身各个系统，从组织器官到细胞再到分子水平都有广泛而复杂的变化。这些改变是肥胖相关疾病、相伴疾病的主要病理基础，在此不再赘述。

通过我们中西医的学习及中医临床实践，我们发现了一直被医学界所忽略的肥胖的两个重要病理机制。

（1）脾胃功能下降

肥胖的发生发展伴随着中医概念的脾胃功能下降，也可以认为脾胃功能下降早于肥胖的发生，或者说脾胃功能的下降导致了肥胖的发生。我们临床观察发现，肥胖患者都有消化道不正常的症状和体征。舌体多胖大，舌苔偏腻，大便次数多且不成形，或有便秘，脉象濡弱，大多数食欲过旺，部分有食欲不振……从病因病机的角度看，食量过大或高糖、高脂、高蛋白的食谱会加重消化系统的负担，增大的饮食负担会影响脾胃功能甚至破坏消化系统的结构。随着研究的深入，这方面的证据越来越多。正如《黄帝内经》所言："生病起于过用。"在体力活动和体育锻炼正常的情况下，可以促进消化系统的功能，增加肠道蠕动。普通人都有这方面体验，体力活动和体育运动减少不但会导致肥胖，也会通过减少对脾胃的良性刺激而影响它的正常功能。研究证实，消化系统是应激反应时受影响最早的系统，也是恢复最慢的系统。焦虑、紧张等不良情绪可以影响消化道的功能，促进肥胖的发生。

总之，导致肥胖的病因也同时导致消化系统功能下降，消化系统的改变甚至先于肥胖的发生。因此，我们对肥胖的治疗以消化道为靶点，以温通、温补的方法改善消化道功能而达到减肥目的，临床证明这种治法是安全有效的。目前大多数西药中的减肥药均有不同程度的不良反应，许多药品相继被禁止使用。前些年流行的降脂减肥中药大多含有芦荟、大黄、决明子等，这类药物有通便作用，都含有大黄蒽醌。这类降脂减肥药通过促进排便以达到减肥目的，用药时排便增加，有减肥作用，停药则无效，而且可以引起患者腹痛，长期服用易导致"肠黑变"。按照中医的辨证用药原则，此类中药性味多属寒凉，是治实证的，而肥胖患者多是脾胃虚损的虚证，用此类药物减肥是犯了以实治虚的错误，毕竟中医有言"肥者多气虚"。

（2）抵抗的不只是胰岛素

肥胖患者有一个基础性的特征是脂肪的异位储积，异位脂肪可储积在皮下、肌肉、网膜、肠系膜，以及肝脏、脾脏、胰腺等内脏器官。大多数研究集中在脂肪与各种激素、神经体液因子的相互作用机制及对机体的影响方面，忽视了脂肪储积的物理作用。

分布于网膜、肠系膜及腹腔器官周围过多的脂肪以占位的方式增大腹内压，增大的腹内压可以影响腹、盆腔的所有器官，增大的腹内压可以通过膈肌上移压缩胸腔容积而增大胸内压，也可以通过膈肌传递压力而增大胸内压。胸内压增大可以直接影响心肺，尤其影响肺的吸气和心脏的舒张过程。也可以通过影响中心静脉压而影响全身的静脉回流，进而对其他所有组织器官产生作用。更为突出的是，增加的胸内压可以通过影响脑的静脉和淋巴回流增加颅内压，颅内压增高可参与脑血管意外、脑部肿瘤等严重疾病的发生。增大的腹内压、胸内压、颅内压可以影响组织器官的血液循环和淋巴循环，不但会导致组织缺血缺氧，还能妨碍借助血液循环和淋巴循环进行的信息传递。

组织器官的细胞除了受腹内压、胸内压、颅内压的外部压力以外，还会因脂肪在细胞间的储积而导致器官内的压力增大，毕竟器官的包膜伸张是有限度的，因此组织器官的细胞会受到双重压力的影响。细胞外周增大的压力及脂肪储积引起的物质交换距离的增大，这两方面都会影响组织细胞内外的信息传递。

信息传递障碍可导致细胞对外界调控信息的敏感性下降，这是胰岛素抵抗受体前障碍的重要因素。依此观点，肥胖的机体内抵抗的绝对不只是胰岛素，还有肾上腺素、甲状腺素等所有的激素、神经体液因子。胰岛素抵抗只是我们发现的诸多抵抗之一。

另外，肥胖机体的各层面压力增大会直接影响细胞受体的结构和功能。我们熟悉细胞的各种类型的化学信号，如激素、细胞因子、神经递质及其受体等，以及细胞内的传导过程，却长期忽视了物理信号的相关研究。声、光、温度和机械刺激等物理因素也是细胞受到的最基本刺激，对这些物理刺激的应答是所有生物的基本功能之一，细胞受到的机械力包括摩擦力、压力、牵拉力、重力等。近年来的研究证明，机械刺激能激活细胞内的多条信息传导通路，这些通路与化学刺激激活的信号通路是一样的，能通过各级传递最终调节基因表达，进而产生生物效应。适当的机械刺激是细胞生长、分化及结构功能维护的重要条件，但过度的机械刺激可对细胞造成损害。肥胖患者在细胞层面的过度压力刺激会影响细胞各种受体的结构和敏感性，参与了受体阶段的各种"抵抗"。

肥胖导致机体各层面压力增大是肥胖致病的重要机制。这个观点可以合理解释胰岛素抵抗，并提出了此刻的机体会发生诸多"抵抗"，也能很好地解释肥胖症的相伴症及并发症。压力参与了从胰岛素到胰岛素受体后的环节，是胰岛素抵抗不可忽视的基本病理机制。压力增大影响血压调节激素的运输及相关受体的结构和功能，可参与高血压的发生。压力可通过影响胸内压及血管调节激素和受体等方面而参与冠心病的发生。还可通过增大颅内压及血管调节激素和受体等导致脑血管意外的发生。如前文所述，肿瘤的发生是机体信息传递紊乱造成的，肥胖不仅可以通过化学信号参与肿瘤患者的信息紊乱，亦可以通过压力增加信息传递的障碍而参与肿瘤的发生。同样的道理，这可以很好地解释肥胖的其他并发症，如胆石症、胰腺炎、脂肪肝、阻塞性睡眠呼吸暂停综合征、高尿酸血症、性腺功能减退、骨关节病等。

我们并不否认化学信号紊乱在肥胖症及相关疾病中的作用，只是想强调被大家所忽视的异常机械刺激（如压力增大）在其中的重要作用，其价值和化学信息紊乱同样重要。在对肥胖症的认识中，我们发现脾胃功能下降是肥胖发生和维持的基础，从整体到组织器官、细胞、分子等各层面的压力增大是肥胖的重要特征，是导致包括胰岛素抵抗在内的众多抵抗的原因，是肥胖诸多相伴疾病、相关疾病发生和维持的重要机制。

预防与治疗

根据上述认识，对肥胖的预防和治疗我们多运用健脾化湿法，常用方剂是化裁三仁汤、附子理中汤、真武汤等。多年的临床实践证明这种方法治疗肥胖是有效且疗效持久而安全的。当然，除了药物治疗以外，预防和治疗肥胖更应该要求患者配合，做到"管住嘴，迈开腿"，这比服用药物更重要。

糖尿病
——组织器官的营养不良

糖尿病是常见病、多发病，是严重威胁人类健康的世界性公共卫生问题。目前世界范围内，糖尿病的患病率和发病率急剧上升，预计到2040年全球糖尿病患者总人数将达到6.42亿。近30年来，随着我国经济的高速发展，生活方式的西化，我国糖尿病患病率呈快速增长趋势。2015年我国成人糖尿病患者数量为1.096亿，居世界第一位。另外，我国约60％的糖尿病患者未被诊断，而已接受治疗的糖尿病患者血糖控制状况也很不理想。更为严重的是，我国儿童和青少年的2型糖尿病患病率也显著增加，已成为儿童的重要健康问题。一方面患病人数多、发病率高、发病率增长速度快，且有年轻化的趋势，另一方面其治疗效果不佳。因此，我国的糖尿病防治形势十分严峻。

糖尿病是由遗传和环境因素的复合病因引起的临床综合征，虽然其病因和发病机制仍未完全阐明，但是我国的糖尿病相关研究较其他国家又有一定优势。我国1980年糖尿病患病率为0.67％，2013年高达10.9％。在短短30年间，发病率就增加了15倍。较短时间内糖尿病的发病率激增，有利于相关科研人员从流行病调查、临床观察、基础研究的诸多方面对其病因和发病机制进行研究，其中有一个重要的方法是找差异性。我们的糖尿病相关基因在几十年内不可能发生显著变化，但我们环境因素的变化是巨大的，是有目共睹的。我们的研究人员应该把研究重点放在40年来国民的饮食起居改变在糖尿病发病中的价值，先撇开糖尿病的基因研究方向，在糖尿病的环境因素方面做文章。

糖尿病在中医理论里属"消渴"的范畴，中国人对"消渴"的认识有数千年的历史。虽然糖尿病在我国古代长期以来发病率并不高，但历代中国的大夫积累了丰富的有关糖尿病的理论认识及防治技术，这些认识可能与西医有差异，各有不足，也各有优点。若能集中西所长，我国的医学科研人员对糖尿病的认识就可能更深入，得到的理论可能更合理、更科学，在理论指导下的临床工作有可能更有效。这不仅能惠及我国患者，也能惠及世界患者，更重要的是能够推动世界医学理论的进步。我们正是利用了这两个优势，经过多年的努力后发现2型糖尿病是可以治愈的，而且不需要终身服药。

近40年国民环境因素的变化

饮食习惯改变

20世纪80年代以前的数千年，大多数中国人的饮食特点是多素少荤，多数人处于半饥饿状态。20世纪80年代以后，我们的食谱发生了很大改变，鱼、肉、蛋、糖、奶等富含蛋白质、糖和脂肪的食物比例大幅度增加。在食物匮乏的年代，这类食物所含的营养是机体缺乏的，自然在人们的认识中是好食物。当这类食物得到极大满足后，人们的饮食观念却没有随之改变，仍然认为这些含糖、蛋白质、脂肪的食物是多多益善的。蛋白质、脂肪的消化吸收较其他食物消化时间更长，过多的蛋白质、脂肪会加重机体的代谢负担。《素问·奇病论》："夫五味入口，藏于胃，脾为之行其精气，津液在脾，故令人口甘也；此肥美之所发也，此人必数食甘美而多肥也，肥者令人内热，甘者令人中满，故其气上溢，转为消渴。"中国古人在两千年前已经发现了这个规律，多食富含脂肪、蛋白质、糖的食物是导致糖尿病的原因。

除了食谱有较大改变以外，当代国人的摄入量也偏多。饥饿是刻在人类基因里的记忆，当食物能充分满足后很容易摄入过多。40年前我国人群饭前大多会有饥饿感，但现在大多数人没有饥饿感就进餐。没有饥饿感说明食物没有完全被消化吸收，在这种状态下进食且摄入量不减少便会加重机体的代谢负担。

在饮食方面，和20世纪80年代比，我们食谱中的鱼、肉、蛋、奶、糖均增多；相对于减少的消耗量而言，摄入量偏多。这种饮食状况一方面会导致营养过剩，另外也会增加消化系统的负担，这两者都参与了糖尿病的发生，是糖尿病的主要病因。据调查，长期频繁在酒店吃喝的人群发生糖尿病的概率达90%以上。

体力活动减少

30 年前中国人上班大多步行或骑自行车，现在多以汽车代步。随着技术的进步，体力劳动的人群逐年下降，即使是体力劳动者也较以前的体力消耗少。生活节奏加快，生活压力增大，中国人进行体育锻炼的时间也大大缩短，尤其在儿童、青少年、中年人身上表现得尤为突出。

心理压力增大

近 30 年来，我们的生活水平得到了很大改善，但我们的心理压力也增大了。从儿童到老人，全社会人群的焦虑指数普遍增大，过度的心理压力参与了糖尿病的发生，是不可忽视的病因。我们观察到，大多数 2 型糖尿病的发生都有不良情绪的刺激。

食谱改变，摄入量偏大，体力活动减少，心理压力增大，这些是近 30 年来中国人饮食起居较大的改变，是导致糖尿病发病的主要原因。典型的病理模型是经常在饭店吃喝，同时经常打麻将的人群。在饭店吃喝导致蛋白质、糖、脂肪摄入量过大，打麻将久坐不动则体力活动少，有输赢必然伴随着紧张等心理压力，同时满足了糖尿病发生的三个主要病因，所以这类人群糖尿病的发病率接近 100％。

当前糖尿病治疗研究的几个误区

遗传因素

多种疾病都会在基因水平有所体现，随着基因技术的进步，糖尿病相关基因的研究也取得了许多成果，但是糖尿病相关基因并不是 2 型糖尿病发生的主要原因。相关基因的表达需要环境的刺激，环境因素才是 2 型糖尿病发生的主要因素，中国人的糖尿病相关基因不可能在 30 年时间内发生突变。糖尿病的确有遗传倾向，糖尿病患者的子女发生糖尿病的概率较正常人高。即使有易感基因存在，若环境因素不发生作用也不容易发生糖尿病。若有遗传倾向的人群吃喝无度，缺乏运动，那么其患糖尿病的可能性几乎为 100％。若能控制饮食、加强运动、调畅情志，就有可能终身不患糖尿病。基因科学及技术是人类探索生命的一个角度和方法，不可能描述生命的全部，过分重视基因会对疾病和生命产生误读。医学界有个倾向，即大家热衷于追逐研究热点，疏于总结各个方向、各个时期的研究成果。科研行为更多体现了盲目性，缺少审时度势的大局观，简单讲即缺少点哲学头脑。

血糖仅是糖尿病的指标，单纯的降糖不是治疗糖尿病

早期大家把糖尿病当作内分泌疾病，后来归于代谢病的范畴，而代谢病对机体的影响是全身性的。同时我们也发现，代

谢病的病因和发病机制也不仅是胰腺和肝脏的异常，而是涉及整个消化系统及免疫－神经－内分泌系统等，是个全身性疾病。不能把血糖作为糖尿病的唯一重要的检测指标，从理论上讲，评价消化道的所有指标都可以作为糖尿病的诊断依据，评价自主神经状态的指标也应该运用，若评价焦虑指数的心理测试量表也能纳入糖尿病的检测中就更完美了。若不从全身多系统认识糖尿病，而仅局限在胰腺，那么胰岛素、二甲双胍等药物也很难有效地控制血糖。即使血糖控制比较好的患者，也不能避免严重并发症的发生，这也是临床观察的结果。

过度依赖药物，忽视改变饮食习惯、运动疗法及心理干预

动物实验、临床观察、流行病调查都证实了不良饮食习惯、缺乏运动及过度的心理压力是2型糖尿病发生的主要病因，但是我们目前的治疗却过度依赖药物。目前西医的所有药物治疗方法都是对症治疗，而不是对因治疗。改变饮食习惯、增加运动和适当的心理治疗才是治本之法。正如中医所讲："病之来路，也即病之去路。"有一个外地糖尿病患者，空腹血糖8.0mmol/L，不能面诊也不方便服药，我们让他以素食为主且减少饭量，同时每天运动1小时，1个月后血糖恢复正常。事实证明，若不改变饮食习惯、增加运动，血糖很难得到控制。我们观察到，注射胰岛素治疗后的患者肥胖发生率较高，而肥胖本身就是导致2型糖尿病发生发展的重要因素。

肠道菌群

近些年，肠道菌群是医学研究的又一个热点，也有不少有关肠道菌群与糖尿病的研究。需要注意的是，肠道菌群是消化系统是否正常的标志之一，糖尿病患者的肠道菌群异常一定参与了糖尿病的病理过程，但是肠道菌群异常并不是糖尿病发生的主要病因。先有消化道功能的异常，再加上不合理的饮食才会导致肠道菌群紊乱，这仅是糖尿病发病过程中的表现之一。试图从肠道菌群的角度防治糖尿病可能是行不通的。

流行的滋阴泻火方法不适合大多数 2 型糖尿病患者

滋阴泻火法是中医治疗消渴（即糖尿病）的主要方法，这个方法在古代可以，但对现代的 2 型糖尿病不可以。古代中国糖尿病主要是 1 型糖尿病患者，1 型糖尿病的病因病机有阴虚火旺的证型存在。现代 2 型糖尿病的主要病因病机是脾虚湿盛，而不是阴虚火旺。

无论 1 型还是 2 型糖尿病患者，在古代就医时会出现明显"三多一少"的症状，即多饮、多尿、多食、体重下降。对这类证候很容易辨证为阴虚火旺，因此滋阴泻火诸方会有一定疗效。但现在就诊的 2 型糖尿病患者没有明显的多饮、多食、多尿症状，尤其在发病早期，不但没有消瘦，反而可见肥胖。对这样的患者，若不辨证而套用滋阴泻火法，不但不能治病，有的还会加重病情。不是古代的辨证思路及处方用药有问题，而是我们的中医大夫没能认清病因病机就简单套用了古人的处方。这种不经思考、不认真辨证的行为不但不会有好的疗效，还会抹黑中医。错不在古人，在我们当代的中医没有领会因时、因地、因人制宜的中医核心思想，把活泼的辨证方法变成了僵硬的教条。

糖尿病的中医防治

2016 年 11 月 11 日，笔者曾治疗某男性，43 岁，空腹血糖 18.8mmol/L，丙氨酸氨基转移酶 115U/L。患者的父亲有糖尿病史，平素饮酒食肉偏多。大便日 1 行，时干时稀。望诊面红、体胖，舌淡红，苔白腻且有齿印，脉浮取略有，中取弦，沉取有力。辨证为湿气壅盛兼阳明郁热，法宜健脾化湿。处方为：桃仁、杏仁、白蔻仁、生薏苡仁、生白术、茯苓、半夏、葛根、桂枝、厚朴、枳实、藿香、佩兰、滑石、生山楂、生山药、生姜。并嘱患者清淡饮食、加强锻炼。服用 28 剂后，空腹血糖在 9.8~14mmol/L，丙氨酸氨基转移酶正常，矢气多且气味大，上方继用 28 剂。空腹血糖降到 7.1~8.0mmol/L，继用 28 剂。2018 年 7 月 14 日回访，患者空腹血糖在 6~7mmol/L。这个处方是我们治疗 2 型糖尿病的基本方，有效率达到 100%，中青年患者的治愈率也可达到 50% 以上。

高糖、高脂、高蛋白饮食及酒精饮品是 2 型糖尿病发病的主要原因。这种饮食习惯除会导致腹型肥胖，引起胰岛素抵抗外，还可因消化系统的过劳导致消化道功能下降，即中医所讲的"脾失健运，酿湿生痰，痰湿阻碍气机"。二者交互作用，导致了糖尿病的发生。

2型糖尿病的典型特征为早期胰岛素抵抗为主伴胰岛素分泌不足,后期以胰岛素分泌不足为主伴胰岛素抵抗。其发病可分三个阶段:正常血糖-高胰岛素血症阶段、糖耐量降低阶段、临床糖尿病阶段。在以胰岛素抵抗为主的阶段,其病位不在胰腺而在肝脏。从这个病例可以看到除血糖高以外还有肝损害的表现。结合更多的临床病例,我们发现:2型糖尿病患者多伴有肝功能异常。胰岛素受体主要分布在肝脏、骨骼肌、脂肪组织中,胰岛素抵抗除骨骼肌外主要发生在肝脏。因此我们推论,此阶段糖尿病患者病位主要在肝脏。肝脏产生的胆汁通过十二指肠进入肠道,而胃肠道的静脉又通过门静脉进入肝脏,肝脏和整个消化道紧密连在一起。因此病位集中在肝脏,但与整个消化道都是相关的。据我们的临床观察,多数的2型糖尿病患者都有不同程度的消化道症状,血糖增高是消化道功能异常的表现之一。所以糖尿病不仅是胰腺病,病位也不仅在肝脏,而是涉及整个消化道的疾病。

在肥胖症章节,我们认为肥胖引起整个机体、组织器官内、组织器官间、细胞内、细胞间的脂肪储集,这些脂肪以占位的方式增大了整个机体的压力,继而参与了肥胖时的各种抵抗。糖尿病患者就体现了胰岛素抵抗,存在于糖尿病发生发展的任何阶段。妊娠糖尿病是妊娠期间才出现的糖尿病或任何程度的糖耐量异常,是糖尿病的一种独立类型。对它的病因和发病机制的研究多集中在遗传因素及易感基因方面,我们认为除了目前发现的机制外,大家可能忽视了妊娠糖尿病发生的一个重要而基础的改变,那就是妊娠期存在的腹腔压力增大。随着胎儿的生长发育，子宫体越来越大，腹、盆腔的空间扩展又是有限的，必然在妊娠期会持续存在腹内压的增大。增大的腹内压可以引起胰岛素抵抗，与遗传因素共同作用而引起妊娠糖尿病。其机制与腹型肥胖导致的胰岛素抵抗是一样的，只是引起腹内压增大的因素不一样，前者是脂肪，后者是不断增大的子宫体。

我们的处方没运用筛选出的所谓降糖中药，而是按照中医辨证思维，诊断糖尿病早期多为"脾失健运，酿湿生痰"，治疗原则是健脾化湿。这种治法不针对血糖，而是调整消化系统的状态，消化系统功能改善后血糖自然恢复，而且疗效持久，不像西医治疗那样，停用降糖药或胰岛素，血糖就会升高。用这种方法治疗2型糖尿病疗效明显，少则1周，多则3个月，血糖会明显下降，甚至恢复正常。若患者面色黄暗或㿠白、体倦乏力、精神不振、脉沉细无力、舌淡苔腻，我们常用附子理中汤、真武汤，若伴有冠心病则常用李可先生的温氏奔豚汤化裁。

我们发现，多数糖尿病患者都有面红的特征。治疗后随着血糖的降低，面红现象也随之消失。平时面红而又有腹型肥胖的患者，不用太长时间就会出现血糖升高。因此，目前我们把面红作为糖尿病诊断甚至早期诊断的主要望诊指标。这是我们临床观察到的现象，没有查到这方面西医的研究资料，有兴趣的话大家可以深入研究。中医辨证为阳明不降，是太阴不升导致的阳明不降。虽然西医的诊断技术越来越精准，运用也越来越广泛了，但是再精准的辅助诊断手段也不能完全替代医生的观察，再精准的用药指南也不能丢弃医生的思考，否则医生一定会被人工智能替换掉。

应激性高血糖症指机体处于急性应激状态时血糖升高的一

种临床现象。传统观念认为，应激性高血糖症是机体的一种适应性反应。这种临床现象给患者带来诸多不良后果，需要谨慎处理。这也给了我们启发：应激反应不仅会引起一过性的高血糖，还可能参与了糖尿病的发生。应激性高血糖的应激源是急性创伤、手术、剧烈的疼痛等急性的躯体激烈刺激，而引起糖尿病的应激源通常是心理应激。除了遗传因素、饮食肥甘、缺乏运动以外，我们也发现不少 2 型糖尿病患者的发病与心理压力密切相关。如照顾重病父母、工作调动、孩子升学等压力事件会引起机体的心理应激反应，参与 2 型糖尿病的发生。

众所周知，应激可以导致胃溃疡。应激反应引起的消化道缺血是导致胃溃疡和肠道溃疡的主要机制，管道型器官的缺血表现是溃疡，那么非管道的胰腺、肝脏的缺血反应是什么呢？应激导致消化道缺血，轻则引起肝脏、胰腺的功能下降，重则会产生局部的缺血灶。虽然没有检索到应激时肝脏、胰腺的病理性改变信息，但若深入研究一定会找到相应的证据。若我们的这个观点成立，那么心理压力引起的应激反应就会影响与糖代谢直接相关的肝脏和胰腺的结构和功能，进而参与糖尿病的发生。

不良情绪刺激可增大腹内压。不良情绪可引起应激反应，应激反应可以引起消化道蠕动减慢（尤其是结肠）。蠕动减慢可导致肠管膨大，肠管内积气。情绪不佳的患者打嗝、矢气增多是机体排出过多胃肠道积气的自我保护机制。这个现象可以说明，应激可以引起肠管体积增大，进而增大腹内压。如上文所述，腹型肥胖的患者由于腹腔内的脂肪储积就可以直接增加腹内压。若两种增加腹内压的机制同时存在，那么这类患者的腹内压就会大幅度增加且长时间维持，这种状态是胰岛素抵抗发生的重要机制。

应激还参与了糖尿病慢性炎症状态。除了代谢相关的改变外，近些年研究发现，糖尿病患者机体存在着慢性炎症状态，它参与了糖尿病的发生、发展及并发症的产生。免疫－神经－内分泌网络共享了激素与受体，是机体重要的网络系统，在大多数疾病中都发挥了作用。应激除了通过消化道影响免疫－神经－内分泌网络而参与慢性炎症的产生和维持以外，还可以通过直接影响大脑，引起中枢神经功能的紊乱而导致炎症发生。例如，可以导致交感神经系统的过度兴奋，目前认为交感神经系统过度兴奋直接参与了糖尿病患者的慢性炎症状态。对心理压力诱发的 2 型糖尿病患者，我们辨证为少阳证或少阳阳明合病，常用大柴胡汤、柴胡加龙骨牡蛎汤、当归六黄汤及刘绍武先生的调神汤治疗，疗效都比较明确。

总之，通过我们的学习及临床实践发现，2 型糖尿病是可以治愈的，也不需要终身服药。它不只是代谢病，也更像一个全身性疾病，中医治疗的靶点是消化道，实则泻之，虚则补之，实则泻阳明，虚则补太阴。我们认为，2 型糖尿病的发生是饮食过多、富含营养导致的脾胃过劳而引起的，严格意义上讲，发生糖尿病的前提是脾胃虚损，所以治疗当以补法为主，适当运用泻实之法。治疗 2 型糖尿病时胰岛素应该慎用。在 2 型糖尿病的胰岛素抵抗阶段，没有应用胰岛素的理由，此刻胰腺尚能分泌足够的胰岛素，甚至，若在这个阶段运用过多的胰岛素可能通过负反馈加重胰岛素抵抗状态。在胰岛素分泌不足的阶段注射胰岛素可以降低血糖，但这也仅是治标之法。我们临床发现用胰岛素治疗的患者虽然血糖得到了控制，但是并没有减少并发症的出现。另外，许多老年患者会因注射胰岛素而加重肥胖。前文已述，肥胖是导致胰岛素抵抗的最主要的原因。这样的治疗会加重机体的胰岛素抵抗，这就不是治病而是致病了。除了药物方法以外，控制饮食、加强运动是最重要的防治糖尿病的措施，其重要性和有效性甚于药物治疗。我们的经验是，即使是血糖通过中医治疗恢复正常的患者，若不改变其生活方式，糖尿病还会复发。

高血压

——一种缺血缺氧性疾病

　　高血压是一种心血管系统的典型疾病，该疾病及其并发症已成为影响人类健康的第一杀手。近百年来，国际医学界投入了大量人力、物力，从多角度、多层面对高血压进行了广泛而深入的研究，并取得了显著的成果。据 2003 年统计，全球推出的降压药有 23 类 104 种。虽然如此，但对高血压的控制却十分不乐观。发达国家的控制率仅在 30％左右，而我国的控制率更低，仅为 6％。如此低的控制率与高血压相关健康教育不足有关，更重要的原因是目前对 90％高血压的发病机制尚不清楚。若发病机制不清楚，我们就不能对其进行有效的对因治疗。换言之，目前全世界的高血压治疗都是对症处理。因此，寻找新的研究思路来研究高血压的发病机制是摆在当代医学研究者面前的迫切任务。

　　我们梳理了国际上关于高血压的相关研究成果，又学习了历代中医的相关治疗经验，结合我们的临床实践发现高血压是一种缺血缺氧性疾病，血压增高是机体对缺血缺氧的自我调节的表现形式之一，高血压病仅是机体缺血缺氧与严重心脑血管意外之间的中间环节。这个认识能够合理解释多数的高血压研究成果，依此观点可以对高血压的认识提前一步。我们的临床实践证实，改善缺血缺氧组织器官的缺血缺氧状态就可以阻止机体对缺血缺氧的自我调节机制，进而治疗高血压病。这种治疗方法可以有效治疗大多数高血压患者，而不产生目前西医降压药的副作用，更关键的是不需终身服药。

病因和诱因

肥胖是原发性高血压的主要危险因素之一，它可增加高血压患者血压控制的难度，也可加重高血压引起的心脑血管损害。肥胖相关性高血压的发生发展机制研究集中在瘦素、交感神经系统激活、肾素－血管紧张素－醛固酮系统激活、胰岛素抵抗、微循环功能障碍、脂联素等。我们认为，肥胖引起的高血压更重要的机制是肥胖引起的机体各个层面的缺血缺氧。

过多的脂肪组织会占用部分其他组织器官的血供

正常人体的脂肪含量是维持在一定水平的，其耗氧量也维持在相对较低的水平。脂肪细胞增多，其耗氧量随之增大，必然会引起除脂肪外的其他组织器官的血供相对减少。

肥胖可以通过压力的改变妨碍组织器官的血供

肥胖（尤其腹型肥胖）的患者腹腔内的储积脂肪可以通过

占位方式减小腹、盆腔容积，增大腹内压。有研究证实，腹部皮下脂肪可通过降低腹壁顺应性而引起腹内压升高。腹内压升高可直接增加小动脉外周压力，影响腹、盆腔组织器官的供血，可以影响组织器官的静脉、淋巴回流，进而间接影响组织器官的血液循环。这样会导致消化系统、泌尿系统、生殖系统缺血缺氧，因此引发机体的升压机制。

增大的腹内压可以通过膈肌传递而增大胸腔内压；另外，胸廓过多的脂肪会降低胸廓的顺应性，二者同时参与了胸腔内压的增大机制。增大的胸内压会影响肺的顺应性，加上胸廓脂肪的负荷及膈肌因腹内压升高而上移导致肺的通气量下降，进而引起全身缺氧。睡眠呼吸暂停综合征是高血压的独立危险因素之一，有调查研究发现，50％的该类患者合并高血压，30％以上高血压患者合并睡眠呼吸暂停综合征，其中顽固性高血压患者中有83％合并此症。我们认为，睡眠呼吸暂停综合征会引起机体缺氧（尤其是大脑），这导致了高血压的发生。而肥胖引起的胸内压增大、胸廓顺应性下降是引起睡眠呼吸暂停综合征的主要原因。睡眠呼吸暂停综合征的主要病位不在咽喉部，事实证明，咽喉部位的改良手术不能有效治疗此病。胸内压增大及胸廓顺应性下降对心脏的收缩影响不大，但可以影响心脏的舒张，而心脏本身的供血是在舒张期进行的，通过这个途径可以影响冠状动脉的灌注，进而导致心脏缺血缺氧。心脏是对缺氧最敏感的器官之一，因此心脏缺血缺氧引起的升压活动也是最强烈的。另外，胸内压增大可以影响中心静脉压，进而影响全身的静脉回流，也会引起全身的组织器官缺氧。增大的胸内压会妨碍大脑的静脉及淋巴回流，进而影响大脑的血液循环而导致大脑缺血缺氧。近年来研究发现，椎体静脉系统及颅内静脉系统有丰富的吻合，在脊椎下端，椎体静脉系统与骶骨、盆腔静脉及前列腺静脉丛互相连通。静脉系统的回流受外部压力影响较大，因此肥胖时增大的腹内压可以压迫椎体静脉而影响大脑的血液循环导致缺氧。大脑是对缺氧最敏感的器官之一，因此很大比例的高血压是由脑缺血缺氧引发的。

肥胖引起血压调节激素抵抗

肥胖不仅会引起胰岛素抵抗，还可以引起多种激素、神经体液因子抵抗。在组织、细胞、分子水平，从激素的运输、弥散距离及相关受体结构等各环节均可产生影响，综合效应是激素的抵抗，必然也会引起血压调节相关激素的抵抗，是高血压发生发展的重要机制之一。虽然国际上对此研究甚少，但从理论上是讲得通的。临床上许多高血压患者经常伴有糖尿病，糖尿病也多伴有高血压。虽然有研究者认为胰岛素抵抗是糖尿病引起高血压的主要原因，但我们认为肥胖患者的高血压和糖尿病为同源性疾病，二者是并列关系，并非因果关系。它们发生的共同机制是肥胖引起的激素抵抗，也可以说肥胖影响了机体的信息传递过程。

除了肥胖是重要的高血压危险因素外，高钠盐膳食也是国际公认的高血压危险因素。有证据表明，摄入过量钠盐可导致高血压，高钠盐可以引起肾脏排钠障碍、兴奋交感神经系统、激活肾素 – 血管紧张素 – 醛固酮系统等引起高血压。我们研究发现，虽然过多的钠盐摄入可以诱发高血压，但是决定体内钠盐浓度的不仅有摄入，还有排泄，排泄可能较摄入对钠盐浓度的影响更大。有关钠盐引起高血压的机制还有一种可能，即钠盐的排泄相对减少。缺血缺氧可以兴奋心血管中枢、增加心排血量及收缩小动脉，同时还可引起水钠潴留，水钠潴留也是机体对缺血缺氧的应答反应的一部分，也参与了高血压的发生。我们临床发现，在没有运用任何中西利尿药的情况下，若能改善机体缺血缺氧状态，大多患者在血压下降的同时都有小便量增多的现象，这也证明了我们的观点。

精神心理因素对血压的影响容易被忽视。2014 年我们曾接诊了一位顽固性高血压患者，该患者平时血压为 160/100mmHg，口服两种西药仍不能有效降压。除了高血压外，他还有睡眠障碍、心率增快、烦躁易怒、焦虑紧张等，询问病史，自诉数月前家庭发生变故，我们的初步诊断为焦虑症，高血压只是伴随症状。用柴胡桂枝龙骨牡蛎汤治疗焦虑，一个月后焦虑缓解，血压也随之下降，不服降压药血压也可维持在 130/90mmHg。这个病案给我们两个启发，一是焦虑、抑郁症患者可伴随高血压的发生，这需要临床大夫注意鉴别原发性高血压与焦虑症相伴的高血压。二是精神心理因素即便没有引起明显的神经、精神类症状，也可以高血压的形式表现出来。

有研究发现，大约 20 % 的患者在确诊高血压前有过 12 个月以上的焦虑或抑郁。随着现代社会生活节奏的加快，生存压力的增大可以诱发人们的负面情绪，导致慢性应激，发生焦虑、紧张等。这些精神因素可以独立引起血压升高，它们可以通过反复激活交感神经系统和肾素－血管紧张素－醛固酮系统、引起下丘脑神经内分泌功能失调等途径导致高血压的发生。

组织器官的缺血缺氧可以引起机体的自我调节而升高血压，

若缺血缺氧状态持续存在，就可以形成稳定的高血压病。还有一种情况，组织器官的血液循环尚正常，因为耗氧量增大或耗氧持续时间过长，可以引起组织器官的相对缺血缺氧，同样会导致机体的升压机制启动。引起组织器官相对缺血缺氧的常见原因是机体的负荷过大，体现在过大的体力负荷、饮食负荷、脑力负荷等。

多数高血压患者在血压增高前有一段时间工作或生活劳累的经历。除了体力负荷外，更重要的是脑力负荷增大，因为大脑平时就占全身大约 1/4 的耗氧量，工作强度增大时可能会更多，用脑过度会引起大脑相对缺血缺氧。饮食过多，尤其是过量的糖、脂肪、蛋白质，不仅会导致肥胖，通过肥胖的机制参与高血压的发生，还会引起消化系统消化吸收的压力增大，消化道的相对缺血缺氧也可导致血压增高。更重要的是若饮食过饱，难以消化的食物会导致消化道供血过多，引起心脑等重要器官缺血。老年人饮食过饱可以诱发心脑血管疾病、多数冠心病老年患者有餐后症状加重的现象就是证明。儿童饮食过饱会导致大脑缺氧，长此以往，可能会影响智力。现代中国人的饮食特点是摄入量偏多，且富含营养。这不但会引起肥胖而导致高血压的发生，还会引起消化道、心脏和大脑缺血缺氧，通过多种机制参与了高血压的发生。

发病机制

　　传染性、感染性疾病是病原微生物侵袭机体产生的疾病，而高血压不同，并没有外界的损伤因素直接引起高血压，是机体对不良刺激做出的自我调节，是机体自身创造出了高血压。引起机体升压调节的最直接诱因是组织器官的缺血缺氧，尤其是心、脑等重要器官。组织器官缺血缺氧可以通过外周神经或化学信号将信息传入心血管中枢，心血管中枢的兴奋冲动传递到心血管系统，通过增加心排血量、收缩外周小动脉等效应而升高血压。这个调节活动是有目的的，它的主要目的是通过升高血压以解决组织器官的缺血缺氧状态。若能通过其他方法改善组织器官的缺血缺氧状态，这个自发调节就会逐渐弱化，它引起的异常升高的血压就会自动下降。若其他防治方法仍然不能改善组织器官的缺血缺氧状态，那么这个自我调节机制就会一直存在，高血压的状态就会持续存在，甚至通过逐渐升高血压的方式来试图改善组织的供血。我们认为这是高血压的主要发病机制，而且这个机制从高血压发生开始就一直存在，直到心血管调节中枢和心血管系统衰竭为止。当然心血管系统重构等其他机制也参与了高血压后期的形成和维持。我们临床发现一些难治性高血压患者，数种降压药联合用药也不能很好地控制血压。这个现象说明该类患者对缺血缺氧敏感而且反应强烈，同时说明了机体自我调节能力的强大。

　　若血压升高是机体对缺血缺氧的自我救治机制，那么目前所有降压药都存在一个风险，那就是在降压的同时会加重缺血缺氧。大家一直认为降压药能够降低心脑血管意外的风险，那么同时加重机体的缺血缺氧有没有风险？这个风险目前并没有得到足够的重视，若这个风险存在，不仅会诱发心脑血管病，恐怕还会引起机体内环境更大的紊乱，缺血缺氧带来的并发症或因此诱发的疾病会大幅度增加。另外，虽然 β 受体阻滞剂、钙通道阻滞剂、血管紧张素转换酶抑制剂、血管紧张素受体阻滞剂等常用降压药可以有效降低血压，但是也有许多不良反应。因为 β 受体不仅分布在血管，钙通道分布于全身每个细胞，血管紧张素的作用也很广泛，所以这些降压药的不良反应是不可避免的。

切除肾上腺腺瘤是治疗顽固性高血压的外科方法，当然患者应该符合手术指征。据统计，极少数的患者是原发性肾上腺腺瘤，这类患者术后血压会恢复正常。大多数患者是继发性的，是由肾上腺增生发展而来的，术后仍需要服用降压药以控制血压。肾上腺增生是机体交感肾上腺系统长期过度调动的结果，组织器官缺血缺氧引起交感肾上腺系统的调动。如果伴有肥胖，又会因为肾上腺素抵抗而引起肾上腺过多分泌，从而促进肾上腺增生。因此，肾上腺增生、肾上腺腺瘤不是高血压发生的始动原因，而是组织器官缺血缺氧引起的诸多并发症和伴发症之一。进行这类手术前应该充分评估手术风险，这种方法对大多数患者而言仅是对症处理，更重要的是高血压患者后期会有交感肾上腺系统的功能低下，手术摘除一侧的肾上腺存在这类风险。如果发生交感肾上腺系统的功能低下，影响的不仅是心血管系统，恐怕会影响整个机体。

高血压是在神经内分泌参与下，涉及机体多个器官系统的自我调节机制，若武断地人为降低血压，那么这个自我调节机制会得到强化，随之而来的不仅是血压不好控制，而且会引起更多的神经体液因子及其相关受体的变化，导致机体产生更大的紊乱，给高血压患者带来巨大的潜在风险。

中医治疗

中医没有高血压的病名，高血压病在"头痛""眩晕"等病中有所论述。虽然有"肝风内动""肝阳上亢"等相关病因病机的讨论，也有天麻钩藤饮、镇肝熄风汤等方剂的运用。但我们经过多年的临床实践发现，防治高血压不能简单地套用古代的方法，毕竟与古人相比较，现代人群体质、自然环境、社会环境、饮食结构等都发生了显著变化，对高血压的辨证论治尚需因地、因人、因时制宜。我们运用《伤寒论》的六经辨证思路防治高血压病，取得了不错的疗效。多数高血压可以有效控制，停中药后血压也能稳定，不需要终身服药。不但没有西药的副作用，而且能显著改善高血压的相关或相伴症状。

太阳病高血压

王某，男，45岁，2013年4月5日初诊。患者颈项后头疼痛1月，项背板滞感，自觉活动不利。血压160~170/90~100mmHg，就诊前未服西药降压。四诊合参，辨证为太阳表证，处方为葛根汤化裁：葛根、麻黄、细辛、桂枝、白芍、生白术、茯苓、炙甘草、生姜、大枣。服用该方 7 剂后，血压降至正常，至今未犯。

太阳之为病，脉浮，头项强痛而恶寒。《伤寒论》的太阳病是发热的体温上升期，其实质是机体产热增加，散热减少，是在中枢调节下的机体自我治疗机制。此时交感神经系统兴奋一方面促进代谢、增加产热，另一方面使皮肤血管收缩，皮肤血流量减少，导致皮肤散热减少，其共同作用导致了体温上升。太阳病脉浮、头项强痛、恶寒症状背后的病理生理机制是机体的交感神经兴奋，同时体表血管收缩，导致体表缺血缺氧，以头、项、背部的缺血缺氧为甚。原发性高血压也存在体内交感神经系统过度兴奋，且有组织器官的缺氧。虽然导致发热的病因及发病机制与高血压不同，但是某些主要的病理生理过程是一样的。中医的辛温解表药能够有效地干预这个机制，那么也应该对病因、发病机制相似的一类高血压有治疗作用。

现代人以伏案工作为主，用电脑、手机的时间过长，因此颈椎病的发病率高得惊人，异常的颈椎结构会压迫椎动脉。空调的普遍使用增加了项、背部受寒冷刺激的机会，寒冷刺激可直接导致颈部皮肤血管收缩，导致颈部、头面部皮肤缺氧；引起头、项、背部疼痛，影响颈部肌腱、肌肉的平衡，间接导致颈、胸椎的立体结构改变，影响椎动脉的循环，从而也参与了脑缺血的发生。头颈部的缺血会启动机体的升压机制，导致高血压的发生。这类与颈椎相关的高血压发病率较高，应得到重视。这类患者的西医治疗效果较差，该类患者的高血压发病机制是颈部引起的脑供血不足，而西医的降压药会加重脑缺血，许多患者的血压正常了，但头痛、头晕的症状更重了。此类患者我们多用葛根汤、桂枝加葛根汤等辛温解表的方剂治疗，取得了令人满意的疗效。

阳明病高血压

巩某，男，67 岁。2014 年 8 月 20 日初诊。患者因"上腹胀痛，小便如浓茶色 3 天"入院。检查发现 γ - 谷氨酰基转移酶 1350U/L，总胆红素 59.7μmol/L，直接胆红素 35.6μmol/L，血压 160/100mmHg。该患者平时易口苦，口中黏腻，食欲不佳。每天下午头痛，入睡困难，眠前身热烦躁，头汗出，夜间口渴。便秘 6~7 年，大便 4~5 日一行，甚则一周一行。患者患牛皮癣、类风湿性关节炎十余年，未经系统治疗。因恐惧住院，未进行进一步检查、治疗，自行回家电话求方治疗。我们用大柴胡汤化裁，柴胡、黄芩、半夏、厚朴、枳实、酒大黄、茵陈、芒硝、生姜，7 剂。该方服完 7 剂，目白睛黄去，大便仍干结，2~3 日一行，较以前通畅，小便颜色恢复正常。该方去芒硝，继服 7 剂后，入院检查各项指标恢复正常，血压135/90mmHg。

阳明病是发热持续期，以腹满不通、大便硬、身热或潮热、汗出、不恶寒反恶热、脉洪大为临床表现。发热持续期，散热与产热均亢进，二者维持在高水平的平衡状态。皮肤血管扩张，出汗，增加散热的同时其他组织器官的血流量相对减少。高热时消化道黏膜肌层血管充血，也参与了这个过程。另外，消化腺分泌减少，消化酶活性降低，加上交感神经系统的过度兴奋，使胃肠蠕动减弱，肠内容物停滞，水分过度吸收，形成燥屎，又加重了这个过程。因肠道环境的改变会导致肠道菌群失调，有害菌群大量繁殖，内毒素入血可引起谵语、烦躁、头痛等神经症状。中医称这类证候群为"阳明腑实证"。按照西医病理生理学的解释，这类证候群的核心病理机制是腹内压升高。上文已述肥胖可引起腹内压升高，是肥胖引起高血压的中心环节。二者都可引起腹内压升高，肥胖是腹内储积脂肪占位及腹部皮下脂肪引起腹壁顺应性下降所致；阳明腑实证是肠道蠕动减慢，肠内容物排泄不畅导致肠管体积增大而引起的。这类患者同时都伴有交感神经系统的过度兴奋。部分高血压患者，尤其是腹大、面红的青壮年患者多属阳明病高血压。我们常用大柴胡汤、大承气汤、柴胡加龙骨牡蛎汤等化裁，降压效果是明确的。此类患者往往是西医所谓的"难治性高血压"，数种降压药联合运用，但降压效果仍不佳。这个治疗方法在肥胖的治疗中也有运用的机会，尤其是肥胖早期。

少阳病高血压

蔡某，女，29岁，2017年3月18日初诊。头痛月余，血压140/100mmHg，诱因是1月前出现剧烈的情绪波动。现头痛时轻时重，下午症状明显，情绪不稳定，易焦虑，入睡困难。脉弦紧，舌暗红、苔薄腻。以小柴胡汤化裁，柴胡、黄芩、半夏、党参、炙甘草、厚朴、枳实、当归、白芍、生姜、大枣。服上方21剂后，情绪稳定，血压120/80mmHg，无任何不适。

少阳病的提纲是"口苦、咽干、目眩"。少阳是人体气机升降的枢纽，可沟通机体表里、内外、上下。《伤寒论》中有：

"血弱气尽，腠理开，邪气因入，与正气相搏结于胁下。正邪分争，往来寒热，休作有时，嘿嘿不欲饮食。脏腑相连，其痛必下，邪高痛下，故使呕也。小柴胡汤主之。"治疗"寒热往来、胸胁苦满、嘿嘿不欲饮食、心烦喜呕"是其四大主证。小柴胡汤是历代医家运用频率最高的方剂，多用于治疗精神、神经类和肝胆系统疾病。我们认为消化道和大脑是互为镜像关系的，从理论上看，大脑与消化道有广泛而密切的联系，从实践方面看，神经、精神类疾病与消化道疾病互为因果，即神经、精神类疾病多伴有消化道症状，而消化道疾病可以引起患者神经、精神方面的改变。中医历来治疗神经、精神类疾病时，无论虚实，都是从消化道入手，实证多用承气类，虚证多用四逆辈。

随着现代生活节奏的加快，工作及环境压力增大，情绪焦虑紧张的人群不断扩大，因此导致的原发性高血压患者也逐渐增多。不良的情绪刺激可使神经系统功能紊乱，体现在各层次的交感神经系统和副交感神经系统的平衡失调。在原发性高血压中多表现为交感神经系统过度兴奋，副交感神经活动相对抑制。中医辨证为肝郁，我们常用小柴胡汤化裁治疗。若有少阳阳明合病的表现，多用大柴胡汤化裁，少阳太阳合病用柴胡桂枝汤，肝郁肾阴虚者多用小柴胡汤合四物汤。若交感神经过度兴奋是原发性高血压病的主要发病机制之一，那么小柴胡汤化裁方的运用概率就会很大。

太阴病高血压

魏某，男，48岁，2017年5月20日初诊。查体发现甘油三酯3.8mmol/L，胆固醇5.6mmol/L，血糖7.0mmol/L，血压 150/90~100mmHg。体倦乏力，易出汗，酒后大便稀，体形肥胖。脉沉弦，舌暗淡、苔白腻。用自拟三仁汤，桃仁、杏仁、白蔻仁、生薏苡仁、生白术、茯苓、葛根、半夏、厚朴、枳实、藿香、佩兰、滑石、生山楂、赤芍、生姜。上方共用 42 剂，血压、血糖、血脂均恢复正常。现代中国人多食生冷、肥甘厚味，导致出现了大量"三高"人群。高血压、高血脂、高血糖是同源病且相互促进。对此，西医分别诊断和治疗，中医认为其共同的病因病机是脾失健运，痰湿壅滞。治疗方法是健脾化湿，我们运用自拟三仁汤能够快速治疗代谢综合征，多数患者能治愈。

若脾虚证候明显的患者，可以与理中汤交替运用。这类患者用西医治疗，需同时服用降脂、降糖、降压、降尿酸的药物，且不论疗效如何，这些药物本身就能增加机体的负担，对肝脏的解毒功能、肾脏的排毒功能均会产生不良影响，继而加重内环境的紊乱。当然，这类患者除用中西医药物治疗外，必须改变不良的生活方式，限制饮食和加强运动是真正的对因防治之法。

少阴病高血压

黄某，女，65 岁，2017 年 10 月 30 日初诊。患发作性高血压，晨起血压升高，收缩压高达 200mmHg，夜间则血压低，甚则低压仅 40mmHg。唇紫，体态略胖，左右脉沉，舌淡略红，舌体胖大。经国内多名心血管专家会诊，没有明确疗效。该患者血压晨极高、夜极低，甚至不敢用西药降压。

我们辨证为肾阳虚衰，水饮内停，处方为麻黄附子细辛汤合五苓散，附子、细辛、麻黄、葛根、桂枝、生白术、茯苓、泽泻、猪苓、生姜。服用 7 剂后，患者晨起血压降至 130/80mmHg，夜间血压为 95/50mmHg，全身轻松，夜尿 1 小时一次。患者自述，两剂药后血压就开始下降了。经此方治疗 3 次后，血压稳定在 110~120/50~55mmHg，以金匮肾气丸善后，回访至今血压稳定。

该患者在医院的各项检查均未见明显异常，西医无法明确诊断，治疗无望，十分恐惧，遂求治于中医。患者颈椎曲度变直，右颈动脉狭窄，直接能引起脑供血不足。患者有低血压病史，随着年龄增长，交感－肾上腺髓质系统功能下降，虽然各种激素检测尚在正常范围内，但依中医辨证，已是心肾阳虚。晨起后阳气渐旺，交感－肾上腺髓质系统相对活跃，以升压的形式缓解脑部缺血状态。夜间副交感神经系统兴奋与相对低下的交感神经系统共同形成副交感神经系统相对兴奋的状态，表现为低血压。方中以麻黄附子细辛汤兴奋心肾之阳，即兴奋交感神经系统。以五苓散促进利水，以减轻组织的壅滞状态。再以葛根解肌，治疗颈椎问题，标本兼治，取得了很好的疗效。

少阴病以"脉微细，但欲寐"为提纲，是明显心肾阳衰的表现，常见于心血管衰竭综合征。心脏泵血功能减弱，使心排血量减少，不能满足全身组织器官的供血（尤其是心、脑），可发生低血压或休克。其表现虽多为心血管系统功能下降，其实质是心血管调节中枢耗竭性的功能下降。少阴病高血压虽然不像心血管衰竭综合征那样危重，但是其发病机制相同，即交感－肾上腺髓质系统、肾素－血管紧张素－醛固酮系统功能下降。此类患者多以年老体弱人群为主，偏于心阳虚者多表现为头晕、头痛、心慌、心悸及嗜睡，胸闷憋喘，活动后或夜间加重，四肢不温，甚则逆冷，脉沉或微细，舌淡苔白。治疗以李可先生的破格救心汤、四逆汤、温氏奔豚汤为主。若偏于肾阳虚者，除上述临床表现外，多见水肿、小便频或不利、眩晕、消渴等。多用麻黄附子细辛汤合五苓散、真武汤、金匮肾气丸。该类患者虽有高血压的表现，其病机是虚证，可以温补以降压，尤其是老年患者，不能仅看血压的指标而不顾机体的状态。我们的认识是，这类患者血压可以维持在 140~150/90mmHg，若降至正常，恐怕会影响心脑血供，诱发心脑血管意外。2018 年 7月，我们曾会诊过一位大面积脑梗死昏迷 1 个月的 78 岁患者，当地医院把患者血压维持在 110/70mmHg。四诊合参后辨证为心肾阳虚，予李可先生的破格救心汤 7 剂，并要求主治大夫减少降压药的用量，必须让患者血压维持在 140/90mmHg。3 剂后，患者神志有所恢复，可以简单交流，至今健在。该患者患高血压病 30 余年，口服多种降压药，血压仍在 150/95mmHg，虽然有大面积脑梗死，但若通过降压药使血压降至正常甚至更低，大脑的供血会更差，侧支循环不可能建立，大脑的损伤也不可能修复。

厥阴病高血压

彭某，女，69 岁，2015 年 7 月 6 日初诊。该患者患高血压 20 余年，口服多种降压药效果不佳，而且血压波动较大，维持在 180~200/90~100mmHg。患者患糖尿病、高脂血症近 10年，冠心病 3 年。现前胸牵涉后背疼痛，含服硝酸甘油可缓解。纳差，饱食后及活动时心脏症状明显。处方为李可先生的破格救心汤，附子、干姜、炙甘草、人参、三石（龙骨、牡蛎、磁石）、山萸肉、瓜蒌、薤白、半夏、丹参、降香、檀香、葶苈子、车前子、肾四味（枸杞子、菟丝子、补骨脂、仙灵脾）、生姜。20剂后症状有缓解，血压维持在160~190/90~100mmHg，并减少了降压药的用量，后用乌梅丸数月。2017年7月电话回访，患者口服两片降压药，血压控制在130~170/80~100mmHg范围内，诸症稳定。该患者虽未完全治愈，但血压得到了基本控制，降低了严重心脑血管疾病的发病风险。

"厥阴之为病，消渴，气上撞心，心中疼热，饥而不欲食，食则吐蛔，下之利不止。"临床常见于消化系统疾病、感染性休克及心脑血管病变。厥阴病作为疾病六经传变的末期，也是机体在疾病危害自身生存时做出的最后挣扎。其心血管系统的症状可看作少阴病的持续进展及恶化出现的微循环障碍，心脏、大脑失去血液重新分布的优先权，冠状动脉及脑血管灌流不足，导致心脑缺血、缺氧。消化系统症状则是由于胃肠道瘀血，血管通透性增加，黏膜屏障功能丧失，内毒素入血。厥阴病可以看作人体在心脑缺血缺氧及胃肠道功能紊乱等严重不良刺激下，交感和副交感神经的统一协调受到破坏及大脑的中枢整合功能失衡导致的一系列严重危及生命的证候群。厥阴病高血压虽然没有厥阴病那样的凶险，但是发病机理有相似之处，多表现为寒热错杂、虚实夹杂的特点。

综上所述，原发性高血压是人体局部（尤其是心脑等重要组织器官）缺血缺氧状态下机体做出的一种自我保护性反应。其表现为高血压，实质是缺血缺氧。如图3。

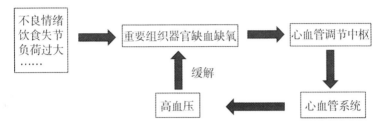

图 3　原发性高血压病的发病机制

西医采取的方法是简单地对抗，药物干预局限于原发性高血压病发病的末端环节，通过利尿、降低交感－肾上腺髓质系统和肾素－血管紧张素－醛固酮系统的兴奋性而达到降压效果。虽然有临床实验结果发现降压与心血管事件减少有很好的相关性，但是现在还没有临床实验能直接证明降压药可以降低患者发生心血管事件的概率。因此也只能将血压下降作为高血压治疗有效性的"替代指标"。我们认为，长期甚至终身服用降压药物，追求单纯的血压下降不仅严重妨碍了人体的自我调节和保护机制，加重了本已缺血缺氧的组织器官的缺血缺氧程度，而且会引起广泛的内环境紊乱。如图 4。

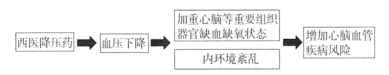

图 4　西药降血压的机制

有效的治疗应该摒弃以单纯降低血压为临床目的和疗效的陈旧观念，把解决心脑等重要器官的缺血缺氧状态作为临床治疗高血压的主要目的。如图 5。

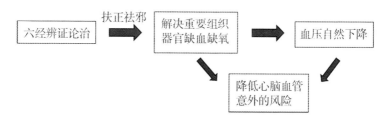

图5　六经辨治降血压的机制

　　张仲景总结了外感热病的证候表现、演变规律及愈后转归等，创立了有效的六经辨证理论体系。人体在外感热病中表现出的六种证候群涉及机体诸多系统，其核心是气血的变化，但其本质是机体在疾病状态下的六种神经反应模式。虽然致病因素千差万别，但是机体神经系统的反应模式大致相同。所以六经辨证体系不仅能指导外感疾病的治疗，也同样适用于内伤杂病。

　　原发性高血压不仅有单纯的六经病表现，也会出现六经合病、并病等复杂证型，尤其是长期高血压的患者。在临床诊治过程中要灵活运用六经辨证理论，观其脉证，知犯何逆，随证治之。遣方用药不拘于一方一法、经方时方，只要把解决心、脑等重要组织器官的缺血缺氧状态作为主要治疗方向和目的，就能取得良好效果。譬如，肥胖的青壮年患者以阳明病用药为主，妇女高血压患者多用小柴胡汤治疗，老年患者多从三阴病入手……当然，面对急进型高血压和高血压重症时，要合理使用西医降压药，及时有效地控制血压，防止转变为高血压急症而危及生命。

心血管疾病
——神经症的心血管系统表现

据统计，因心血管疾病死亡者占全世界死亡人数近 30%，预计这个数字还会增加。一方面，国际上投入了大量资金，有关心血管的基础研究不断深入，科研人员也发明了许多先进的诊疗技术及众多的新药；另一方面，心血管疾病的治疗效果差强人意，全球心血管病的发病率和致死率还在增加。造成这种矛盾现状的因素有很多，主要是人类生活方式的急剧改变，导致心血管疾病的各类危险因素增加。作为一线的医生和科研工作者是否应该有疑问，是否我们的研究方向、研究思路有问题呢？我们发现，虽然相关研究方向众多，也得到了不少有价值的结论，但可惜的是这些结论并没有得到有机的融合，各个结论在心血管疾病的权重也没有得到合理的分析和确定。因此，临床上有的患者可以很好地控制血糖、血压、血脂，却仍然会发生严重的心血管疾病。以冠心病为例，目前大家认为冠状动脉粥样硬化是冠心病的主要病理变化，可以用他汀类降脂药进行干预。但是脂类代谢异常仅是动脉粥样硬化发生的一个环节，并不是始动环节，也不是主要的机制，更不是维持动脉粥样硬化的机制。它仅是全部动脉粥样硬化的一部分，是动脉粥样硬化全病理过程的一个环节。若把这个部分、环节的机制当作防治的重点，那么我们对心血管病的治疗一定是低效的，临床观察的结果也证实了这个观点。因此，面对这个全球最严重的疾病，我们应该认真梳理已取得的研究成果，重新审视我们的研究方向、研究思路。经过我们数十年的中西医学习，我们认为心血管疾病更基础的病理机制是心血管调控系统的紊乱，即自主神经系统紊乱是心血管疾病更深层的病理机制。中医历来防治心血管疾病都是以"气"为干预对象，即以自主神经系统为靶点进行治疗的，这个观点也在我们的临床治疗中得到了充分验证。

从生理角度看，神经系统（尤其自主神经系统）是心血管系统功能发挥和结构维持的调控系统。

组织胚胎学的研究发现，血管和神经元的发育模式有高度相似性，在大多数器官中血管网和神经网的发育也是平行展开的，而且二者的发育过程是相互指导的。从解剖学的角度看，大的血管和神经在组织器官中多相伴而行，不仅是心血管组织，机体每个细胞都以不同的形式与邻近的神经组织有结构上的联系。

心脏的自主神经由交感神经和副交感神经组成。心脏的交感神经源自 $T_1 \sim T_5$ 脊髓侧角，通过白交通支，投射到颈上、中、下神经节和上胸部神经节，节后纤维经心上、中、下神经与胸心神经和心丛而分布于心房肌、心室肌及心脏传导系统。副交感神经发自延髓的背核和疑核，后经双侧迷走神经沿颈部两侧下行入胸腔，胸内神经节主要位于肺静脉、下腔静脉和左心房下部的交界处及房室沟的脂肪垫中，由此发出节后纤维进入心肌组织。交感神经促进心脏的正向变时、变力、变传导，包括增加心率和心肌收缩力，并增加房室传导性；副交感神经系统可以降低心率，抑制心室收缩及增加静脉容量。两者相互作用、相互依存，在高级中枢的调控下，共同维持心血管系统的电传导和血流动力学稳定。

从病理机制方面看，自主神经功能紊乱是心血管疾病发生、维持、向愈或恶化的最主要机制，不以此机制为主要干预方向的治疗是低效的，而以此机制为防治靶点则会给心血管疾病的防治带来较大的进步。

冠心病与自主神经系统

冠心病全称为冠状动脉粥样硬化性心脏病，指冠状动脉发生粥样硬化引起管腔狭窄或闭塞，导致心肌缺血、缺氧或坏死而引起的心脏病，是发病率最高的心血管疾病。其临床可分五型，隐匿型或无症状型冠心病、心绞痛、心肌梗死、缺血性心肌病、猝死。

21 世纪以前，大部分人认为动脉粥样硬化是胆固醇沉积疾病。21 世纪之后人们认为，血管细胞、血细胞及脂蛋白之间相互作用参与了这个过程。近些年又从肥胖及胰岛素抵抗的角度进行研究。但是该病的发病机制尚未阐明，有几种学说从不同角度进行了阐释。我们发现，自主神经紊乱在这几个学说中都有体现。

脂质渗入学说与心脏自主神经功能紊乱

　　此学说认为，血浆增多的胆固醇及胆固醇等沉积于动脉内膜，引起结缔组织增生，使动脉壁增厚和变硬，继而结缔组织发生坏死而形成动脉粥样斑块，他汀类药的治疗也肇端于此。但是我们认为这个学说是胆固醇沉积学说的延续，充分体现了西医机械论的哲学基础。脂质的增多不是脂质渗入血管内的充分必要条件，沉积的脂类不是动脉粥样硬化的原因，更像是结果，最多是整个动脉粥样硬化发生的中间环节。饮食不当可以导致血脂增高，但是我们在临床中发现不少患者饮食清淡，也会发生血脂异常。我们在制造高脂血症大鼠病理模型时发现，富含糖、脂肪的食物导致血脂异常大鼠的比例很低。因此，富含营养的饮食不能直接导致患者血脂异常，一定有其他因素参与这个机制。我们发现自主神经功能紊乱会引起或维持血脂增高，其中多与交感神经系统过度调动相关。交感神经系统过度兴奋可以直接降低消化系统的功能，另外也可通过减少消化系统的血供而影响消化系统。临床发现，血脂异常的患者多有交感神经过度兴奋的表现，若用降低交感神经兴奋性的方剂，在食谱不变的条件下可有效地降低血脂指标。短期效果不低于他汀类药物，长期效果优于他汀类药物。另外，前些年有些中医筛选了降脂中药以图降低血脂，如决明子、山楂、荷叶、大黄等。这种做法从原理上讲不通，没有按照中医原理遣方用药，而是运用西医的原理开的中药，从疗效看也不如西医的他汀类降脂药。中医降脂实证多用葛根芩连汤、小柴胡汤、半夏泻心汤等，虚证用理中汤、四君子汤、真武汤等，若辨证准确，均有不错的疗效。清实热法大抵可以降低过亢的交感神经系统兴奋性，补虚之法大抵可以提高消化道迷走神经的活跃度。若没有血管内壁（尤其是血管内皮细胞）的结构和功能破坏，脂类也不容易渗入血管壁内。所以，血管内皮细胞损伤是脂质渗入的主要启动环节，而自主神经系统的紊乱也参与了血管内皮的损伤。

内皮损伤学说与自主神经功能紊乱

内皮细胞是血液和血管平滑肌之间的一层半通透性屏障，可调节血液凝固机制，防止血小板黏附到血管壁，并且作为人体最大的内分泌器官，可产生并释放 NO、内皮素等多种生长因子和细胞因子。有人认为动脉粥样硬化是以内皮受损为开端的，各种刺激（机械性、低密度脂蛋白升高、高胆固醇、吸烟、毒素、病毒等）都可使内皮细胞结构和功能发生不同程度的损伤。这就会引发脂蛋白等沉积于内膜，引起血小板黏附、聚集等一系列病理过程，导致动脉粥样硬化的发生。近年来发现，交感神经功能亢进除了会直接导致血管内皮损伤外，还可以参与氧化应激、炎症反应等病理过程，间接破坏血管内皮细胞。

血管内皮细胞是覆盖在血管、淋巴管、内脏等心血管管腔内层的一层细胞。我们把它称为机体的第四张"皮肤"，也是最大的"皮肤"。皮肤不仅起屏障作用，也必然存在大量的感受器和效应器（或受体）。血管内皮也是如此，大量的感受器和效应器时时刻刻上传血液里的信息到中枢，经中枢整合后发出冲动到效应器，做出恰当的应答。虽然国际上有关这方面的研究极少，甚至是空白，但我们认为这是自主神经调控心血管的重要物质基础和基本的生理机制，也是心血管疾病发生的主要机制，更是防治心血管疾病的主要靶点，是个有极大前景的研究领域。

慢性炎症学说与自主神经紊乱

炎症机制贯穿了动脉粥样硬化病变的起始、进展和并发症形成的全过程，慢性促炎因素可通过慢性炎症过程导致内皮损害，内皮功能障碍致使 LDL-C 和炎症细胞进入内皮下形成泡沫细胞和动脉粥样硬化。过度兴奋的交感神经可以参与炎症的发生及维持，而迷走神经可以对抗炎症的发生。中医清热是通过抑制交感神经系统的兴奋性而达到防治炎症的作用，滋阴以清热则是通过提高迷走神经的兴奋性而达到抗炎目的。

综上所述，自主神经紊乱出现在几个有关动脉粥样硬化的学说中，说明自主神经紊乱应该在动脉粥样硬化的发生中占有重要地位，可能是该病发生的更深层的机制。

心源性猝死与自主神经系统

心源性猝死是一个多病因、多危险因素的疾病，是 65 岁以下成年人最常见的死因。症状表现为短期内发生的突发意识丧失及循环、呼吸骤停，死因多为心律失常和心肌梗死，或者先发生心肌梗死，后引起心律失常而导致猝死。

最近我们接诊了一位大面积心梗的中年男性患者。该患者没有高血压、糖尿病及高脂血症，也排除了心脏先天性的因素。

发生心肌梗死的主要诱因是连续熬夜工作，以及持续的精神高度紧张。西医常规治疗4年，仍频发心律失常，心功能3级。该患者并没有明显的冠状动脉硬化，发生心肌梗死的原因是冠脉痉挛，而引起冠脉痉挛的机制是严重的自主神经功能紊乱。我们开的处方为当归六黄汤，黄连、黄柏、黄芩清热，即降低交感神经的兴奋性，生地黄、熟地黄滋阴以泻火，兴奋迷走神经，黄芪、当归补气养血，用药两周后心律失常得到纠正。该患者自主神经功能紊乱引起了严重的心肌梗死，而且该紊乱一直存在。

严重的心肌梗死甚至可致心源性猝死，大多数存在着不同程度的冠状动脉粥样硬化，但是冠状动脉粥样硬化并不是心肌梗死、猝死发生的唯一主要因素。越来越多的研究证实，冠脉痉挛是引发重大心血管事件的重要原因。引起冠脉痉挛的主要因素是交感神经短时间的过度兴奋，重体力活动、情绪过分激动、寒冷刺激、暴饮暴食等是常见的心肌梗死诱发因素，它们都有一个共同的病理过程，那就是引起以交感神经过度兴奋为表现的自主神经功能紊乱。有尸检报告显示，非心脏病死亡的老年患者都有不同程度的冠状动脉粥样硬化；有心源性猝死的患者冠状动脉粥样硬化的程度不严重，有的甚至没有冠状动脉粥样硬化。说明冠状动脉粥样硬化与心肌不同程度的缺血不是充分必要关系。

总之，自主神经功能紊乱参与了动脉粥样硬化的产生及维持，是冠心病急性发作的主要因素，同时又是急性心律失常的直接原因。因此，我们应该把自主神经功能检测纳入心血管疾病的检查系列中，更应该把干预自主神经的方法用于防治心血管疾病。

2006 年，我们接诊过一位安装了起搏器的 64 岁老年女性患者。虽然安装了起搏器，但是患者频发胸闷、胸痛，同时伴有高血压。治疗半年后，血压正常，心脏诸多不适也消失了。有了自主心律，可以不依赖起搏器。因患者不耐受，摘除起搏器的手术未能完成，患者带着不工作的起搏器已生活了 16 年，回访身体尚健康。详细询问病史得知，退休、老伴生病、孙子出生等社会、家庭诸多事件同时发生，引起患者自主神经系统功能紊乱，诱发心律失常。用药半年大致有两个处方，一是李可先生的破格救心汤，二是温氏奔豚汤，其主要作用机理是纠正紊乱的自主神经。

部分研究证实，自主神经功能增强可能导致房颤。迷走神经介导的房颤与有效不应期缩短及不应期离散度增高有关，交感神经介导的房颤由心房肌细胞兴奋性增高和触发激动所致。交感神经激活可诱发室性心动过速，器质性心脏病引起的心律失常（如心肌梗死后）可能与交感神经分布异常有关。而迷走神经激活则可以拮抗室性心律失常。目前已有人将自主神经功能评估用于心源性猝死的预防。RR 间期变化可以反映副交感神经功能；QT 间期离散度可反映交感神经活动；心率变异性被认为是判断心脏自主神经功能活动的敏感方法，可作为人体自主神经活动的定量指标。

基于自主神经对心脏的调控原理，临床也推出了几种直接干预自主神经的疗法，以图治疗心律失常及预防心源性猝死。有左心交感神经切除术、肾去交感神经术、消融 Marshall 韧带、迷走神经刺激、脊髓神经刺激、颈动脉窦刺激等。这些方法有一定推广前景，但是我们并没有完全认识自主神经系统，武断而大胆地破坏某些自主神经组织有可能会为机体带来潜在的风险。另外，自主神经系统是包括高级神经中枢、外周神经、感受器、效应器的系统组织。只对某局部的周围神经进行干预，可能会事倍功半，不能达到预期疗效。心脏的自主神经紊乱，有可能是大脑的功能紊乱引起的，有可能是其他脏器疾病引起整体自主神经功能紊乱而在心脏有所表现，也有可能是心脏自主神经本身的紊乱所导致的。因此，仅对心脏自主神经进行干预是有局限性的。其中迷走神经刺激疗法是相对比较安全的自主神经刺激疗法，国际上于 1988 年最早开始用于癫痫的治疗，2008 年我国批准迷走神经刺激设备在国内上市。迷走神经刺激疗法始于癫痫的治疗，较其他疗法安全且有效。研究发现，该方法不仅用于癫痫的治疗，还可用于治疗抑郁症、孤独症、阿尔兹海默症，以及自身免疫性疾病、肥胖、心衰的非神经系统疾病。根据我们的研究，凡是有自主神经参与的疾病，这个方法都有应用的机会，而自主神经系统调控着大多数的组织器官，所以迷走神经刺激疗法的运用会越来越广泛。

在中医数千年的发展中，古人总结了大量可干预自主神经的方法。中医大夫一直和"气"打交道，关于"气"与神经的关系前文已有论述。无论中药还是针灸，都是通过对"气"的作用而达到治病防病的目的，都是通过影响自主神经系统进行的。中医的各种外治方法对神经的干预更直接、更一目了然。《刺激神经疗法》一书的作者柏钟扩先生是已故老中医孙惠卿先生的弟子，他们用刺激皮肤的方法干预自主神经系统，能治疗多种内脏疾病。耳穴的各种疗法的实际机制就是兴奋迷走神经……这些外治方法和西医的局部神经切除术比较，可操作性更好，且更安全有效。虽然刮痧、针灸、按摩等中医外治法没有神经的说法，但经络、穴位即使不是神经，其结构也和神经组织紧密联系，其治疗作用也和神经密不可分。关于中医外治法的科学原理，金观源先生的《临床针灸反射学》已有详尽的叙述。若中医针灸大夫能够充分熟悉神经解剖、生理、病理的知识，那么诊治的目的性会更强，针灸的疗效会得到更大的提高，针灸的治疗范围会有所扩大，大夫们的自信心也会得到提高。更重要的是中医积累了大量的针灸经验，这些经验来源于神经系统的人体实验，若加以挖掘，会对整个神经科学、脑科学有所帮助。

危险因素与自主神经系统

众所周知，高血压、糖尿病、肥胖、高脂血症是冠心病的危险因素，大量的研究也证实了它们是如何引起冠心病的。但是临床观察发现，即使很好地控制住了血糖、血压、血脂，大多数人仍会不可避免地发生心脑血管意外。一方面可能是冠心病难以逆转，还有可能是我们对冠心病的病因及发病机理认识错误。按照目前的认识，高血压、糖尿病、肥胖、高血脂会引起冠心病，即二者是因果关系。但是我们经思考及临床实践发现二者有共同的发病机制，除了因果关系以外，二者还有并列关系。

在高血压、糖尿病、肥胖的相关论述中，从病因、病理机制已说明了以交感神经系统过激为表现的自主神经功能紊乱是这些疾病发生、发展、维持的主要机制。本章同样表明，自主神经功能紊乱是冠心病、心律失常等心血管疾病的关键机制。因此，完全可以认为，不同原因引起的自主神经功能紊乱在心血管系统表现为高血压、冠心病、心衰、心律失常等，在代谢方面表现为糖尿病、高脂血症、肥胖等。当然，已形成的高血压、糖尿病与心血管疾病之间必然相互影响，进而形成更大、更复杂的紊乱。由此认识，我们对伴有高血压、糖尿病的心血管疾病患者的治疗就会和目前流行的治法不一样。除了控制血糖、血压外，若能积极干预它们的共同的病理机制——自主神经功能紊乱就有可能在少用药的基础上治疗得更精准且疗效更佳。

激素抵抗参与了自主神经功能紊乱的发生和维持。在讨论糖尿病和肥胖时我们谈到了胰岛素抵抗，在讨论高血压时我们把胰岛素抵抗的范围又扩大了，认为在高血压发生时调整血压的神经、内分泌激素、神经递质等也会因受体不敏感而产生抵抗，这诸多抵抗共同参与了高血压的形成机制。在此，我们认为自主神经相关激素抵抗是导致心血管自主神经功能紊乱的主要因素之一。前文提到肥胖是高血压、糖尿病、心血管疾病的危险因素。除了脂代谢紊乱以外，还因脂肪细胞的充斥导致激素的弥散距离增大而形成受体前原因的激素抵抗。另外，肥胖及肠道功能减弱引起的腹内压升高会破坏腹腔内脏器的受体环境，形成激素抵抗。

腹内压升高会通过膈肌上移、直接传递等途径引起胸内压增大，增大的胸内压除了影响心肺的活动度外，还会妨碍静脉和淋巴回流，必然会影响整个机体的血液循环，更重要的是影响组织器官相应的自主神经受体环境，进而影响受体的敏感性，导致自主神经抵抗。我们曾接诊过多例肥胖的心衰患者，中西医治疗乏效。一开始，运用补阴、补阳、利水等方法治疗，效果均不明显，基于阳明腑实证（即腹内压升高）的原理，我们开出了大柴胡合瓜蒌薤白半夏汤：瓜蒌、薤白、半夏、柴胡、黄芩、厚朴、枳实、酒大黄、肉桂、赤芍、茯苓。7 剂后心脏症状减轻，血压亦有所下降，我们已经把这种治疗思路广泛用于肥胖的心血管疾病患者。另外，消化道自主神经功能紊乱，尤其是肝脏自主神经功能紊乱会导致肝脏缺血及肝功能下降，会影响激素的及时清除，也会加重整体的自主神经功能紊乱。

肿瘤与心血管疾病

心血管疾病与肿瘤是全球死亡率较高的两大疾病，在肿瘤的治疗过程中，越来越多的患者同时合并了较严重的心血管疾病，我们发现不少肿瘤患者因心血管疾病去世。其中有的是因放化疗对心血管的毒性作用，有的是在患肿瘤的同时已经合并了心血管疾病。基础研究发现，心血管疾病与肿瘤在很多方面有共同的危险因素及基因表达。

关于肿瘤的发病机制，前文已经阐述了我们的观点，肿瘤的潜在发病机制是各级的信息调控紊乱，而自主神经功能紊乱无论是病因、还是病理过程的维持都是一个典型而主要的机制，它能解释多种有关肿瘤发生的学说和假说。若从自主神经功能紊乱的角度看肿瘤和心血管疾病的联系性，更有利于深入了解这两种重大疾病的病因和发病机制及其内在联系。以自主神经功能紊乱为代表的机体信息调控紊乱引起肿瘤的机理在肿瘤篇已有论述。由于对肿瘤和死亡的恐惧心理，一旦查出肿瘤，患者马上会产生强烈的心理应激反应；紧接的手术、放化疗会有手术损伤和放化疗毒副作用，会因患者的躯体负荷增大而产生应激。所以在肿瘤的诊治过程中，患者会承担来源于心理和生理的双重不良刺激而产生强烈的应激反应。应激反应多以交感过度亢进呈现，过亢的交感神经功能会诱发心血管系统疾病，已有心血管疾病基础的患者会加重病情。反之，若先患有心血管疾病，如上文所述，自主神经功能紊乱是心血管疾病发生的重要机制，加上循环功能下降，更容易诱发肿瘤的产生。另外，交感神经过度兴奋会降低免疫系统功能，而免疫系统是防止肿瘤产生的机体最后一道防线；因自主神经紊乱导致的免疫系统功能低下又参与了心血管疾病的慢性炎症过程。所以，从肿瘤与心血管疾病的相似性和联系性能说明自主神经系统功能紊乱在心血管疾病发生中的重要作用。

抑郁症与心血管疾病的共同病机

抑郁症是一种常见的心境障碍或情感障碍，其核心症状为情绪低落、思维迟缓、意志活动减退，还经常出现自主神经功能失调、睡眠障碍、反复出现的自杀念头及认知功能损害和躯体症状。全球约有 3.5 亿抑郁症患者，抑郁症已成为仅次于心脑血管疾病的全球第二大致残疾病。我国抑郁症人群约为 9000 万，每年约有 20 万人因为抑郁症自杀。根据我们的观察，当今社会每个人或早或晚，持续时间或长或短，症状或轻或重，都会经历抑郁状态。流行病学调查研究显示：高达 50 ％的心血管疾病患者均存在不同程度的抑郁状态，无论既往有无心脏病史，抑郁症可使因心血管疾病死亡的风险增加 2~4 倍。人们已开始关注抑郁症和心脏自主神经功能之间的联系。研究发现，抑郁症患者心脏自主神经功能紊乱主要表现为交感神经兴奋性增高而迷走神经兴奋性降低。但是少数患者或病程较长的患者也有的表现为交感神经兴奋性降低，抑郁的严重程度与心脏自主神经的紊乱程度呈线性相关关系。抑郁严重程度越重，其心脏的自主神经功能紊乱越严重。目前国际有关于此的研究有一定局限性。我们认为心脏的自主神经功能紊乱应该纳入整个身体的自主神经范畴内讨论。我们在临床中发现，心脏自主神经功能紊乱几乎不可能单独发生，往往与其他系统相伴或相继发生，如消化系统、呼吸系统、泌尿生殖系统等。

许多抑郁症患者就诊时，医患都没认识到抑郁症的存在，而是以心血管、消化道、呼吸系统等躯体疾病就诊和治疗。抑郁症与自主神经系统的关系更多地体现在情绪中枢和自主神经中枢的相互影响方面，或者说全脑功能紊乱的不同脑区的表现。毕竟脑科学研究已证实，任何脑区的活动都是全脑功能的体现。

抑郁症和心血管疾病联系起来讨论有利于从病因研究心血

管疾病。近一百多年来，心血管疾病发病率大幅度升高，除了饮食结构的改变、缺乏运动、环境污染等原因外，心理压力过大也是该类疾病发生的重要但容易被忽略的病因。在生产力提高、生活水平提高的同时，人类的生活压力也增大了。心理压力当然会导致各种各样的心理疾病，同样也会引起形形色色的生理性疾病，甚至有些生理性疾病的独立病因就是心理负荷过大。我们临床观察发现，肿瘤、免疫类疾病、心血管疾病都有确切的心理压力过大的经历，或有长期的焦虑紧张史，或经历了一次较大的心理创伤。目前国际关于这方面的相关研究大多集中在应激反应方面。应激反应是动物在长期进化过程中形成的有效的自我保护机制，正常的应激反应有利于动物个体生存及种族繁衍，过激和频繁出现的应激反应则是致病因素。在微生物、恶劣生存环境等应激源日益减少的今天，不良心理刺激引起的心理性应激却越来越多了。情绪调控中枢和自主神经调控中枢在结构和功能上存在密切的联系，情绪调控中枢的紊乱参与了自主神经系统的紊乱，进而造成基于自主神经功能紊乱的躯体疾病的发生。虽然有关这方面的研究取得了不少成果，但是我们的医务人员对相关的研究成果缺乏领会和重视。造成这种局面的原因主要有两个：其一是长期以来形成的对生命心理和生理的二元分类；其二，有关神经系统的研究有困难，神经系统的确很复杂，有人称大脑和宇宙一样复杂，对大脑的研究我们既缺乏理论工具，也缺乏技术工具。越来越多的研究显示，非神经系统的疾病与神经系统有关。可以说大脑属于身体，也可以说身体属于大脑。

把抑郁症与心血管疾病联系起来研究意义重大。可以填平心理疾病与生理疾病的鸿沟，摒弃生命的二元论哲学观点，带来的是我们对生命和疾病的进一步研究，想要提高对疾病的治疗水平，自主神经系统就是很好的切入点。对心理疾病的诊断不仅可以参考病人的主诉及各种心理量表，还可以引入可量化的自主神经功能检测；心血管等生理性疾病除了常规检查外，还应增加心理量表测试、自主神经功能检测，甚至大脑功能的检测。在治疗方面，抑郁症等心理、精神类疾病除了心理咨询、应用精神类药物外，完全可以引入针对躯体疾病的治疗方法，我们临床观察到所有的心理疾病患者都有不同程度的躯体症状。需要强调的是，中医自古以来除了已经失传的祝由法外，都是经作用于躯体的途径来治疗心理与精神类疾病的。如用承气汤、催吐法治疗精神病，更有丰富的针灸等外治方法治疗此类疾病。当然更应该运用心理咨询等方法参与躯体病的治疗，因为不健康的心理状态参与了躯体疾病的发生，而且一旦有躯体疾病的发生，便必然会影响患者的情绪，不良情绪会加重躯体疾病。从理论上讲，心理疗法可以治疗抑郁症，而抑郁症又与自主神经系统相关，自主神经系统紊乱又是躯体疾病发生的重要机制，因此心理疗法完全可以用于防治躯体疾病。我们在治疗包括心血管类疾病在内的众多躯体疾病时广泛运用调节中枢神经的柴胡汤系列，常用的是刘绍武先生的调神汤、柴胡加龙骨牡蛎汤及大柴胡汤，也运用治疗心血管疾病的破格救心汤。

从自主神经功能紊乱的角度研究心血管疾病，或者说从神经、大脑的方向研究躯体疾病，不仅能在对躯体疾病的认识和治疗上有所突破，这种做法还有更大的意义，能够从神经的角度正确解读中医，毕竟中医自古以来都在和精、气、神打交道，同时也能为中西融合提供正确的切实可行的交流之处、可摸得着看得见的结合之处、可具体操作的融合之处。

心衰与自主神经系统

心力衰竭是各种心脏结构或功能性疾病导致的心室充盈和（或）射血功能受损，心排血量不能满足机体组织代谢的需要，以肺循环和（或）体循环淤血，组织、器官血液灌注不足为临床表现的一组综合征。主要表现为呼吸困难、体力活动受限和体液潴留。慢性心力衰竭是心血管疾病终末期的表现和最主要的死因。急性心力衰竭是指心力衰竭急性发作和（或）加重的一种临床综合征，可表现为急性新发或慢性心衰的急性失代偿。虽然心力衰竭的治疗在不断进步，但心衰病人的死亡数仍在不断增加。

心力衰竭是心血管疾病终末期表现。若我们对心血管疾病发生的主要或基本机制没弄清楚，那么心力衰竭时机体的表现或机制会给我们提示。心力衰竭期间，交感神经系统和副交感神经系统之间存在异常失衡，多数表现为交感神经系统过度活跃，同时伴有迷走神经的过度活跃或抑制，若交感与副交感相互维系的系统崩溃则宣告不治。

西医认为心力衰竭严重则会导致患者死亡，但中医对此有分类，可分为亡阳死亡和亡阴死亡。亡阳证表现为：脉微欲绝，舌质淡白，口舌润滑，面色苍白，口不渴，畏寒肢冷，喜热饮，四肢厥冷，大汗淋漓，呼吸微弱，精神恍惚，神志模糊，血压低下或测不出。亡阴证表现为：脉虚数或细数无力，舌质干红，唇干齿燥，面色潮红，口渴，身热，喜冷饮，四肢温，汗出，气粗，呼吸浅短难续，精神烦躁或昏迷，血压稍低。中医对心衰的认识是从阴阳入手，亡阳证即交感神经系统衰竭，亡阴证即副交感神经系统衰竭。不仅观察到了阴阳的盛衰，还关注阴阳相互依存的状态，阴阳离决即是死亡。阴阳离决就是交感神经与副交感神经相互维系的张力丧失。

笔者的第一位中医老师卢尚岭先生善用大剂生脉饮治疗心衰，以补阴为主要方向，心衰时若副交感神经系统功能低下则通过补阴治疗，若交感神经系统过度兴奋则通过扶阴抑阳达到治疗目的。笔者的师父李可先生用破格救心汤救治心衰患者，疗效显著，已得到许多中医大夫和患者的认可。破格救心汤设计合理，四逆汤救阳，山萸肉、人参护阴，三石龙骨、牡蛎、磁石潜阳，麝香兴奋中枢，从中枢层面干预自主神经系统。我们查阅了古今善治心衰的大家的医案，大多从阴阳入手辨证论治，即从自主神经系统入手。

自主神经系统调控全身组织器官，用干预自主神经系统的方法也可以治疗其他系统的重症。2007年冬，我们到某三甲医院会诊一位肺部感染的老年男性患者。该患者因肺炎，发热住院1月，虽然用了最高级的抗生素，但仍高热不退，我们处以破格救心汤加小青龙汤合方，3剂后康复出院。我们的主要治疗思路是增强自主神经系统功能，恢复交感与副交感神经的稳定性。近20年来，我们用此法救治了不少难治的冬天易发的老年呼吸道感染患者。自主神经功能紊乱贯穿整个炎症过程，是决定向愈或恶化的基本机制，是中医抗炎的主要靶点。严重心衰相伴的呼吸系统、消化系统、泌尿系统等其他系统的症状，也不仅仅是通过血供影响，还有心衰时自主神经系统紊乱对其他系统的直接影响。破格救心汤临床应用广泛，非但救心，其他组织器官的危重症也有运用机会。基于自主神经功能系统是维持内环境稳定的主要部分，多数疾病都与它密切相关，即使其不是某些疾病的启动因素，也是主要的参与因素。中医的阴阳所指的就是这个系统，一切的补阴、补阳、救阴、救阳、抑阴、抑阳的方法都围绕于此。

综上所述，我们试图从中西医两个医学体系，从基础到临床等多方面阐述自主神经系统在心血管疾病中的价值，自主神经功能紊乱是心血管系统主要的病因和发病机制，它在很大程度上决定了心血管系统疾病的发展方向。心血管系统疾病的研究虽然取得了长足的进步，但是许多研究成果并没有有机融合在一起，太多的知识散点存在，缺乏对主要矛盾和矛盾的主要方面的重视。在面对心血管系统疾病时往往见招拆招的对症处理多，而分析归纳、抓主要病理机制的对因治疗少。碰到严重复杂、变化迅速的心血管疾病时显得尤为突出。

德国物理学家海森堡曾说过，我们观察到的不是自然本身，而是因我们的提问方式而暴露出的部分。同样，我们若从自主神经的视角去认识心血管疾病的病因、病理过程、症状表现、体征等，那么我们的认识与目前的相关认识肯定会不一样。毕竟目前的认识建立在结构的基础上，组织器官水平、细胞水平、分子生物学水平各层次的相关研究都把重点放在结构上。可能因为技术原因、思路原因，我们对组织器官的调控机制长期忽略，当然也忽视了调控系统在疾病发生中的重大价值，毕竟调控系统的主要部分不在该组织器官中。较之于结构，调控系统更能体现生命力，对高级生命系统而言更是如此。

自主神经包括高级中枢、低级心血管中枢、神经节、神经干、神经纤维及神经受体，或（和）感受器、效应器，而且它们组成了一个闭环，是一个巨大的网络系统，分布于全身。对心血管疾病自主神经功能紊乱的研究不能仅关注心脏的自主神经系统，这样做有些狭隘，应该把心脏自主神经放到整个自主神经系统中研究，这样才全面，可以避免不必要的错误。自主神经系统对心血管系统的调控，很容易重视传出神经对心血管系统的调节作用，信息的传入容易被忽视，有关研究也较少，但是传入途径在心血管系统的功能调节和结构维持的价值和传出途径的价值一样大，甚至这条传入途径在疾病的诊断和治疗中的价值更大。西医的有关研究结论是心脏自主神经紊乱，主要表现为交感神经系统的亢进，副交感神经系统相对不足，抑制交感神经、兴奋副交感神经可以有效治疗心血管疾病。不仅如此，在不同的心血管疾病或心血管疾病的不同阶段也会出现交感神经系统功能低下或（和）副交感神经系统过度兴奋。若出现这种情况，那么兴奋交感神经系统或（和）抑制副交感神经系统的方法就是合理的。也会出现交感神经与副交感神经都兴奋和都抑制（只是程度有差异）的状态，针对这类情况，就需要同时抑制或兴奋交感和副交感神经系统。任何疾病的自主神经功能紊乱可以表现为交感神经过度兴奋或抑制，也可以表现为副交感神经的兴奋与抑制。这些表现是交感神经与副交感神经共同形成的结果，而不是交感神经或副交感神经的绝对兴奋和抑制。若表现为交感神经系统的过度兴奋，可能有以下几种情况：交感神经系统兴奋，副交感神经系统正常；交感神经系统正常，副交感神经系统低下；交感、副交感神经系统都兴奋，交感神经系统的兴奋度大于副交感神经系统；交感、副交感神经系统都低下，交感神经系统的低下程度小于副交感神经系统。表现为交感神经系统过度低下也如以上几种分类，表现为副交感神经系统兴奋或低下亦如此。这方面中医有丰富的认识和治疗方案。我们讨论的自主神经还包括相关的内分泌系统，如肾上腺、甲状腺、下丘脑内分泌部等。神经系统和内分泌系统的结构和功能都有紧密联系，我们更愿意称内分泌系统为固化的神经系统，是神经系统的一部分。免疫系统和神经系统也有密切联系，目前医学界把这三个系统统称为免疫－神经－内分泌网络系统，它们以激素和受体共享的形式发生紧密联系，共同参与机体内环境的稳定。免疫系统有记忆、信息传递、免疫应答的功能，和神经系统的运作方式相似，我们又称免疫细胞为游走的神经元。自主神经功能系统障碍可能发生的三个环节，分别为中枢功能紊乱、外周神经被卡压、受体或受体环境的异常，这三个环节异常都有可能参与心血管病的发生。

　　自主神经系统为身体除骨骼肌以外的所有部位提供神经调控，不仅是心血管系统。因此，若自主神经系统的中枢层面出现异常，那么对全身的组织器官都会有影响；其他组织器官的疾病可以影响自主神经系统，进而对心血管系统产生不良作用，胆心综合征就是很好的例证。胆心综合征是由于胆道疾患所引起的冠状动脉供血不足、心脏活动失调及心电图异常的临床综合征。和胆心反射一样，它们的发生都是基于心脏和胆道自主神经之间的广泛联系,仔细梳理会发现不同组织器官疾病之间存在着不同程度的关系。它们之间大多没有结构和功能的直接联系,产生这种现象的原因大概是调控它们的自主神经从中枢到周围有不同层次的联系。反之亦然,心血管系统对其他内脏器官的影响不仅体现在血供方面,还可以通过自主神经系统发生影响。虽然国际医学界没有把自主神经功能紊乱当作心血管疾病的主要病理机制,但是不少的研究机构已经开始从不同方向研究自主神经系统与心血管疾病之间的关系。我国新疆医科大学汤宝鹏先生等人在这方面做了大量工作,并取得了不少开创性成果。有中医的提醒和提示,有中国哲学的底蕴,我国的医学科研工作者更有条件在许多新的医学领域取得开创性的成果,只是需要克服思维上的惰性和习惯性的拿来主义。

这样不仅会为我们提供心血管系统疾病的诊断思路,丰富我们对心血管系统疾病的防治手段,也可以用于对其他系统疾病的认识。借此,我们可能会打开一个新视角,从神经调控或信息调控的角度认识疾病,进而防治疾病,这样有可能形成新的医学观。当然,中医几千年来一直是这样做的。

心血管疾病的中医药防治

在气不在血

近几十年,有关心血管疾病的中医药研究主要集中在活血化瘀的方向上，国家投入了大量人力、物力，取得了不少研究成果，这些研究成果也得到了很好的推广。全国中医大夫治疗心血管疾病时大多会开出活血化瘀的处方，丹参、芍药、当归、川芎等活血化瘀药是出现频率较高的中药。从临床效果看，这些活血化瘀汤药和以活血化瘀药为基础的中成药大多与西药混合运用，单独应用其疗效并不十分理想。探究活血化瘀药研究的开端，会发现这类研究的理论依据是西医的循环理论，尤其是微循环理论。活血化瘀法在古代很长时间里都不是主要的治法治则，在中医八法汗、吐、下、和、清、温、补、消中并没有其位置。只是近几十年其在心血管病的治疗中被广泛运用，甚至成为主要方法。其不但运用在心血管疾病的治疗中，还广泛运用在其他疾病的治疗中。这种活血化瘀法一统江湖的现象极不正常，也不合理。滥用活血化瘀药是中医疗效不佳的因素之一，这需要我们中医界反思。

借用西医的理论研究中医药，活血化瘀是个很典型的例子，但绝不是孤立的事件，现在正在进行的大多数中医研究仍然沿用这种思路。基因研究流行，我们的中医研究就进行中药＋基因、针灸＋基因研究；蛋白质研究流行，我们就进行中药＋蛋白质、针灸＋蛋白质研究。我们的这些研究成果既不能解释中医，也不能丰富西医相关的基因和蛋白质等的知识。既创造不出有疗效的中成药，也不能指导我们的中医临床。

搞中医现代化研究或中医科学化研究的前提是必须遵循中医的基本原理，而满足这个前提的条件是必须明白中医的基本原理是什么。若不清楚中医的基本原理也没关系，我们就梳理古人防治疾病的用药规律，在总结古人用药规律的基础上，借鉴现代生物学的技术进行中医研究，而不能简单套用西医的理论。在《伤寒论》《金匮要略》防治心血管疾病的方法中，没有发现活血化瘀的思路，所谓的活血化瘀中药出现得也极少。即使有化瘀作用的处方也不是我们现代认识的样子，大多出现在防治其他疾病的章节里。在诸如下瘀血汤、抵当汤、抵当丸、桃核承气汤等著名化瘀方中，除了活血化瘀药外都用了推陈致新的大黄。从这些处方看，古人活血化瘀多用大黄。我们现在的活血化瘀法也没有遵守古人的活血化瘀思路，大多数处方是活血化瘀类中药的无逻辑堆砌。

医圣张仲景防治心血管疾病的处方分散在《伤寒论》《金匮要略》的许多篇章中，我们仅就《金匮要略·胸痹心痛短气病脉证治篇》探讨一下古人防治心血管疾病的思路。该篇共有9个处方，瓜蒌薤白白酒汤、瓜蒌薤白半夏汤、枳实薤白桂枝汤、茯苓杏仁甘草汤、橘皮枳实生姜汤、薏苡附子散、桂枝生姜枳实汤、乌头赤石脂丸、九痛丸。这9个方子在两千余年的时间里都在心血管疾病的防治中有不同频率的应用。但其中都没有现代所谓的活血化瘀药，基本都能归纳为行气药，甚至乌头、附子、吴茱萸、干姜、巴豆等都是峻猛的补气行气药。这些方子在用药方式上都很严谨、科学，譬如，乌头赤石脂丸和九痛丸都以蜜丸的方式给药，是中药治疗心绞痛、心肌缺血、心梗等严重心脏疾病的缓释片。有关中药给药方式的作用机理和意义，我们在前文有解释。

在古人对心血管系统的认识中，不是不重视可见的血管及血液，而是中国古人科学地认识到血液循环是需要气的调控的。古人认为，气为血之帅，血为气之母，在血液循环中，气起着主导作用，尤其是对动脉系统的运行。中医把切脉当作重要的诊断方法，切脉不仅可了解心血管系统的状态，而且能通过心血管系统了解全身的气血状态。气血可以分而言之，但在诊断治疗过程中古人言气必言血，言血亦必言气，甚至在中医中气的地位要高于血。因此，古代中医对心血管病的认识从气入手，甚至以气为主导就很合理了。《金匮要略》中的胸痹、心痛包括心脏、呼吸系统、食管及胃的疾病，还有胸壁的疾病（如肋间神经炎等）。我们曾经把古代典籍中的中医病名和现代的西医病名进行比较，这是学习中医、理解中医的重要途径之一，但不是全部。也许有人会诟病中医，说中医对疾病的描述过于简单笼统。若把西医的标准当作真理的尺子去衡量中医，确实能得出这样的结论。但中医的许多描述恰好体现了中医的基本原理，甚至较西医更先进。以胸痹、心痛为例，《金匮要略》的胸痹、心痛是对整个胸部疼痛的描述。当然有针对性，瓜蒌薤白白酒汤就是针对呼吸系统疾病的方子，乌头赤石脂丸治疗心肌梗死，九痛丸除了可治疗心脏外还可治疗食管及胃部疾病……呼吸系统、循环系统、消化系统按西医之划分属于机体的不同系统，它们的组织结构和功能有很大的差异，当然在相关疾病的诊断治疗上大相径庭。但是中医把心脏、肺、上消化道都归为"上焦"的范畴，它们的有关疾病在《金匮要略》中都放在胸痹心痛篇中是符合中医基本原理的。心脏、肺、食管、胸廓，乃至胸廓皮肤的自主神经调控是有密切联系的。以心、肺为例，心血管中枢与呼吸中枢在高级中枢层面有联系，在脊髓低级中枢有联系，在外周神经层面同样有密切的联系，只是在自主神经进入心脏和肺脏后才明显分离。支配组织器官的自主神经（包括传入和传出）不仅调控组织器官的功能发挥，更是维持其生理结构的最主要机制。那么对组织器官疾病的更深入认识就应该聚焦在调控它们的自主神经上。大多数组织器官的疾病都是先由自主神经功能紊乱引起的，即使物理性、微生物性损伤导致的组织器官疾病，自主神经紊乱即使不是初始原因，也是疾病全过程的重要参与者，其在很大程度上决定了疾病的发展方向。而"气"在大多数情况下都是对自主神经系统功能的描述，因此中医在"气"的层面认识疾病、防治疾病是很先进、很科学的。异病同治的物质基础在于此，不同组织器官的普遍联系在于此，身心统一的机制也在于此。可惜至今西医也没把注意力放在这个研究方向上，没有明确地从信息的视角看生命，仍在结构层面上下功夫。

在中医轰轰烈烈地研究活血化瘀法的同时，上海的沈自尹先生在老中医姜春华先生的指导下，从中医"肾"的研究开始，进行了心血管疾病的相关研究，他们是在总结了老中医临床经验的基础上，根据中医基本原理进行的研究。从研究思路到技术都是合理的，取得的成果也是得到了临床验证的，只是对中医界的影响没有活血化瘀研究的大。稍显遗憾的是，他们的研究多集中在对"肾阳""肾阴"的研究，以内分泌（即下丘脑－垂体－肾上腺轴）为主要研究方向，而没有把研究视野扩大到自主神经系统。

目前市场上流行的几种治疗心血管病的中成药有速效救心丸、丹参滴丸、苏合香丸、麝香保心丸等，虽然都有活血化瘀药的成分，但从中医原理看，起主要作用的恐怕不是川芎、丹参、三七等活血化瘀药的成分，而是冰片、人工麝香、苏合香、檀香、沉香等芳香行气药。即使川芎、三七、丹参等活血化瘀药有作用，但丸药的含量恐怕是不够的。从药物发挥作用的时间看，芳香类药物更像主角。芳香类药物可以通过气味，经由嗅神经传入直接兴奋中枢，亦可以通过呼吸道、消化道的味觉感受器，经过传入神经到达中枢，进而从中枢层面调节心血管系统的活动以达到治疗目的。许多基于活血化瘀生产的中成药，若没有诸多芳香类药的参与，恐怕也会大大降低其疗效。另外，据我们的研究，活血化瘀类中药也必须依赖其中的某些物质通过激活某些味觉感受器，从而干预"气"，即干预自主神经系统，才能发挥其活血化瘀的作用，而不是通过西医药理的途径发挥作用。

心血管疾病防治举隅

心衰

心衰是许多心血管疾病的最后阶段，虽然西医推出了不少技术和药物，但是心衰的治愈率很低，致死率较高。近 20 年，我们应用李可先生的破格救心汤治疗心衰取得了很好的疗效，有关破格救心汤治疗冠心病、心肌梗死、心衰的案例很多，可参照李可先生及弟子们的著作。我们对破格救心汤的认识是，它从活跃、稳定自主神经的层面治疗重症心血管疾病，也即从补阳、敛阳入手。如上文所述，心衰表现为心血管系统功能衰竭，但其核心都是心脏自主神经功能的衰竭，虽然有的表现为阳竭，有的表现为阴衰，但一定是整个心脏自主神经功能的衰弱。破格救心汤以附子、干姜、炙甘草组成的四逆汤补阳，以龙骨、牡蛎、磁石敛阳，高丽参、山萸肉滋阴敛阳，从阴阳的角度看，是阴阳双补，以补阳为重，即兴奋交感神经系统兼副交感神经系统。另外，小量麝香对中枢神经、心血管中枢和呼吸中枢均有兴奋作用。

我们临床发现，破格救心汤对大多数心衰患者有效，但也有一部分患者无效，甚至病情略有加重。2012 年左右，我们曾接诊了一位扩张型心肌病引起心衰的患者，该患者见面后第一句话就向我们提出不用附子，因为以前有大夫给他用过四逆汤类中药却没有效果。我们当时还倔强地开了 7 剂破格救心汤，虽然增加了化痰利水药，但仍然无效。这说明我们的辨证思路错误，只能另寻他法。之后我们用了木防己汤，患者反馈疗效明显，心律失常及下肢水肿都有改善。该方略有加减又用数月，患者心功能恢复较好，后因工作纠纷病情加重去世。自此，我们在木防己汤基础上又加入专门补阴的生脉饮，组成了除破格救心汤外另一首有效治疗心衰的处方。心衰偏阳衰的用破格救心汤，偏阴衰的用生脉饮合木防己汤。

2022 年 6 月，我们救治过一位腹腔肿瘤同时伴慢性心衰的老年女性患者，当时其全身水肿。虽然西医补充了蛋白质及电解质，也用了利尿药，但水肿仍不消。我们用了木防己汤化裁，方中药物有（木）防己、肉桂、人参、石膏、茯苓，1 剂后水肿消了一半，3 剂后在原方基础上又加了麦冬、五味子、半夏、生姜，又用 3 剂，共 6 剂中药后水肿全部消失，纳眠基本恢复正常。近几年，我们针对阴虚的心衰患者用生脉饮合木防己汤疗效突出。除了用四逆汤救阳、生脉饮救阴外，在救治心衰患者时多加化痰的瓜蒌薤白半夏汤，以及茯苓、泽泻、猪苓、车前子、葶苈子等利水药。我们的治疗思路并不仅是对症处理，化痰、利水等药可以减少细胞间过多的组织液，进而改善受体或（和）感受器的环境，提高它们的敏感性，从效应器和感受器环节提高自主神经系统的敏感性，增强它的功能，即不离干预"气"的宗旨。

我们常用的是破格救心汤和生脉饮合木防己汤，而麻黄附子细辛汤、真武汤、五苓散、苓桂术甘汤、桂附地黄丸、麦味地黄丸等处方对心衰的疗效也不错，都可以辨证加以应用。基于现代药理研究成果的治疗心衰的协定方多是活血化瘀药，疗效不明显，应该慎用。与传统治疗心衰的处方相比，协定方最是无效。另外，我们发现所有的心衰患者在颈椎、胸椎附近都有压痛点或皮下条索状物，并不限于心俞等传统与心脏相关的穴位。用针灸的方法作用于这些部位也会有明显的疗效，毕竟支配背部皮肤、皮下组织的神经在上传下达的传递过程中与心脏的自主神经有多环节的紧密联系。还有一些心脏病患者的病因病机是异常立体结构的脊柱直接卡压心脏相关神经，这时针灸、推拿等局部的外治方法就是对因治疗。

心律失常

西医对心律失常的分类较多。中医也是依照阴阳分类辨证论治的，阳盛即表现为交感神经系统兴奋为主的心律失常，常用泻火或（和）滋阴法。单纯阳盛者多用葛根芩连汤、泻心汤、半夏泻心汤，阳盛兼阴虚者多用当归六黄汤、黄连阿胶汤、知柏地黄汤等，阴虚而呈现阳盛表现的多用炙甘草汤、六味地黄汤、生脉饮等。阴盛即表现为副交感神经系统兴奋的心律失常，常用温补、温通加利水方。单纯的阳虚者多用四逆汤、麻黄附子汤、麻黄附子细辛汤，阳虚兼水湿者多用苓桂术甘汤、真武汤、桂附地黄汤、温氏奔豚汤等。阴阳俱衰者用破格救心汤、生脉饮合桂附地黄汤、全真一气汤等。虽然表现为交感神经系统过亢的心律失常多为快速型心律失常，表现为副交感神经系统过亢的心律失常多为缓慢型心律失常，但是中医治疗不能以心率快慢辨阴阳，而应四诊合参辨阴阳。譬如快速型心律失常，补阳法就有很多运用机会。

需要注意的是，许多焦虑、抑郁症患者有心律失常的表现，该类患者心脏没有大问题，心律失常仅是焦虑、抑郁的症状表现之一，不能把心律失常当作主证来治疗。随着焦虑、抑郁的改善，其心律失常也会恢复。这个现象当然从另一个角度也证实了心律失常的神经机制。

冠心病

我们观察到：在冠心病早、中期大多以交感神经过度亢进为主要病机。因此，直接抑制交感神经和通过增加副交感神经兴奋性，进而抑制交感神经的治法是治疗冠心病的主要方法。我们常用葛根芩连汤、泻心汤、半夏泻心汤、瓜蒌薤白半夏汤合小柴胡汤、瓜蒌薤白半夏汤合大柴胡汤等处方。抑阳或（和）滋阴法常用当归六黄汤、知柏地黄汤、小柴胡汤合四物汤等。

其中小柴胡汤合四物汤治疗更年期妇女的冠心病、心律失常尤为合拍，多数 7 剂内即可取得较好疗效。当然，冠心病后期或老年冠心病患者多有阴虚、阳虚或阴阳两虚的病机，可用破格救心汤、温氏奔豚汤、生脉饮、生脉饮合桂附地黄汤等。

需要我们重视的是，古今心血管疾病谱没有多大变化，但是不同心血管疾病的发病率是有较大差异的。古代风湿性心脏病、类风湿性心脏病及营养不良原因导致的心脏病比例大；而现代冠心病比例大，营养过剩引起的心脏病比例大。不能简单地套用古代处方，而应辨证运用。曾经有位不懂中医的养生专家向心脏病患者推荐猪肉加木耳的心脏病预防方，这个方子针对的是营养不良导致贫血、血红蛋白低、免疫力下降进而引起的心脏病。在营养过剩的今天，频用这种处方预防心脏病不但没有疗效，还可能会出现新的疾病，容易造成肥胖、高血压、高脂血症、糖尿病等代谢病，这些疾病都是心血管疾病的独立危险因素。

预防

上文我们从中西医两个医学体系把心血管系统疾病聚焦在自主神经系统，一切的诊断治疗都围绕这个展开，自然心血管系统疾病的预防也应该遵循这个原则。

正常的睡眠

根据我们目前的认识，睡眠与自主神经系统高度相关，二者互为因果关系。良好的睡眠既有益于自主神经系统的调节，又是自主神经系统功能正常的体现。睡眠时机体的内分泌系统、免疫系统活跃，也是神经系统处理信息的重要时段。养成良好的睡眠习惯有益于心血管系统的健康，有睡眠障碍的患者应重视，要考虑的不仅是睡眠本身的问题，而且是心血管问题影响自主神经，进而引起更多的机体紊乱，容易诱发和加重心血管疾病。

体育锻炼

运动是调节情绪的最佳药物。诸多研究表明非竞技性体育锻炼可以很好地维持自主神经系统的功能正常，对紊乱的自主神经系统有调整作用，《运动改变大脑》一书对此有详细描述。运动时的肌肉收缩和舒张可以通过挤压而增加静脉和淋巴的回流，进而减轻心脏的负荷并辅助血液循环。另外，有实验证实：健康的年轻人卧床一周就会导致心功能下降，而适当运动可以增强心血管系统的活力，任何心脏病患者都要重视体育锻炼。当然，中国传统的体育锻炼方法如站桩、太极拳、五禽戏、八段锦等较西方体育锻炼方法又胜一筹，尤其体现在对心血管疾病的正向影响上。除了西方体育锻炼方法的作用途径外，上述中国式的锻炼方法还可以直接作用于高级中枢，使交感神经系统与副交感神经系统更稳定、更平衡。中国式的锻炼方法能达到有氧运动加冥想的效果。我们对心血管系统疾病患者多推荐中国式的锻炼方法。

健康的饮食

我们研究发现，消化道与神经系统有十分密切的联系，消化道与大脑呈镜像关系。消化道是自主神经功能维持的重要因素，自主神经功能紊乱会引起消化道的诸多症状，临床上可以把消化道功能当作评价自主神经功能的重要指标。饮食是影响消化道功能的最直接因素。我们认为 20 世纪 80 年代初中国城郊人群的食谱是最合理的。关于饮食的量，我们建议按照《黄帝内经》的描述，胃满肠空，肠满胃空，不能胃肠都满。简单讲，就是每餐前应有饥饿感。

调畅心情

在现代社会，从儿童到老年人，普遍呈现慢性焦虑状态，青壮年人的焦虑指数更高。不良情绪是影响自主神经系统最直接、最主要的因素。所以，适当减少生活、工作压力，提高个人紧张焦虑的阈值，在心血管疾病的预防中就显得很重要了。

正常的睡眠、合理的饮食、规律的锻炼及调畅情志不仅可预防心血管疾病的发生，更是除药物之外有效的治疗方法，请注意，是治疗方法而不是辅助疗法。这些方法不需要花费什么，只需要认识这些方法，重视这些方法，并且持之以恒地运用即可。另外，这些有效的方法不需要花费，比各类所谓的保健品效果好很多，故说真正的预防疾病的方法恰如清风明月不需一钱买。

神经系统疾病
——脑外治脑

脑血管疾病

　　脑血管疾病的发病率、死亡率、致残率及再发率均高，是神经系统常见的疾病，与心脏病和恶性肿瘤构成了人类的三大死因。在我国，脑血管病的发病率和死亡率明显高于心血管病。全国每年新发的脑血管病患者多于 200 万人，每年死于脑血管病的患者为 150 万 ~200 万人。面对这一严峻的形势，除了运用现有的理论和技术对脑血管疾病进行预防和治疗以外，临床、科研人员更应该对这类严重疾病的病因和病理生理机制进行深入而有效的研究，因为难治病的背后一定存在认识的不足。我们在学习和运用中医理论技术防治脑血管病的过程中发现：中医对脑血管病有翔实的理论描述，虽然部分认识不及西医，但也有许多理论较西医的认识更深刻，古人总结了大量防治脑血管病的针灸与药物疗法。若能从理论和技术两方面深入挖掘，不但能提高我国防治脑血管病的水平，而且可以丰富国际医学界对脑血管病的认识，也极有可能会影响脑血管病的研究方向。

大脑特殊的解剖结构

中枢神经系统与其他系统相比，在解剖结构上有其特殊性。大脑和脊髓都处于坚固的骨骼包裹之下，脑组织和脊髓都浸泡在脑脊液中，脑组织与血液之间存在血脑屏障。同时具有水的保护和特殊屏障结构的是胎儿在子宫中发育时存在的，胎儿被羊水浸泡，同时具有胎盘屏障，可以保证胎儿在迅速发育的同时最大可能地不受外界的干扰，是胎儿健康发育的重要保证。而大脑的保护措施甚于胎儿，是中枢神经系统结构和生理功能的重要保证，也必然在中枢神经系统疾病中发挥有利或不利的作用。

颅骨及脊椎骨的存在可以有效避免外力对中枢神经系统的损伤，这是有价值的，但是在病理过程中也有不利的一面。由于颅骨不像结缔组织包膜有较大的顺应性和变形能力，且颅骨坚固，颅骨之间的连接也十分紧密，几乎没有变形能力，因此脑组织对压力的改变十分敏感。许多病理过程都易导致颅内压的升高，而颅内压升高又是许多脑部疾病的重要参与因素。颅内压增高是急性脑梗死的常见并发症，是造成死亡的主要原因之一，而降低颅内压则是治疗脑出血的重要任务。

脑脊液不仅是脑组织的保护层之一，还与血液循环系统、淋巴系统共同组成大脑的外环境，参与了大脑的营养供给及废物的排出，是大脑生理功能得以维持的重要保障，也是脑部疾病发生的重要基础之一。近几年有关大脑淋巴循环的相关研究是医学界的研究热点，虽然脑组织中没有经典的淋巴组织及淋巴循环途径，但是目前研究已部分证实大脑的组织液代谢十分活跃，而且与血液循环系统及机体其他组织器官的淋巴循环联系也极为密切。以往有关大脑淋巴循环的研究很少，可能除了有技术层面的困难外，更有研究思路的问题。目前有关脑血管病的研究大多集中在动脉系统，而忽视了静脉系统及淋巴循环。我们经研究与临床实践发现，在脑血管疾病中静脉系统及淋巴系统的价值不低于动脉系统，甚至在有些患者及患病的某些阶段它们的作用大于动脉系统。如果静脉及淋巴回流不畅，不但会直接影响脑组织的微循环，还可以通过压力传递等途径间接降低脑动脉的灌注。更重要的是，静脉及淋巴回流不畅及因此导致的颅内压增高是脑血管意外的重要因素。

颅内压增高是脑血管意外发生的重要病理生理机制

脑血管疾病的病因及病理过程和心脏及其他系统的血管疾病有相似之处，但更有其特殊之处。有关高血压、心脏病、糖尿病、肥胖、动脉粥样硬化等疾病与脑血管意外发生之间的关系及相应的防治措施在此不再赘述。我们想强调的是：静脉及淋巴回流障碍参与了颅内压增高的机制，应该充分认识它在脑血管意外发生中的作用；在此基础上的针对性治疗极有可能大大提高脑血管意外的防治水平。

无论脑梗死还是脑出血发生时，颅内压增高都是重要的病理机制。在脑血管意外的治疗中，降低颅内压是重要的治疗手段之一。西医常用甘露醇、呋塞米和甘油果糖等利尿药达到降低颅内压的目的，中医没有这些药物，但也有能有效治疗急性脑血管疾病的方法。我们在学习中医医案的过程中发现"通腑泻下法"是中医治疗中风（无论脑梗死还是脑出血）最常用且最有效的方法，大黄、芒硝等泻下药的运用率达80％以上。中医泻下法是治疗阳明腑实证的方法，既然泻下法在中医治疗急性脑血管病中有效且运用广泛，那么可推论出在脑血管意外发生时有阳明腑实证的存在。我们临床观察发现，大多数脑血管意外的患者都有不同程度的阳明腑实证，由于西医把注意力全放在了脑血管方面而忽略了此刻机体其他组织器官的改变，所以西医临床大夫普遍忽略了这一重要的病理过程。西医认为颅内压增高是由于脑出血、脑梗死引起的出血及脑细胞水肿形成的。但我们发现发生脑血管意外时的颅内压增高并非仅仅是这个机制导致的，还伴有腹内压、胸内压的增高，而且腹内压、胸内压增高参与了颅内压增高的发生。

脑血管意外发生时，不仅脑组织发生了病理性改变，整个机体都伴随着剧烈的变化，最突出或者研究最多的是脑血管意外引起的应激反应。虽然发现了此刻应激反应的存在，譬如消化道应激性溃疡等，但对脑血管意外引起的应激反应并没有引起足够的重视。依我们看，脑血管意外发生后机体存在两个病理机制，一是缺血缺氧引起的脑组织破坏，二是机体的应激反应，因此完全可以把脑血管意外的病理过程看作上述两个病理过程的叠加，而应激反应在其中的价值不可忽视，甚至在某些患者或某个环节中是亟须解决的主要病理机制。此刻发生的应激反应除了目前已知的各种神经体液因子的改变外，我们更想强调的是由此引发的腹内压升高。前文已多次提及应激发生时交感神经系统的过度兴奋，一方面会抑制消化道功能，另一方面可以引起消化道缺血，二者共同引起了肠蠕动减慢、肠管膨大，并引起腹内压升高。腹内压升高可以直接影响脊静脉回流，进而影响大脑的静脉回流；腹内压升高可以通过膈肌传递等途径增加胸内压，增大的胸内压会妨碍脑静脉及淋巴回流，多途径的静脉和淋巴回流受阻参与了颅内压的增高。依此原理，若运用泻下法，不仅可以防治应激性溃疡，还可以有效地降低颅内压，不仅是对症治疗，也是相对的对因治疗之法。更重要的是持续存在的腹内压升高可以引起消化道崩溃，是病情恶化甚至导致患者死亡的主要原因。

另外，任何脑血管意外均有明显的诱因，常见的诱因有体力负荷过大、不良的精神刺激、暴饮暴食或寒冷等环境刺激等。这些诱因都可以引起交感神经系统过度兴奋，引起动脉血管痉挛，血压增高；同时也会引起腹内压、胸内压、颅内压的增高，影响大脑静脉及淋巴回流。这些因素共同参与了脑血管意外的发生。也即这些诱因不仅影响了动脉，也影响了大脑的静脉、淋巴系统。虽然现在大多数的研究都集中在前者而忽略了静脉系统和淋巴系统循环异常，但是我们发现脑血管意外的发生都有静脉及淋巴系统的参与，甚至有些脑血管意外主要取决于静脉及淋巴系统。譬如，用力排便也是脑血管意外的常见诱因，其发病的主要病理机制是腹内压快速增大，妨碍静脉及淋巴回流，进而引起颅内压骤然增大。从脑血管意外的颅内压增高机制可以更充分认识脑血管意外发生的证候群，基于此的治疗方案除了可以有效治疗脑出血、脑梗死外，更能有效治疗常见并发症。

无论脑梗死还是脑出血，颅内压增高都是导致患者死亡的主要原因之一。西医有降低颅内压的措施，但是从发病机理的角度看，这类方法并不是十分合理，而且有水、电解质紊乱的风险。我们常用于脑血管意外急性期的处方是桃核承气汤的化裁方，临床实践证明此方可以通过降低腹内压，改善大脑的静脉、淋巴回流，进而降低颅内压。

发热

发热主要源于下丘脑体温调节中枢受损或并发感染。桃核承气汤化裁方对两种机制的发热都有效，可通过降低颅内压的机制促进侧支循环的建立，使未损伤的脑组织功能替代受损的脑组织功能并使其尽快修复，从而达到治疗中枢性发热的目的。脑血管意外患者急性期容易发生呼吸道、泌尿道感染。桃核承气汤化裁方可以通过降低腹内压，进而降低胸内压的方式改善肺脏的血液循环和淋巴循环，以及增大肺脏活动空间等途径治疗肺部感染，也可以有效治疗尿潴留和尿失禁，防治泌尿系统感染。

上消化道出血

上消化道出血是由于胃、十二指肠黏膜出血性糜烂和急性溃疡所致，有研究已证实是脑血管意外导致的急性应激反应引发的。桃核承气汤化裁方可以直接促进肠道蠕动，纠正胃肠道的抑制状态，促进其功能恢复，并减轻消化道组织结构的破坏。另外，该方可以有效改善应激反应，经降低应激反应的途径防止应激性溃疡的发生。

深静脉血栓形成和肺栓塞

深静脉血栓的危险因素主要为静脉及淋巴回流淤滞、静脉系统内皮损伤及血液高凝状态。由于静脉及淋巴回流受压力影响较大，故腹内压及胸内压增大会导致全身大部分的静脉及淋巴回流受阻，容易诱发深静脉血栓（尤其是下肢深静脉血栓）的形成。另外，急性期的强烈应激反应导致的交感神经系统过度兴奋参与了静脉系统内皮的损伤。肝脏是调节凝血、抗凝及纤溶系统最重要的器官，应激反应可以通过类似上消化道溃疡的机制影响肝脏的结构和功能，参与这个系统的紊乱。我们的临床实践证明，桃核承气汤化裁方可以作用于血栓形成的三个危险因素，防止深静脉血栓的形成，当然也能从源头防止肺栓塞的发生。

心脏损伤

脑血管意外合并的心脏损伤包括急性心肌缺血、心肌梗死、心律失常及心力衰竭，也是急性脑血管病的主要死亡原因之一。在救治脑血管病时，心脏损伤的病例时有发生，甚至可因此导致死亡。脑血管意外发生心脏损伤的主要机制是交感神经系统的过度兴奋。尽快纠正过度的应激反应是防止此刻心脏损伤的主要手段，桃核承气汤化裁方主要的目的之一就是治疗急性应激。

颅内压增高是脑血管意外急性期主要的病理机制之一，很大程度上决定了该病的转归方向，当然是大夫主要干预的对象。在恢复期患者已没有突出的颅内压增高表现，但是患者仍然存在着潜在颅内压增高的机制。众所周知，脑血管意外的恢复仍是一个世界难题，而且脑血管病的再发率也是极高的。除了降压、降脂、降糖、戒烟、限酒、积极治疗心血管系统疾病外，我们认为充分认识到颅内压增高在脑血管意外发生中的价值并加以干预，可以有效提高脑血管意外后遗症期的疗效，也可以降低再发率。

2011 年，我们曾会诊过一位 86 岁的脑梗死老年女性患者，该患者有长期高血压、冠心病史，腹大体胖，神志不清，发热，大便数日未行。我们处以桃核承气汤化裁方 3 剂，1 剂后排出大量恶臭粪便，发热渐退，神志有所恢复，患侧肢体功能大有改善，后出院回家治疗，间断服中药，至今仍健在。20 年间，我们参与了近百例脑血管意外患者的抢救，无论大便通与不通，在急性期多以泻下法为主要治疗原则。其目的是通过积极干预大脑的静脉系统及淋巴系统，改善它们的回流，改善脑细胞的外环境，进而降低死亡率，促进后遗症的恢复。在近千例后遗症期患者的治疗中，腹内压也是我们的主要关注点之一。实践证明，无论急性期还是后遗症期，依此原理治疗，较单纯的西医治疗疗效更好。

近年来，有人用干细胞疗法治疗脑血管意外后的脑损伤，从疗效看效果并不佳，尤其是远期疗效基本没有。干细胞疗法用于急性脑外伤引起的脑组织破坏还有一些疗效，道理也讲得通，但是对于自然发生的脑出血和脑梗死，这种疗法并无太大意义。因为自然发生的脑血管意外发病基础是大脑血液循环和淋巴循环障碍，若这个基础的病理机制不改变，再正常的干细胞也很难存活，更难发育成结构和功能正常的神经元。正如种子与土地的关系，正常的种子和土地环境是植物生长发育的两个基本条件，没有适当的土地环境，再正常的种子也不能发芽生长。若能积极改善大脑环境，即恢复血液循环和淋巴循环，患者就有可能康复，毕竟已经证实脑细胞可以再生。30 年前，笔者读硕士研究生时，常用于脑缺血相关研究的动物模型是健康大鼠的急性脑缺血病理模型，通过结扎健康大鼠的颈动脉或封闭椎动脉制造出来。该病理模型可以揭示脑血管疾病部分的发病规律，但是这类病理模型更类似人类急性脑外伤而导致的脑损伤，和自然发生的脑血管意外相差甚远。若用这类病理模型得到的相关认识去理解人类自然发生的脑血管意外，需要花很大气力去修正，但这个修正过程并没有人去做。若没有修正就用于临床，不但乏效，而且危险。

总之，颅内压增高不仅是脑血管意外急性期的主要表现和机制，也是后遗症期的主要病理机制，更是脑血管意外发生的重要基础条件。我们发现，颅内压增高的机制在发病前就已存在，只是由于机体强大的代偿能力而没有明显的临床表现，即使检测没有发现明显的颅内压增高，也不能说明颅内压增高的机制不存在，其更早的表现是大脑静脉及淋巴回流不畅。换言之，颅内压增高的机制贯穿于脑血管意外发生、发展、转归的全过程。

脑血管病的中医防治

发生脑梗死或脑出血后，病变中心部位脑组织已经发生了不可逆性损害。目前的诸多治疗是通过及时恢复血流和改善组织代谢，以防止脑组织持续破坏的扩大，有很好的治疗意义。但是脑血管意外已经发生后，除明确上述的治疗目的及防治并发症外，还应该及时转移治疗目标，促进脑功能的恢复。西医也在这方面做过许多尝试，但是仍没有明确统一的治疗方案。换言之，脑血管意外发生后脑功能恢复变成了主要矛盾或者矛盾的主要方面。由于任何脑区功能都是全脑功能的体现，神经元可以再生，不同神经元的功能可以替代等认识，完全有可能对已破坏的脑组织进行修复。

通腑法是急性脑血管意外的最重要治法

大脑的营养供给及废物排出依赖血液循环系统和淋巴循环系统。西医治疗的重点放在动脉系统，忽视了静脉系统及淋巴系统。通腑法可以通过增强肠道蠕动，一方面排出代谢废物，防止通过肠道重吸收导致自身中毒，另外可以降低腹内压，促进静脉及淋巴回流，不仅可降低颅内压，还可增强大脑的免疫功能，尽快降低大脑炎症反应。

通腑法的作用不仅如此，如上文所述，还可以缩短应激反应时间，降低应激反应强度，可以防治诸多脑血管意外的并发症。

通腑法可以有效调整凝血、抗凝、纤溶系统的功能。无论脑梗死还是脑出血，必然伴随该系统的改变，临床运用促凝及抗凝方案应该谨慎。脑梗死发生时，虽然有血栓形成，但是机体的抗凝及纤溶系统已调动，也即抗凝及纤溶活动已经强化了，不当的抗凝药物可以与活跃的该系统发生叠加效应，增大出血风险。同样，脑出血发生时机体凝血机制随之活跃，也会发生类似效应，因此在治疗脑出血过程中也容易发生脑梗死或心肌梗死。通腑法可以通过改善肝脏功能而整体调整凝血、抗凝、纤溶系统的功能，且较西医的相应治疗方法更安全。

常用的通腑处方有桃核承气汤、大承气汤、白虎汤合承气汤、大柴胡汤等。脑血管意外发生时大多伴随大便数日不通的症状，我们发现大便通与不通并不是是否运用泻下药的指征，而可以把腹内压作为是否运用泻下药的指标。腹内压升高就必须运用，个别患者腹内压不高，但应用泻下药也有明显疗效。

另外，体盛患者可直接用芒硝、大黄，体弱者可配伍附子、干姜、肉桂等温补药，属于温下法。

我们运用通腑法治疗脑血管意外急性期的目的绝非仅上述理由。前文已述，人体有四张"皮肤"：体表皮肤、消化道上皮、呼吸道上皮、血管内皮。这些"皮肤"除了发挥其经典的功能外，还分布了数量巨大的感受器和效应器，通过感受器时时刻刻把信息传入中枢，通过效应器对中枢指令做出恰当的应答，是维持内环境稳定的重要机制，是机体感知外界信息的主要途径，更是大脑结构发育和功能维持的重要机制，中医就是运用这个通道达到治疗目的的。泻下药可以通过刺激肠道的感受器兴奋中枢，也有促进大脑功能恢复的作用。针灸通过体表感受器兴奋中枢，也广泛用于脑血管疾病的治疗。急性期可强刺激素髎穴以达到促醒的目的，可通过十宣放血以降低血压，同时强烈的痛感也有促进患者清醒的作用。针刺在后遗症期的运用更加广泛，但诸多研究发现针刺患侧的疗效远逊于针刺健侧。这也充分说明了针灸的作用机理是基于正常的神经系统，针刺发挥作用的条件是机体尚正常的周围及中枢神经系统。另外，后遗症期康复训练的机理也与此相似，活跃肢体可以通过肌肉感受器作用于中枢，从而达到治疗目的。

芳香开窍药在脑血管意外中的价值

呼吸系统不仅在机体发挥呼吸功能，同时也是气味的主要感受部位，分布了大量气味感受器，是中枢感知气味的通道，尤其是上呼吸道。其中嗅神经是最长的神经元，可从鼻腔直达中枢。麝香、沉香、龙涎香、苏合香、冰片等芳香药物在中医治疗脑血管病中有广泛运用。在急性期，芳香开窍是治疗中风闭证的主要方法，通过气味传入通路刺激中枢，达到芳香醒神的目的，即使在后遗症期也可酌情运用。安宫牛黄丸是治疗急性脑血管病的经典中成药，其融芳香开窍与通腑于一方，故能有效治疗急性脑血管意外。其中麝香、冰片是芳香开窍药的重要代表，麝香多以人工麝香代替，冰片则广泛运用于芳香开窍中成药中。牛黄、犀角、金衣、朱砂、雄黄、珍珠可以直接刺激消化道，促进肠蠕动，虽然方中没有大黄、芒硝等经典泻下药，但诸药也有较强的通腑作用，与风引汤的作用机理相似。风引汤也广泛应用于脑血管意外急性期的治疗，其中寒水石、滑石、赤石脂、白石脂、紫石英、石膏、龙骨、牡蛎以直接刺激的方式作用于消化道，这些矿物质颗粒以类似"毫针"的方式刺激消化道，通过兴奋消化道，促进中枢的恢复。

开解法治疗脑血管意外

脑血管意外古人称为"中风"，唐宋以前多以"内虚邪中"立论，金元以后才主张"内风"之说。自古迄今，中医临床家有关此病的认识都有依据及运用价值，也均有不足之处。我们认为古代中医许多疾病的命名规则不统一，有的以病因为名，有的以病机为名，有的以症状为名……这给后人正确解读古人理论带来了不便，甚至会出现误读。譬如大小续命汤等诸多续命汤中有麻黄、桂枝，后人就认为古人用治外感的方法治疗脑血管疾病，并诟病古人用治外风的方法治疗内风。古人有时把风当作外邪，有时亦把风当作神经系统疾病。前者是从病因的角度看，后者是从症状表现的角度看。我们认为十余则续命汤方子绝不针对风寒等外界环境引起的脑血管病，其本身就是一种治疗脑血管意外的方子，当然可能在古代外界恶劣的气候环境是引起脑血管疾病的重要因素之一。如上文所述，无论什么原因导致脑血管意外的发生，已发生后患者的表现是中枢神经系统功能的障碍，治疗的主要目的是恢复神经系统的功能。麻黄、桂枝类药物可以兴奋神经系统，在发挥发汗除热作用的同时对中枢神经系统有刺激治疗作用。何况续命汤当中还有活血药、清热药、通腑药。孔伯华先生以麻黄配伍石膏为基本方治疗急性脑血管病，疗效明确，老先生的治疗思路可能源于大小续命汤系列方剂。若能同时从体表、消化道两个方向兴奋中枢，那么防风通圣丸等表里双解类方剂在中风的治疗中就有运用的机会。中医治疗急性脑血管病的思路就会得以扩展，疗效也会随之进一步提高。李可先生晚年中风后就是用《千金方》的续命汤煮散将自己治愈的。不能把麻黄汤、桂枝汤、葛根汤、续命汤等简单地看作治外感的处方，它们治疗外感的途径是通过干预发热中枢来实现的，此类处方可以兴奋大脑中枢，那么它们治疗脑血管意外就有理可循，有据可查。这不但可以解开这则千古公案，而且可以扩大开解类药物的应用范围。

治心以治脑

2017 年 7 月，笔者会诊了一位 78 岁的男性患者，该患者因大面积脑梗死昏迷了一个月。先予桃核承气汤化裁方 3 剂，药后排出大量恶臭粪便。又予破格救心汤加瓜蒌、薤白、半夏、麝香 7 剂后患者苏醒，能认出家属，虽然生活不能自理，但能进行简单交流，在此状态下又存活了 5 年。这个病例的成功之处除了通腑泻下、芳香开窍的作用外，还有通过提高心脏的功能而加强脑部的循环。初诊时患者血压维持在 110~120/70~80mmHg，对于一个正常人来说是标准血压，但对于一个老年人及希望脑功能有所恢复的患者来说太低了，在服中药的同时，我们要求主管大夫把患者血压维持在140~150/80~90mmHg。中风发生时大多数患者的血压增高，太高的血压需要控制，太低则需要提高血压，因为大脑灌注不足不利于脑组织修复及功能的恢复。

脑血管是心血管系统的一部分，在脑血管意外急性发作时，大脑损伤、脑功能障碍，以及因此带来的整个机体变化是主要病理过程，与其他组织器官的急性缺血缺氧相比有其特殊性。即使有其病理过程的特殊性存在，但大多数减少脑组织坏死、促进其功能恢复的手段都依赖于心血管系统，所以在急性脑血管意外的治疗措施中大多是通过直接或间接干预心血管系统以达到治疗目的的。譬如，严重的脑血管意外出现中医所描述的"脱证"时，就可以运用人参、附子类方剂，如白通汤、四逆汤、破格救心汤等，而这类方剂的主要作用就是强心。预防脑血管病的重要手段之一就是积极治疗心血管系统疾病；后遗症期的治疗除了运用芳香开窍、通腑等的药物及针灸、按摩外，很重要的就是干预心血管系统，维持大脑正常的血流灌注。在后遗症期广泛运用的补阳还五汤就是通过直接强化心血管系统的功能来治疗的。

脑血管病中的阴阳偏盛

如心脏病篇所述，自主神经功能紊乱几乎贯穿了心血管疾病发生、发展、转归的全过程。在脑血管病发生前，多数患者存在不同程度的自主神经功能紊乱。自主神经功能紊乱是高血压、动脉粥样硬化等脑血管病的危险因素。因此在脑血管病的预防中，应该把自主神经状态作为重要的检测指标之一，把干预自主神经功能紊乱当作预防的重要措施。在急性脑血管病发病的诱因中，不良情绪刺激所占的比例最大，且所占比例有逐年增高的趋势。不良情绪刺激通过快速加重自主神经功能紊乱而诱发严重脑血管病的发生，多数以交感神经系统过度亢进为病理机制。所以在脑血管病的预防、急救及恢复期治疗中，应积极干预紊乱的自主神经系统。我们常用当归六黄汤、柴胡加龙骨牡蛎汤、小柴胡汤等治疗交感神经相对亢进的自主神经功能紊乱，用四逆汤、麻黄附子细辛汤、桂附地黄汤等治疗副交感神经相对亢进的自主神经功能紊乱。

中枢神经系统感染性疾病

中枢神经系统感染性疾病是病原微生物侵犯中枢神经系统的一类疾病，病原微生物包括病毒、细菌、真菌、螺旋体、寄生虫、立克次体和朊蛋白等，多数引起脑实质、被膜及血管的急性或慢性炎症性改变。虽然现代医学对中枢神经系统感染性疾病的诊断和治疗有了长足的进步，但是以脑炎为代表的中枢神经系统感染仍是神经科的急难重症，甚至临床上50％左右的脑炎病例没有发现明确病因，而且少数患者可遗留不同程度的认知障碍、癫痫、瘫痪等后遗症。

2009 年左右，笔者曾到某三甲医院会诊过一位昏迷 1 个月的年轻女性患者。该患者不明原因发热后昏迷，经三家医院诊治，抽过三次脑脊液，该院又组织全院大会诊，仍没有明确诊断，临床只能按病毒性脑炎处理。全身 CT 检查发现腹部畸胎瘤，怀疑与其昏迷有关，但手术摘除后患者仍处于昏迷状态。我们见到患者时发现她的症状表现与《曹颖甫医案》中记录的一则医案很相似，就处以白虎合大承气汤的处方：知母、生石膏、炙甘草、粳米、酒大黄、芒硝、厚朴、枳实。下午4点会诊，傍晚7点煎好药，患者不能主动饮食，均通过鼻饲给药。傍晚7点和晚上10点各服一次，次日早晨再服一次，一剂药分3次服完。上午收到主治大夫的短信，告知患者已苏醒，在全院引起了不小轰动。后用大定风珠化裁7剂收尾，患者一周后出院。虽然到患者出院也没有明确诊断，但并不妨碍中医的救治，因为中医的辨证治疗体系与西医不同。

大部分患者患中枢神经系统感染性疾病后的第一选择都是去西医院，我们没有独立诊治过，大多是到医院以会诊的形式参与救治。近20年来，我们参与了不少该类患者的救治，发现通腑泄热法能补西医的不足，轻则缩短病程，重则可因运用中药而使患者转危为安。我们认为中医治疗中枢神经系统疾病不是西医可有可无的补充，中医对该病的认识有独到之处，自然会有显著疗效。

重视颅内压增高

中枢神经系统感染性疾病引起的颅内压增高，虽然不如急性脑血管意外表现得那么突出，但也是存在的。常见的原因是脑组织的炎症反应，脑细胞的炎性水肿可以引起颅内压增高。严重的感染（尤其是大脑的感染）也是强烈的应激源，会引起机体的应激反应，如上文反复阐述的那样，任何应激源引起的应激反应都可以导致胃肠道功能障碍，进而引起腹内压升高，增高的腹内压以及因腹内压增高而引起的胸内压增高都会影响大脑的静脉及淋巴回流而引起颅内压增高。此刻增高的颅内压会影响抗病毒等药物的疗效。增高的颅内压及下降的静脉、淋巴回流会影响大脑的灌注，虽然有些药物会透过血脑屏障，但会因为大脑的灌注下降而影响药物进入大脑的有效量，使药物的疗效大打折扣。

任何药物都不能替代机体的免疫系统，尤其是对于感染性疾病而言。或者说，药物与自身的免疫功能共同清除病原微生物。近年来的研究证实，大脑的淋巴循环是大脑免疫活动的重要承载者，中枢神经系统感染过程中多数阶段均有淋巴回流障碍。虽然大脑对某些微生物有易感性，但是任何局部的感染严格讲都是全身的感染，只是在某些局部表现突出而已。无论生理状态还是病理状态，大脑的免疫系统均是整个机体免疫系统的一部分。消化道占机体免疫功能的 80% 以上，通过活跃消化道的方法可以提高整体的免疫功能。另外，据观察，大多数的中枢神经系统感染性疾病都伴随消化道不同的症状表现，若消化道症状持续太久，其黏膜屏障功能下降则会引起消化道菌群入血而导致菌血症，给抢救带来很大困难，甚至是有些患者不治的主要原因。

通腑泄热法可以有效降低颅内压，提高抗病毒等西药的疗效；纠正低下的大脑静脉及淋巴循环，提高大脑自身免疫功能；活跃消化道不但可以提高整体免疫功能，而且可以预防严重菌血症或败血症的发生。这些作用是目前西医所忽略或认识不足的，也是目前西医治疗方法无法达到的治疗作用。

2019 年 8 月，我们曾到某三甲医院会诊一位重症感染的中年男性患者，该患者因不明原因高热住院近两月，辗转两家三甲医院 ICU，下了数次病危通知，并邀请过全国知名的传染病专家会诊，最后诊断为病毒、细菌、真菌多重感染。我们见到患者时，人工肺、人工肝都已运用上了。询问病史，发现该患者游泳，喝啤酒后发病，我们诊断该患者发病初期可能是病毒感染，细菌感染和真菌感染是继发的，而且是医源性的。细菌感染可能是院内感染所致，而真菌感染可能是过用抗生素引起的。四诊合参，我们认为经过近两个月的治疗，邪在正气已虚，以免疫功能为代表的正气不恢复，抗病毒、抗细菌、抗真菌的药物就很难治愈，而且过量的药物会破坏人体内环境。我们开了 3 剂四逆汤加人参，患者服药 2 剂后全身起了皮疹，同时体温逐渐正常，各种化验指标均改善。西医主治大夫认为是中药过敏，不论是否是中药过敏，患者很快恢复，一周后出院，能到我们的诊所面诊，用药一周后完全康复。按中医诊断，该患者可能是麻疹，可能是自然发展，也可能是过度治疗而导致的麻疹内陷。麻疹内陷于中医而言是危候，四逆汤等温补托透法是救治这种危候的主要方法之一。我们并不否认抗病毒、抗细菌药物的强大作用，临床观察这类西药的作用对小儿、老人等体质差的患者作用不如预期。换言之，这类药物发挥作用也有赖于机体正常的免疫功能。另外，我们反复强调感染性疾病不是病原微生物的"独舞"，至少是微生物与人体的"双人舞"，甚至在疾病全过程的某些阶段是人体的"独舞"，与病原微生物的关系反而不大了。西医常将激素作为机体的免疫强化剂用于感染性疾病，并在许多感染性疾病的治疗中发挥了很大作用，它的作用也体现了治疗感染性疾病并不直接针对病原微生物的思路，但激素有明显的副作用且针对性不强。中医有丰富的增强正气（包括免疫功能）的方法，如补阴、补阳、补气、补血、补肾、补脾等，中医的方法很少有副作用而且针对性强。

2022 年 8 月，笔者在某医院会诊了一位年轻女性患者，该患者在郊区进行岗前培训期间出现高热、呕吐，入院初步诊断为病毒性脑炎，经过常规治疗 1 周，每天仍傍晚高热达 40℃，患者因恐惧腰椎穿刺，故请中医会诊。我们的处方是四逆散合五苓散，用药有柴胡、枳实、赤芍、炙甘草、肉桂、生白术、茯苓、泽泻、猪苓、生石膏。1 剂后退热，3 剂后出院。大脑中虽然没有经典的淋巴组织，但脑与脊髓处于脑脊液的包围中，这是脑和脊髓中淋巴循环的一部分，和其他淋巴组织共同承担了中枢神经系统的免疫行为。若要干预大脑的免疫功能，则大脑的淋巴循环就是很重要的切入点。该患者岗前培训导致紧张疲劳，降低了整体免疫功能。紧张应激导致消化道功能下降，引起腹内压升高，腹内压升高能影响大脑的静脉、淋巴循环，导致大脑局部免疫功能下降，此时若有病毒侵入，就易引起中枢病毒感染。以上处方中四逆散降低腹内压，五苓散加强整体水代谢，通过促进脑淋巴循环，增强中枢的免疫功能而达到治疗目的。

通腑泄热法、行气利水法是我们治疗中枢神经系统感染性疾病的常用方法。发病早期有太阳表证的可用开解法，常用葛根汤、麻黄附子细辛汤。病情迁延，抗病毒治疗乏效或体质虚弱的患者多有气阴的消耗，由于西医的措施能及时补充水和电解质，能解决阴虚问题，但对气和阳没有干预，所以多呈气虚或阳虚证。中医治疗就应专事温补，类似中医的"甘温除热法"，可用四逆汤、参附汤、生脉饮合桂附地黄汤等。

周围神经系统感染性疾病

面神经炎

面神经炎俗称"面瘫"，是一种常见的周围神经感染性疾病。病侧面部表情肌瘫痪，前额皱纹消失，眼裂扩大，鼻唇沟平坦，口角下垂，面部被牵引向健侧。目前病因不明，患者面神经外膜可以发现单纯疱疹病毒，也有发现面神经管内骨膜处炎性水肿压迫面神经，导致供血不足而引起面神经损害的。对此病中医有丰富的治疗方法，可用药，也可用针灸或药物外敷，中医对面神经炎的治疗较单纯的西医治疗效果更好。

我们发现，多数患者在发病前都有面部受风、受凉史，这个诱因是西医所忽视而中医重视的。西医认为是病毒感染，自然界的风不可能把病毒吹到机体中，并因此诟病中医认为的"中于风"，也即自然界的风可以致病的说法。但事实证明中医用祛风散寒的开解法治疗此病是有效的，对此病的认识也较西医更为深刻而全面。受风、受凉时面部血管收缩是机体的正常生理反应，但是长时间的动脉血管收缩会引起局部的血供减少，静脉和淋巴管也有相应收缩，影响静脉与淋巴回流，这共同导致了局部的灌注下降，引起局部免疫功能下降，免疫功能下降会诱发病毒增殖，依此观点，病毒增殖仅是该部位的诸多改变之一，而且可能不是主要变化。受风、受凉后局部汗腺分泌下降，而上皮细胞的外分泌功能不仅参与体温调节，更是维持局部环境的基础机制之一。受凉、受风会通过影响局部的血液循环、淋巴循环及上皮细胞的外分泌功能而改变局部的环境，局部环境的改变又可以影响该部位的所有组织细胞，当然也包括神经纤维。另外，面部局部受风、受凉不均会引起肌肉间张力的不平衡，就有可能引起异常的神经纤维牵拉而加重神经元的损伤。

我们常用麻黄附子细辛汤合五苓散（附子、细辛、麻黄、肉桂、生白术、茯苓、泽泻、猪苓）治疗面神经炎。麻黄附子细辛汤开表发汗，促进动脉系统循环，活跃交感神经系统，即中医的温通气血、解表发汗作用；五苓散促进淋巴循环，活跃机体水代谢，加强血液循环和淋巴循环，打破局部僵滞状态，局部环境改变了，受损的神经自然会得到恢复。较西医的激素疗法和抗病毒疗法全面且迅速。

面肌痉挛

面肌痉挛是以一侧面部肌肉阵发性不自主抽动为特点且无其他神经系统阳性体征的周围神经病。病因不明，多数学者认为本病与面神经通路受到机械性刺激或压迫有关，其中以血管压迫出现较多。除了药物治疗外，西医对于血管压迫所致的面肌痉挛采用了微血管减压术。我们曾接诊过微血管减压术后脑部感染的患者，也接诊过做过微血管减压术后再发病的患者。说明这种理论可能有问题，基于这种理论的手术方法疗效不确切，且有颅内感染的风险。微血管减压术是在颅内血管与面神经之间放置一个特殊的垫子，以减少血管对神经的压迫。有一个问题需要关注，神经与血管的解剖关系成年后不会有改变，发病前后二者的解剖关系不应该有太大差异。我们 2005 年治疗了第一个面肌痉挛的患者，西医药物治疗控制不佳，又畏惧手术，于是求治中医。四诊合参，诊断为阳虚水泛证，用真武汤：附子、白术、赤芍、茯苓、生姜。该方的作用是温阳利水，14剂后痊愈。西医研究证实，血管压迫面神经，血管搏动可使面神经发生异常的神经冲动。我们认为血管与神经之间的解剖关系问题不大，有可能的改变是血管与神经间质中水分含量增大了。间质组织的水分含量增大才可以放大机械力的传递。所以面肌痉挛所观察到的血管对面神经的压迫背后有一个机制存在，即"脑子进水了"。脑中含水量增大，增大的原因可能与脑的淋巴循环障碍有关。据此认识，我们随证运用治水方，如苓桂术甘汤、真武汤、金匮肾气丸、五苓散等治疗面肌痉挛疗效很好。另外，在我们治愈的面肌痉挛患者的治疗后期，许多出现了体积较大的类似痤疮的疱疹，分布规律符合面神经的走向。这给我们提醒，血管压迫面神经可能不是唯一的解释，面部环境的改变也有可能参与了面肌痉挛的发生。另外，详细询问病史发现，许多患者有明显的受凉、受风史，有的坐车吹风，有的汗出后吹空调等。在面神经炎章节里我们论及风、冷等外部因素可通过影响局部血液循环、淋巴循环及上皮外分泌功能而引起局部环境的变化，变化的环境可以直接损伤神经纤维的结构，也可以引起病毒感染，间接损伤神经纤维。在面肌痉挛的发生中，这些因素虽未导致神经纤维的损伤，但会影响神经纤维的稳定性而参与面肌痉挛的发生。根据这个认识，我们对该病患者以开解与利水合用，常用方剂为麻黄附子细辛汤合五苓散，实践证明疗效明确。

受中医"水气"理论的启发，结合我们的临床观察，加上西医有关神经系统水通道蛋白的研究，我们有个推测，即周围神经不仅负责信息的上传下达，可能也参与了神经系统的水循环，尤其是周围神经的水循环。也即周围神经不仅是机体的信息通道，可能也是中枢神经系统的水通道，是中枢神经淋巴循环的一部分。若此假设成立，那么对神经系统疾病的研究可能又增加了一个新方向。

抑郁症——"围魏救赵"治抑郁

抑郁症是一种全球性的常见病，据估计，全球有 3.5 亿抑郁症患者，每年因抑郁症自杀死亡的人数高达 100 万人。目前，抑郁症已成为全球疾病负担之首。另外，多数人一生中都会经历抑郁状态，过程或长或短，时间或早或晚。在抑郁症发生率和致死、致残率不断增高的形势下，我们的治疗手段显得匮乏，治疗效果欠佳。虽然不断推出新技术、新药物，但对抑郁症的防治效果却难以令人满意。

抑郁症的表现

心境低落、兴趣丧失和愉悦感缺乏是抑郁症发作的核心症状。患者自觉思维迟钝、联想困难，常伴有记忆力减退、注意力不集中，出现负性认知评价，对过去、现在、未来采取悲观消极态度，常有自责观念，甚至出现自杀行为。患者多表现为沉默寡言、被动、动作缓慢、活动减少，不能胜任日常工作，生活自理能力下降。严重的抑郁症患者可伴有幻觉、妄想等精神病症状。抑郁症的症状也是其诊断依据，大夫通常通过其临床表现作出诊断。抑郁症多以其中枢神经系统功能紊乱为表现，患者也主要为其症状所苦。

越来越多的证据表明，抑郁症的表现绝不仅体现在大脑功能的紊乱，也有其丰富的躯体症状，甚至有些患者突出的躯体症状掩盖了情感症状。我们曾接诊过一位抑郁症患者，其可谓是"名医杀手"。这位年轻的男性患者求治过 40 多位全国名中医，均无明显疗效。该患者的突出症状是变化多端的躯体症状：游走性的全身不适、间断发作的消化道症状、长期存在的慢性前列腺炎……其中个别大夫也将其诊断为抑郁症，但患者否认。我们明确诊断为抑郁症，并按抑郁症的治疗原则治疗，患者诸多症状明显好转。我们还接诊过一位主诉为腰痛的老年男性患者，该患者腰骶部位疼痛，疼痛时轻时重，甚至影响生活。西医影像检查显示有腰椎问题，但影像学的改变与患者的疼痛症状不符。我们按常规腰痛进行中医处理无效，怀疑该患者的腰痛是抑郁症的表现。按照抑郁症的治疗方法治之，而后患者的腰痛症状大为缓解。最近我们接诊了一位中年女性患者，该患者频发心悸伴窒息感，西医心电图及心脏彩超检查无明显异常改变。详细询问患者什么情况下症状最严重，最近生活、工作有无明显的改变。患者回顾，最近陪女儿练车，练车结束后症状突发。我们将其诊断为焦虑症，处方为柴胡加龙骨牡蛎汤，7剂后症状消失。抑郁症与焦虑症的病因病机有相似之处，是共病关系。我们日常门诊中每天都有几位此类患者。这类患者有明确的躯体症状，但西医检查没有明显异常。即使检查稍有异常，也与其症状表现不符合，因此这些患者往往会找中医大夫治疗。若中医大夫不能诊断出抑郁症，而是按照普通的躯体疾病治疗，或简单地对症处理，那么疗效会很差。这类患者在中医门诊患者中有一定比例，应引起中医大夫重视。

睡眠障碍、食欲下降、体重下降（近1个月体重减轻5%以上）是抑郁症最常见的躯体症状，通常把这三者当作抑郁症发作的生物学症状。但是抑郁症的躯体症状还有很多，如排便规律的改变、性欲减退、闭经、腰酸背痛、肌肉疼痛、头痛、尿频、心悸等。也就是说，从症状表现来看，抑郁症的突出表现是情感症状，但是也有其丰富的躯体症状，几乎涉及机体的各个组织器官。

病因与发病机制

遗传因素

抑郁症有家族遗传倾向，患者双亲、同胞、子女中患抑郁症的比例明显高于普通人群。研究显示，2、12、15号染色体与焦虑症、抑郁症相关。多数疾病的发生是基因与环境共同作用的结果，而且环境因素的权重要远远大于基因因素。抑郁症也不例外，基因决定了患者抑郁症的易感性，而环境是抑郁症发病的触发器。

社会心理因素

所有抑郁症患者发病时都存在一定的社会心理因素。人际关系、家庭、健康、工作和经济状况的负性或应激事件会引起抑郁症的发生。儿童时期的不良生活事件可以导致儿童抑郁症的发生，即使没有随即发生抑郁症，也会增加成年后罹患抑郁症的风险。

神经生物学因素

神经递质：去甲肾上腺素和 5- 羟色胺等单胺类神经递质紊乱是目前抑郁症发病机制的主要学说，近来又发现多巴胺、γ-氨基丁酸、阿片类物质、生长激素释放因子等也可能参与抑郁症的发生。神经 - 内分泌：研究发现，抑郁症患者下丘脑 - 垂体 - 肾上腺轴、下丘脑 - 垂体 - 甲状腺轴、下丘脑 - 垂体 - 性腺轴都会有不同程度的改变，但这些变化并非抑郁症患者所特有。前额叶与边缘系统：相关脑区结构或功能的异常与抑郁症的发生有一定关系，其中研究多集中在前额叶皮层及边缘系统。下丘脑负责控制压力，杏仁核是降低焦虑、恐惧及其他负面情绪的关键脑区，海马体与记忆相关，扣带回皮层控制专注力与注意力。另外，纹状体和岛叶也参与了抑郁症的过程。

虽然目前大多数研究集中在神经递质及部分脑区，并取得了一定成果，也因此发明了一些药物，但是这些相关神经递质及脑区改变并不是抑郁症的病因和主要病理机制，更像是抑郁症发生时大脑的一系列改变。一种神经递质可参与多个大脑区域的活动，一个大脑行为可能有多个神经递质的参与。任何脑区都不可能独立完成一种大脑行为，需要与其他脑区共同完成，尤其是大脑皮层的调控。一个脑区可能是一个大脑行为的主要参与者，但不是独立施行者。在抑郁症的研究过程中，学界仍然沿袭了研究其他疾病的方法，试图寻找关键点，寻找关键物质。但是大脑的解剖结构和生理功能更像是一个巨大而开放的网络系统，这个巨大系统的基本特点是结构和功能的广泛联系性。这个解剖结构和生理功能的联系性体现的大脑行为特点之一就是任何一个大脑行为均是全脑功能的体现。因此抑郁症绝不是哪些神经递质或脑区的简单变化，而是全脑疾病。

近些年，国际上有人提出炎症导致抑郁症的观点。抑郁症是全脑功能紊乱的表现，会伴有全身各系统的改变，免疫系统的改变是必然的。前文论及神经系统与免疫系统的关系时，我们称免疫系统为"流动的大脑"，其行为与神经系统相似。免疫系统与神经系统在分子水平共享配体与受体，有密切联系。炎症导致抑郁症的观点是研究抑郁症病因病机的有价值的尝试，是"脑外治脑"的有益探索，但是仍不足以解释抑郁症的发生，有些证据并不支持该学说。我们发现多数因情感事件引起的抑郁症患者有与免疫系统有关的表现，这些患者外伤或手术后创口恢复得很慢，恢复时间是正常人的一倍以上，而且创面容易形成色素沉着。免疫功能低下或紊乱是抑郁症的并发症，二者存在因果关系。我们的认识是，抑郁症引起的免疫功能低下占的比例更大。

有关神经生物学的研究成果展现了抑郁症的部分脑中结构和功能的改变，但这不是其病因。目前抑郁症的病因仍不清楚，但每个患者的抑郁发病都由确定的不愉快事件引发，特别是严重的生活事件或长期压力之下的一次小的应激性事件。

西方医学已经取得了前所未有的成功，对感染性疾病和急性创伤性疾病的治疗效果很好，但对大多数的慢性疾病疗效欠佳。当然多病因参与、多机制并存显示慢性病有其病因和病理机制的复杂性，但是研究思路不合理也是重要的原因。对单一病因、单一机制的疾病，还原式的思维是有很大运用价值的，但是生命是个开放的复杂系统，用研究机械简单的思路研究生命体就不太合适了。较机体的其他组织器官而言，大脑复杂的系统性特点显得尤为突出。目前用还原式的思维对其他系统的认识，尚可勉强应对这些系统的疾病，当然有一个不可忽略的事实是目前强大的技术掩盖了思维的不足。若沿用这个简单思路研究中枢神经系统疾病就显然举步维艰，而临床疗效也说明了这点。我们认为，用系统论的思维及理论工具研究大脑及相关疾病应该引起医学界的重视，这或许是以后的研究方向。且极有可能会使我们对大脑有全新的认识，进而提高治疗大脑相关疾病的疗效，并以此为契机用新的思维工具重新认识所有疾病。

系统论视角下的抑郁症

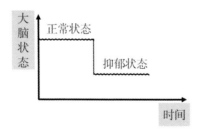

图 6　抑郁症的发病时间及大脑状态

如图 6 所示，从抑郁症的发病时间来看，不愉快事件可快速使大脑从正常的动态平衡状态跳跃到偏低下的亚平衡的抑郁状态，从正常到抑郁，几乎没有过渡，且这一过程不是渐变的过程，而是突变，这种行为特点很符合自组织理论中的涨落现象。无论什么方法治愈抑郁症也不需要漫长的过渡期，而是在较短的时间内恢复，也呈现跳跃性（虽然恢复时间较发生时间略长）。如图 7 所示：

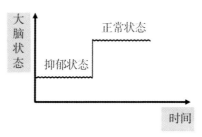

图 7　抑郁症的恢复时间及大脑状态

　　抑郁症的发生和恢复都呈现一种骤变状态，而不是缓慢的渐变。一次大的事件或长期压力下一次小的事件引发了大脑状态涨落式的整体变化，呈现出部分回路的过度激活，且有正反馈式的强化机制使该部分的回路激活保持了稳定的激活状态。这种状态在神经生物学的表现是部分神经递质和部分脑区功能甚至结构的变化。事实证明，直接干预这些异常的神经递质可能不是最好的解决方法，而且也比较困难。对一个简单的机械结构而言，这种直接干预的方法可能会很有效，但对一个复杂开放的巨大系统而言，这种直接干预的方法从原理上讲不通，很类似用打固定靶的方法打移动靶。另外，依据系统论原理，若直接干预异常的脑回路，可能会事与愿违，治疗手段可能会强化这些回路的异常兴奋，如药物干预会加重病情，甚至引起部分患者更强烈的不适感而停止服用；部分心理咨询也有加重病情及延长病程的嫌疑。譬如，一个创面在没有感染的情况下最好的措施是不加以干预，若以清创的方式反复刺激反而影响愈合。

不直接干预异常的神经递质或活跃的脑区，那该如何有效地治疗抑郁症呢？我们认为治疗抑郁症等大脑疾病有一个很有效的方法，那就是建立新的兴奋回路，简单讲就是"围魏救赵"。建立良性的大脑神经回路可以有效降低异常的大脑回路兴奋性，进而治疗抑郁症。

中医观点的抑郁症治疗方法

《素问·阴阳应象大论》："东方生风，风生木，木生酸，酸生肝，肝生筋，筋生心，肝主目。其在天为玄，在人为道，在地为化。化生五味，道生智，玄生神。神在天为风，在地为木，在体为筋，在脏为肝，在色为青，在音为角，在声为呼，在变动为握，在窍为目，在味为酸，在志为怒。怒伤肝，悲胜怒，风伤筋，燥胜风，酸伤筋，辛胜酸……"

从上述描述可以看出古代中医对生命的描述与西方医学的基本思路是有很大差异的，体现在以下几个方面。

在天地的大环境下研究生命

即在太阳、地球、月亮这个空间环境下认识生命。四季轮回的实质是地球与太阳位置的规律变化，是这个大环境造就了生命，维系了生命。疾病的发生有明显的时间规律，冬春多有传染病流行，春天多有胃溃疡发生……规律的地球的空间位置改变会明显影响地球生命。植物的发芽、开花、结果有明显的季节性，动物的迁徙、生育也有赖季节的变化。中医认为，一切生命的繁衍和生存都有赖于此，概括为春生、夏长、秋收、冬藏。人类也同样遵循这个规律，只是我们的医学研究忽略了，或者说还没发现这些规律。从季节看，抑郁症的发病率冬季最高，已患抑郁症的患者冬天症状容易加重。多晒太阳可以治疗抑郁症，有研究发现太阳光可增加机体的 5- 羟色胺浓度，但我们认为太阳光对抑郁症的影响不能简单用 5- 羟色胺来解释。生理功能的节律性变化是生命的基本特征之一。已观察到生命节律的破坏容易引发许多疾病，许多疾病发生时基本生命节律会有改变。姑且不论二者的因果关系，事实证明，人为建立正常的生命节律可以用于许多疾病的治疗。地球围绕太阳的公转、地球的自转及月亮的公转是地球生物生命节律的"第一推动力"。睡眠是生命的基本节律之一，而睡眠障碍又是抑郁症的三大主要表现之一。多数患者表现为入睡困难，睡后易醒，早醒，白天精神困顿。中医对此描述为"昼不精，夜不瞑"。从干预睡眠入手是中医治疗抑郁症的方法之一，常用酸枣仁汤、黄连阿胶汤等。我们经常运用人造节律方式干预睡眠以治疗抑郁症，朝服麻黄附子细辛汤，夜服黄连阿胶汤，疗效不错。

重视机体不同组织器官的联系性

中医对任何疾病的认识都不是孤立的，而西医则相反，尽可能排除其他拆分式的研究。固然拆分、解构是重要的手段，但拆分得出的片段性结论必须进行归纳才能形成对研究对象的完整认识，才可以运用。可是这个归纳过程大家并没有认真进行，更多的是将众多碎片化的理论直接用于临床。以肝为例，中医认为与筋有关，与眼睛联系密切，情志中的怒归于肝的体系……在抑郁症中，虽然以中枢神经系统功能异常为主要表现形式，但是抑郁症发生时机体所有器官都会有改变，这些改变被西医所忽视，却被中医重视，是认识抑郁症、治疗抑郁症的有效切入点。譬如，食欲不振是抑郁症的主要躯体症状之一，我们发现，抑郁症患者都有消化系统的不同程度的症状。肝郁脾虚证是中医抑郁症辨证中最常见证型，四逆散、小柴胡汤、大柴胡汤、柴胡疏肝散、柴胡加龙骨牡蛎汤等是最常用的方剂。以脾虚证为主要表现的常用四逆汤、附子理中汤、小建中汤、黄芪建中汤，其中黄芪建中汤是我们尤为常用的。虽然大承气汤、大柴胡汤常用于躁狂症和精神分裂症的治疗，但部分抑郁症患者也有运用的机会，而且无论大便通与不通。

催吐法目前运用较少，在古代却是治疗精神类疾病的主要方法之一，目前全国各地仍有少数大夫运用。我们曾用麻黄附子细辛汤合五苓散治疗过一位中年女性抑郁症患者，该患者除了常见的抑郁症表现以外，倦怠乏力、嗜睡等症状十分突出。四诊合参，我们用了汗法治之，药后患者出了一身畅汗，睡眠较前减少，乏力等症状消失，能正常操持家务。

汗、吐、下是中医治疗抑郁症的常用方法，不但能改善抑郁症的躯体症状，还能治疗抑郁症。其原理是重新建立或活跃新的大脑兴奋回路而影响全脑，进而降低导致抑郁症发生的回路的异常兴奋。毕竟消化道和体表分布了数目巨大的感受器和效应器，是与大脑联系十分密切的部位，因此这三种方法都可以有效影响大脑。我们认为，通过体表收集外部环境诸如温度、湿度、阳光等资讯，或是通过消化道收集外来食物的资讯，都是维持中枢神经系统动态平衡的重要途径。自然皮肤和消化道都可以作为干预大脑的有效切入口。

移精变气

《素问·移精变气论》："黄帝问曰：余闻古之治病，惟其移精变气，可祝由而已。"虽然祝由术的内容和具体的操作方法早已失传，但在古代典籍中也有不少类似方法的记载，如悲胜怒、恐胜喜、怒胜思、喜胜忧等。古代笔记小说中也保存了不少记录，范进中举就是很好的例子。范进穷苦半生终于考中举人，大喜之下犯了精神病，没办法，众人只能请平时他惧怕的老丈人出手，老丈人战战兢兢地对举人大老爷动了粗，却治好了他因喜而狂的精神病。作者虽有戏谑之意，但也有一定道理，体现了中医恐胜喜的思想。按照脑科学的研究成果，抑郁、焦虑、精神分裂等是部分脑回路持续且过度的兴奋，喜怒哀乐等情志是不同脑区活跃的，以一种情志的兴奋替代另一种情志的兴奋是可操作的，因此中医的移情方法是治疗精神类疾病的有效方法，应该深入研究。心理学方法治疗抑郁症也有不短的历史，实践证明是有效的，其中的认知行为疗法较为常用，我们比较推崇森田疗法。

体育锻炼

规律的锻炼被证实是治疗抑郁症的有效方法，甚至有人认为比药物疗效要好。大多数研究结果集中在锻炼能对神经递质有干预作用，我们认为不仅如此。机体的任何肌肉都需要神经调控，肌肉组织又是全身重量最大的组织器官，因此支配肌肉的收缩和舒张的神经就是重要的脑回路之一。任何形式的锻炼都需要大脑的参与，而且是多个脑回路的协同作用。我们也称肌肉为脑组织的一部分，锻炼即是健脑。锻炼可以兴奋参与运动的脑回路，以新的兴奋纠正异常兴奋的脑回路。我们更推荐中国式的锻炼方法，如太极拳、站桩、打坐等。太极拳可锻炼肌肉，但需配合呼吸。呼吸节律和幅度的改变也是诸多精神类疾病的相伴变化，呼吸中枢也是生命的基本中枢，通过活跃呼吸中枢也有利于纠正异常的脑回路。另外，太极拳还讲究意守，意守是中国古人发明的直接调控中枢神经状态的方法。训练有素的太极拳师可以达到一种大脑更和谐高效的状态，此状态下脑电波和脑磁图会有较正常状态更好的表现，可称为高峰体验或禅定状态，是与抑郁症状态相对的另一极。如图8所示：

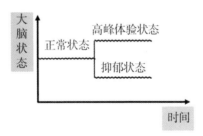

图8　中枢神经状态比较

这种状态是许多东方式锻炼（包括印度瑜伽）所追求的，西方有关冥想的研究对此有不少有价值的证据。中国式的锻炼不仅有普遍体育锻炼的效果，还有多种对抑郁症有治疗作用的机制。不同形式的按摩都可引起相关大脑回路的兴奋，如芳香疗法可以兴奋嗅觉回路，音乐疗法可以兴奋听觉回路……总之，中药、针灸、锻炼等有效治疗抑郁症的机制都是产生新的兴奋回路影响全脑机能，进而纠正异常兴奋的脑回路，从而达到治疗抑郁症的目的。简而言之，都是"围魏救赵"的思路。

依照我们的一贯思路，疑难病的治疗困难源于人们对该疾病的认识不足。神经系统和循环系统、消化系统等其他机体系统的最大差异是它的系统性和整体性。将研究其他器官惯用的还原方法用于大脑的研究不合理，应该用系统论的思路和方法研究大脑及其相关疾病，而中医的系统论的思想及具体的操作方法已经给出了许多启示。我们用中医治疗抑郁症不仅可以提高该病的治疗效果，还可以为世界脑科学研究提供一种新思路、开辟一个新的研究方向。另外，系统论也算是一个方兴未艾的新理论，其理论发展和实际应用正处于蓬勃发展期。中国人没有提出明确的有关系统论的理论，但是中国古代科技一直在践行着系统论的思想，中医就是一个典型的例子。如果加以挖掘，可以丰富系统论的内容，我们认为围魏救赵的方法是干预系统的有效而基础的方法之一。

阿尔茨海默病

阿尔茨海默病（AD）是发生于老年期和老年前期，以进行性认知功能障碍和行为损害为特征的中枢神经系统退行性病变。临床上表现为记忆障碍、失语、失用、失认、视空间能力损害、抽象思维和计算力损害、人格和行为改变等。是老年期最常见的痴呆类型，占老年期痴呆的 50% ~70%。AD 不仅会导致死亡，患者还将经历数年甚至数十年毫无尊严的生活，给家人带来巨大的身心压力。保守估计，我国现有该疾病患者1000 万以上，随着我国人口老龄化的到来、环境污染及西方饮食习惯的影响，可以预想，AD 在我国的发病人数会越来越多。更为严峻的事实是，目前世界上没有可治疗该病的有效药。目前国际上也有研究机构研究出可能有效的方案，但样本量不大，仍处于试验性治疗阶段。

我们在继承中医的同时，学习了国外的相关研究成果，对该病的病因及病理过程有了一定认识，并提出了相应的治法，用于临床 10 余年，疗效明显。

大脑结构功能维持的生理机制

大脑的营养供给

大脑的能量来源主要是葡萄糖，耗氧量占人体整体耗氧量的近 1/4。营养物质和氧气的输入有赖于大脑的动脉系统。

大脑废物的清除

静脉回流和淋巴回流是大脑清除代谢废物的主要机制，其中淋巴回流承担了大部分大脑的免疫功能。

外界资讯是大脑发育、结构及功能维持的基本条件

正常的资讯传入是大脑发育的最主要刺激因素。在大脑发

育阶段，若限制外界资讯的传入，则大脑发育会受损。听力丧失的患者大脑听觉中枢发育不良，视力丧失的患者视觉中枢发育不良……大脑发育完成后仍需要众多外界资讯的不断刺激才能维持其正常的结构和功能，即通过眼、耳、鼻、皮肤感受器、肌肉感受器、消化道感受器等把外界信息传入大脑，不但是生命适应环境的重要机制，也是大脑结构和功能维持的重要机制，这个机制长时间被西医忽视而被中医重视。

阿尔茨海默病的发生机制

国际流行的有关学说在此不赘述，原因是多呈一家之言，临床观察基于诸多学说的治疗方法基本无效。我们认为有以下可能的机制。

大脑营养不良

大脑营养不良源于大脑供血不足，血管性痴呆也是除了阿尔茨海默病外最主要的痴呆类型，二者临床鉴别诊断有差异，但多数 AD 患者伴有大脑供血不足，只是血管性痴呆的大脑供血不足机制突出而已。也即大脑供血不足参与了 AD 的发生，是 AD 发生的机制之一。部分患者改善大脑血供后，可以改善 AD 的临床症状。另外，最近有人提出胰岛素抵抗参与了 AD 的发生，大脑的能量来源主要是葡萄糖，胰岛素抵抗的大脑表现实质是大脑营养不良，积极治疗胰岛素抵抗可以干预 AD 的发生。

静脉及淋巴回流不畅

肥胖及应激等 AD 危险因素可引起腹内压升高，腹内压升高可以通过膈肌传递引起胸内压增高，增高的腹内压及胸内压可妨碍大脑的静脉及淋巴回流，间接影响大脑的血液循环系统，进而导致大脑供血不足。更重要的是，静脉及淋巴回流受阻会影响大脑的代谢废物及炎性物质的清除，还会妨碍大脑的免疫功能，二者共同引起大脑炎症的发生和维持。炎症学说是比较流行的学说，抗炎治疗可有效防治 AD。AD 患者大脑中 β - 淀粉样蛋白增多是事实，但 β - 淀粉样蛋白仅是"小角色"，其可能与大脑炎症反应有关，但不是关键物质，更不是主要病理机制的参与者。

外界资讯传入减少

5 年前我们曾接诊了一位 AD 老年女性患者，该患者表现出 AD 早期表现，某三甲医院诊断为 AD。患者没有服西药，而是用中药治疗。详细询问病史得知，该患者 60 岁退休，62 岁时老伴因病去世，同年孙子出生。患者帮助照顾孙子期间，日常生活尚忙碌且丰富。孙子上高中住校后老人开始出现 AD 症状。这位患者给了我们一个提醒，退休及丧偶后患者的外界资讯少了，孙子不需要照顾时又丧失了一部分外界资讯。后来就此现象我们调查了近百例 AD 患者，发现多数患者有类似该患者的丧失外界资讯的经历，其中丧偶所占的比例较大。另外，国内外调查均发现受教育程度高的人较受教育程度低的人 AD

发病率低。老有所为、老有所乐、外界资讯输入丰富的老人很少会发生 AD。

外界资讯输入的另一条重要途径更易被大家忽视。每日三餐是消化道向大脑输入外界资讯的重要途径。饮食不仅提供营养，更是昼夜不停地把外界资讯以饮食的形式，通过消化道的味觉感受器向大脑输送，中医把食物、药物按四气五味分类就是充分认识并重视了这个机制。中国古人不一定对这个机制很清晰，但却充分运用了这个机制。国际医学界就美式快餐对人体影响的研究多集中在高糖、高盐、不良脂类方面，除此之外，我们认为单调且少得可怜的食物种类大大减弱了大脑从消化道接受资讯的功能。另外，不健康的食物对消化道的损伤也包括了对消化道感受器及传入通路的破坏，也参与了减少消化道资讯输入的机制。中国的饮食除了考虑食物的营养外，更强调了滋味。中国人重视食物的色、香、味，充分发挥了食物对视觉、嗅觉、味觉的刺激功能。即在中国人看来，你不仅吃了营养，也吃了"气"，即信息。可惜的是，西方文化的输入也影响了中国的饮食文化，近 40 年来，我国居民的食谱发生了巨大变化，除了糖、蛋白质、脂肪比例增加了以外，更重要的是摄入食物的种类大大降低了。据统计，40 年前中国人摄入食物的种类是150 多种，而现在仅有 50 余种，减少了 2/3。这样，中国人从食物中摄入的输入到大脑的资讯就少了 2/3，这也是中国 AD 人群骤增的因素之一。

消化道是向大脑输入外界资讯的重要部位之一，同时消化道也承担了排出代谢产物的工作。另外，消化道的免疫功能占整个机体的 80％以上。目前流行的关于 AD 的几个学说（炎症学说、胰岛素抵抗学说、自身中毒学说等）都绕不开消化道。因此有理由把消化道看成 AD 发生发展的关键部位，干预消化道可能是防治 AD 的主要手段。自古以来，中医治疗精神类疾病如痴呆、癫狂都是从消化道入手的。

阿尔茨海默病的中医治疗

　　下法是中医治疗阿尔茨海默病常用的方法之一，我们常用的处方是柴胡加龙骨牡蛎汤、刘绍武先生的调神汤等。有研究证实，AD 患者体内铅、汞超标，恰能说明机体的排泄不畅。大多数的 AD 患者都有便秘现象，姑且不论 AD 与便秘的因果关系，我们只需了解一点：促进排便可有效干预 AD。我们临床观察发现，患者的临床症状与排便高度相关，数日不大便则症状加重，大便通畅则症状减轻。对于有阴虚便难的患者，可用增液承气汤滋阴通便；阳虚便难者，可酌用济川煎温肾通便；表现为正气不足的 AD 患者，我们多用附子理中汤和小建中汤化裁；体胖脾虚湿盛者，多用附子理中汤、真武汤；体瘦脾虚者多用小建中汤。另外，小建中汤也有促进排便的作用。肾为先天之本，主骨生髓，而脑为髓海，中医治疗痴呆素有补肾之法。我们也常以丸药的形式补肾，肾阴虚者用六味地黄丸，兼火旺者用知柏地黄丸；肾阳虚者用桂附地黄丸，兼水湿者多则用金匮肾气丸。血管性痴呆或 AD 有脑供血不足的情况，又可用瓜蒌薤白半夏汤合破格救心汤等。另外，在治疗过程中可运用芳香类药物，中医有芳香醒神开窍之说。人工麝香、沉香、冰片、石菖蒲、白芷等可酌情运用，能够通过嗅神经兴奋大脑，从而达到治疗目的。

除药物治疗外，针灸、按摩等外治方法也应该重视，而且应该长时间治疗。通过刺激触觉、痛觉、温觉感受器，增加外界资讯的输入。另外，鼓励老年人积极参加文体活动、书画篆刻、数独游戏等可能比药物的治疗价值更大。麻将、广场舞、大合唱等娱乐活动不仅能活跃身心，还可增加人际交流，都是增加大脑资讯的积极方法，对防治 AD 是有价值的。

中医言，胃不和则卧不安。晚餐一定要少吃、早吃，胃肠道的免疫功能在夜间进行，大脑的免疫系统发挥作用也在夜间进行，过多饮食会妨碍胃肠道及大脑的免疫功能。少吃、早吃的目的是让消化道有足够的空间和时间，充分发挥消化道的非消化功能，如免疫功能、自我修复功能等。

孤独症

虽然我国尚没有孤独症患病率的全国资料，但我国儿童患此病者不在少数，而且增长趋势明显。国际上对该病的基础研究并没有定论，各种治法都处于试验阶段。近 20 年来我们治疗了数百例此病患者，疗效优于其他疗法。虽然该病的主要临床表现在大脑，但我们认为主要病变部位在消化道，大脑为受害者。其发病机理与 AD 有相似之处，故一并讨论。

我们临床观察到，所有的孤独症患儿均有不同程度的消化道症状，都有中医称为脾虚的舌象、脉象及特殊的面部特征。

饮食可以影响患儿的临床表现，合理的饮食可以减轻症状，不合理的饮食会加重症状。2006 年我们曾接诊过一位孤独症患者，用附子理中汤治疗疗效不错，但每到周末症状就会加重。仔细询问发现，患儿周末摄入鱼、肉等高蛋白饮食过多，让患儿吃素后周末症状加重的现象消失。孤独症患儿多有喜肉不喜素、食谱单调的特点。

多数患儿出生时尚没有明显异常，在 1 岁到 1 岁半后症状逐渐显现。我们认为辅食添加不合理可能是导致患儿消化道受损的主要原因。消化道受损后出现的消化道消化吸收功能减弱会导致对锌、镁的吸收减少，以及铅、汞等排出不足。消化道免疫功能受损及消化道结构损害导致的"肠漏"共同参与了大脑炎症及免疫功能失调。近几年来有人提出麸质过敏参与了孤独症的发生，但这只是整个病理过程的一环，若不能恢复消化道功能，任何防止过敏的办法都是被动和低效的。仔细询问病史，多数患儿都有辅食结构不合理，添加过早、过多的经历，这些行为都可以损伤婴儿娇嫩的消化道，也就是中医所言的"伤食"，这是孤独症发生的始动环节。

附子理中汤和小建中汤是我们常用的处方，肥胖患儿多用附子理中汤，瘦弱患儿多用小建中汤，小柴胡汤和调胃承气汤也有运用的机会。总的治疗原则是恢复消化道的结构和功能。病因是不合理的饮食，因此在服药的同时必须纠正不合理的食谱及饮食习惯，否则很难达到理想的治疗效果。我们建议患儿饮食应该减少 1/4 的摄入量，同时降低脂肪、蛋白质的比例，提高饮食的多样性。

无论老人的阿尔茨海默病还是儿童的孤独症，消化道的结构和功能异常都是发病的核心机制，应该在消化道做文章，不能仅把注意力盯在大脑，甚至仅在某些脑区、某些回路、某些神经递质上。

总结

大脑像宇宙一样复杂，神经系统的解剖结构及生理行为和机体的其他组织器官差别比较大。目前普遍应用于医学研究的理论和技术是基于结构的、还原论的思路，这些理论和技术用于除神经系统之外的其他组织器官的研究还算勉强可行，但用于神经系统的研究就显得困难重重，举步维艰。因此，寻找新的理论工具及其衍生的相关技术就成为脑科学及神经系统疾病研究亟须解决的问题，中医对此可以提供很有价值的借鉴和启发。从文化的大背景来看，近百年来西方文明昌盛，大有"一统江湖"之势，但也有其自身无法克服的缺点，地球的生态危机、核威胁等就是明显的例子。西方文明的自我反省和自我修正需要借鉴其他文明，东方文明就有不少可借鉴之处。中医又是东方文明的主要代表，能充分展现东方文明的哲学、科学内涵，所以中医对西医的完善和发展一定会提供很大的帮助。笔者曾经读过一本有关中国神经科学史的书，作者认为中国神经科学始于民国时期，仅有一百年的历史。我们认为这是极其错误的，中国人的神经科学研究已进行了数千年。姑且不论其他领域，单说中医对其的研究，中医的整个理论体系和全部的诊疗技术都建立在中国式的脑科学基础上，都是围绕神经系统在做文章，只是中国人研究大脑的角度、方向及方法和西医不同而已。最显著的不同是西医的脑科学研究始于结构，中医的脑科学研究始于信息；西医以神经系统自身为主要研究对象，中医更关注神经系统与外界的联系，包括与机体其他组织器官的联系、与机体外环境的联系。事实上，神经系统是机体的信息处理系统，负责对体内外的资讯做出合理应答，以维持机体的生长发育及个体的生存。这样看，中医对神经系统的研究方法和研究方向都优于西医。

中医认为异常的外界刺激是各种神经系统疾病发生的基础病因。异常的外界环境是神经系统感染性疾病发生的主要原因，过冷、过热、过湿、过燥等体外环境改变可以刺激从属神经系统的各类体表感受器，再经过周围神经上传到中枢，中枢做出应答后将信号通过周围神经传递到效应器，效应器做出适当行为。效应器的行为可以改变体表的血液循环状态及汗腺分泌，进而改变体表的免疫机能。体表的免疫机能改变后才有致病微生物的侵犯与增殖，才会发生一系列的感染表现。不良的情绪及精神信息通过视觉、听觉通路传递到中枢是焦虑、抑郁、精神分裂等疾病发生的诱因。消化道疾病引起的各类感受器的结构和功能破坏，会妨碍消化道与神经中枢的联系，并参与了孤独症和阿尔茨海默病的发生和维持。体内外分布了大量的各类感受器，能收集声、光、气味、压力、温度、湿度等多种物理、化学信息，并通过神经系统做出应答。凡是机体感受器分布的区域都有可能参与神经系统疾病的发生。同理，这些部位都可以作为神经系统疾病防治的切入点，还真没必要那么艰难地试图透过血脑屏障去干预大脑。这个机制不但是机体生长发育、生存的重要保证，也是神经系统发育成熟、结构及功能维持的主要机制，更参与了神经系统诸多疾病的发生，恰是中医诊断、治疗神经系统疾病的着手处。

中医对感染性和传染性疾病的认识

感染性及传染性疾病不是微生物的"独舞"

显微镜发明后，人类具备了探索微观世界的有力工具，人类逐渐认识到引起传染性和感染性疾病的病因是各种病原微生物，能杀灭这些致病微生物就能治愈传染性疾病和感染性疾病。人类消灭了天花病毒，能运用各种抗结核药有效地治疗肺结核……对微生物的认识及随之发明的消灭微生物的各种方法，如疫苗、抗生素等的确为人类健康作出了巨大贡献，加上生活条件的改善及公共卫生设施的完善等因素，近一百多年人类平均寿命得到了很大提高。同时也发现，部分感染性疾病或传染性疾病患者运用消灭微生物的抗生素或抗病毒药疗效不佳。另外，导致新的传染性疾病的致病微生物时常出现，如近些年的埃博拉病毒、新冠病毒等。另外，业已出现的病毒和细菌发生变异的速度也很快，可能新的疫苗还未生产出成品病毒就已发生变异。有人认为，若把人类生产疫苗和病毒变异看作一场军备竞赛的话，人类会永远滞后。总之，从抗生素发明以来，关于治疗感染性和传染性疾病的研究一直放在如何消灭病原微生物方面。其基础的思路是感染性疾病是致病微生物对人体的损害，消灭了微生物也就能治愈相关疾病。换言之，目前西医仍把感染性和传染性疾病看作微生物的"独舞"。这种认识在理论上有偏差，在实践中也证实了基于这种理论的治法的有限性。

各类微生物是地球的早期居民，人类只是新房客。人类从起源到现在是一直处在微生物的环境中的。人类体内外时时刻刻充斥着数量巨大的微生物，多数情况下微生物与人类是共生关系。另外，我们已发现的微生物虽然已经很多了，但是没发现的微生物更多，我们对微生物的"海洋"、微生物的"森林"并没有太多的认识，对"海洋""森林"的生态结构和生态规律的认识更是空白。依此看来，我们对微生物的认识还相当浅薄。微生物作用于人体并不像外伤那样直接对机体组织产生破坏，而是引起机体的一系列变化。微生物的直接损害与机体对微生物做出的应答共同形成了感染性和传染性疾病的病理过程，而且大多数都集中在机体的反应上。如此看来，感染性和传染性疾病就不是微生物的"独舞"，至少是机体与微生物的"双人舞"。在病理过程的某些阶段，疾病的发展与致病微生物的关系不大，此刻的病理过程就变成了机体的"独舞"。

微生物侵入人体致病是有条件的。大学里校医院的大夫都知道一个现象，开学时到校医院就医的学生较少，就诊的学生大多集中在期末考试前，当然大多数为感冒、发热等感染性疾病。感染性疾病必然有具体明确的致病微生物，但是身体的疲劳及精神的压力是导致致病微生物侵袭的基础条件，即使对于烈性传染病，也有一部分人有天然的免疫力。致病微生物引起感染性和传染性疾病绝不能简单认为是微生物直接破坏人体。

感染性和传染性疾病是一个机体与微生物相互作用、共同参与而形成的复杂病理过程。在发病前、发病中、发病后都不是微生物单纯的作用。另外，多数流行病有明显的季节性，中国古人观察到大多数瘟疫的发病时间局限于 3 个月。这说明致病微生物与自然环境也有密切联系。

目前西医对感染性疾病的防治集中在消灭具体的病毒和细菌，取得了不错的疗效，但并不是完美且唯一的治法。这种认识容易忽略微生物的"海洋"和"森林"，而我们对此几乎完全没有认识。若不分青红皂白地把抗生素用于人体，在消灭病原微生物的同时也会对机体正常的微生物造成破坏，这些破坏的潜在风险我们完全不清楚，这对个体是有风险的。若用广泛消杀的方法消灭环境中的所谓致病微生物，也会对环境中的微生物环境造成不良影响，这些影响我们不认识或者短期没有明显表现，但这些潜在风险是存在的。这种治法在人体及自然环境中的不良影响已显示。抗生素在第一、第二次世界大战时得到了充分运用，其治疗价值也得到了充分肯定。战场创伤后的感染与常见感染性和传染性疾病不同，其病理过程是青壮年急性创伤后引起的，抗生素在这种情况下能发挥极大的治疗价值。但是常见感染大多数是先有机体环境的改变，再引起微生物的侵袭。临床大夫多有这方面的经验，抗生素在急性感染中病人体质尚好的情况下疗效很好，但是在老弱患者身上则表现欠佳。也就是说，病原微生物是感染性疾病和传染性疾病发生的条件，而机体内环境才是此类疾病发生的基础。机体的内环境状态很大程度上决定了此类疾病的发生、发展及转归。依此原理，我们在认识感染性和传染性疾病时不仅要关注致病微生物，更要关注患病的机体。在治疗此类疾病时既要清除病原微生物，又要调整机体的内环境。既要重视内环境各个部分的改变，更要重视维持调节内环境的调控系统，免疫－神经－内分泌网络系统调控着机体的内环境，可惜的是目前西医对后者没有足够的重视。

中医没有西医完整的解剖学及生理学的认识，也没有认识到病原微生物，而是把病原微生物统称为"邪气""瘴气"或"疠气"。若按西医的微生物理论，中医对此类疾病的认识显得落后，甚至不科学。但中医充分认识到此类疾病发生时机体的改变，并把患病的人当作主体来研究。中医历来主张"正气存内，邪不可干"。其治法是时时关注人体正气，并发明了许多有效的治法，如"扶正以祛邪""祛邪不伤正"等。中医的正气类似西医的免疫－神经－内分泌系统，正气是维持正常机体生存的重要机制，更在感染性和传染性疾病中发挥主要作用。中医的诸多治法都是围绕这个中心进行的。强调内环境的作用，在治疗中以人为本而不是以病原微生物为本，不以杀灭微生物为手段，而是通过改善内环境，调整机体的应答反应来治疗感染性和传染性疾病。从这方面来看，中医优于西医。

机体的抗感染机制

人类的进化过程始终伴随着与微生物的相互影响，因此形成了一套相当完美的抗感染机制，其中免疫系统是机体防御外来微生物侵袭的主要系统，但是免疫系统并不是在单独战斗，它与神经、内分泌系统紧密联系，共同发挥作用。虽然在感染性和传染性疾病发病后免疫系统起了主要作用，但是神经、内分泌系统在病理过程中也起到了重要作用。目前对于免疫－神经－内分泌网络系统的认识尚不足，在感染性和传染性疾病中常用的激素疗法仅是调整这个网络系统的一个方法，而且较为简单粗暴。

令人不适的症状也是机体抗感染的重要机制，不能简单消除。发热是感染性和传染性疾病的重要表现形式，也是机体重要的抗感染机制之一。体温增高可以直接影响微生物生存，甚至能杀灭它们，许多两栖动物就是通过晒太阳升高体温而达到杀菌目的。另外，发热是机体免疫功能活化整合提高的重要途径。适度的发热除了会带来不适之外，其实还有利于机体对抗感染。当然体温太高或者持续时间太长就弊大于利了，尤其是对于高热不耐受的老年人及儿童还是应当重视降温的，若见发热就降温，很有可能会妨碍机体免疫系统的完善与强化。打喷嚏、流鼻涕、咳嗽是呼吸道感染的常见症状，当然也会给患者带来不适，但同时也是机体的防御机制之一，机体可通过打喷嚏、流鼻涕、咳痰排出微生物及呼吸道的病理产物、代谢废物。呕吐、腹泻可以排出消化道的微生物及未消化的食物，都有治疗价值。这些感染的常见症状是会给病人带来不适，而过激、过久的症状会给机体带来更严重的紊乱，但是一定要重视它们有利的一面。明朝医家李中梓曾言："见汗不发汗，有热莫攻热……明得个中趣，方是医中杰。"就是强调不能简单地见招拆招，而应充分认识症状的利弊，合理调整。

机体的抗感染机制极其强大、高效，表现形式丰富多彩。我们在防治感染性和传染性疾病中要充分认识该机制的重要性，并把调节这个机制当作治疗此类疾病的主要手段。不能仅依赖各类抗生素、抗病毒药。目前疫苗预防及特效抗生素和抗病毒药的作用对象都是病原微生物，都是在病原微生物的某些结构上做文章。众所周知，病原微生物的变异速度很快，且疫苗和抗生素极有可能加速它们的变异。变异一旦发生，那么已有的疫苗将失去作用，已有的抗生素、抗病毒药会因微生物的耐药性而失效。更为严峻的事实是，随着全球变暖，冻土层的微生物会释放出来，此外生物实验室也存在泄漏风险，更不用说生化战了。加上日益发达的交通及增多的人员流动，使人类未来会不断面临新的微生物流行的巨大风险。若仍以疫苗、抗生素和抗病毒药为主要防治方法，恐怕很难有效扼制严重的传染病的发生。

若抛开微生物的特异性，就会发现致病微生物侵袭人体后，机体对许多微生物的反应或者临床表现有相似性或一致性。譬如，多米诺骨牌的第一张牌无论以什么形式倒下，它引起第二张牌以后的所有牌的一系列变化是一样的。不同的病原微生物就像是引起第一张多米诺骨牌倒下的不同原因，可以引起机体一系列相同的反应。这个反应形式和变化规律应该得到充分重视。若既能以疫苗或特效药消灭微生物，同时又能总结机体共同相似的反应模式并加以干预，那么我们防治感染性和传染性疾病可能会更高效。尤其是对猝不及防的烈性传染病，在没有疫苗和特殊药时还能有效应对。

中医防治感染性和传染性疾病的机理

在抗生素进入中国之前，感染性和传染性疾病是中国人健康的主要杀手，当然也是全世界人类健康的主要杀手，抗生素的运用给全人类的健康带来了福音。但这并不能抹杀中医对感染性和传染性疾病的治疗作用和潜在的巨大价值。因为在抗生素广泛运用的同时伴有全球公共卫生措施的飞跃式完善，再加上人类营养状态的改善，这两者对感染性和传染性疾病的防治起了举足轻重的作用。换言之，在同样的公共卫生措施和人群营养状况下，中医的治法可能不比抗生素类药物直接消灭微生物的方法差。我们临床实践发现，许多年老的感染性疾病患者及慢性感染性疾病患者，中医疗效优于西医。更关键的是，在没有直接消灭病原微生物的药物条件下，历代中医人走出了一条和西方唯病原微生物论不一样的防治路线，并坚持以病人为本，仔细观察了一系列感染性和传染性疾病发生时机体的变化，总结出了患病时人体的规律性变化，并发明了针对这些变化的一系列治法。运用这些认识和方法，数千年来中国人有效地抵御了数百次大型瘟疫的流行。

简单讲，西医目前对感染性和传染性疾病的治疗主要是杀灭病原微生物，对于机体的变化只是见招拆招地应对。中医看重患病时机体的变化，以纠正失衡的机体状态为目的。即使中医的治法能够杀灭病原微生物，也不是直接杀灭，而是调动人体的正气（即免疫系统）去杀灭微生物。若以杀灭微生物的效率看，中医不如西医；但若以纠正机体状态看，西医不如中医。如果未来某一天医学发展到能够快速、精确地杀灭致病微生物，那么患有感染性和传染性疾病时机体的应答效应就会彰显出来，我们不希望到那时再重视中医几千年来经由人体实验得出的宝贵经验和系统的理论。

有些人怀疑中医对感染性和传染性疾病的治疗作用是有一定道理的。一方面主流媒体对国人的宣传教育以西医为主，导致普通群众先入为主地怀疑中医。另一方面，更重要的是中医人的不作为和滥作为起了很大作用，且滥作为甚于不作为。许多人发现，非典、禽流感乃至新冠肺炎时期大多数中医人都普遍运用清热解毒药：金银花、连翘、大青叶、板蓝根、黄连……推荐的处方和生产的中成药也几乎都是清热解毒类中药的罗列。从笔者几十年的实践经验看，这种方法防治感染性和传染性疾病疗效平平，况且有的患者有不良反应出现，而且从道理上也讲不通。我们认为持这种观点的中医人犯了偷换概念的错误，其做法不符合中医原理。中医的清热解毒药不是针对病毒的，此"毒"非彼"毒"。中医清热解毒药的作用是针对机体的，针对病原微生物和机体反应共同形成的"热"的状态及"热极生毒"的状态，而不是直接针对病毒的。中药不是直接杀灭微生物的，若能杀死微生物，恐怕十几克的量也是不够的。病毒侵袭人体后，机体发热是常见症状，但发热并不意味着机体就是热盛的状态，有因寒生热，有因虚生热，有因郁生热……单纯的实热占比例虽然不少，但不是全部，药不对证，恐生他变。若见热就清热，见发热就退热，那也太简单了，把活泼泼的中医辨证丢掉了。若连中医人都丢掉了中医的精髓，那就离人们丢掉中医不远了。

清热解毒药大行其道可能与中医现代化有关。中医现代化不是中医西医化，即使中医西医化也需要概念互相解读正确，不能滥用概念，更不能偷换概念。抛开中医基本原理的现代化研究有害无益，得到的理论中、西医都不承认，推出的产品既不如传统中医，也不如西药，更为有害的是，把年轻的中医学子引入了学术误区。

历代中医总结了大量防治传染性疾病的方法，其中张仲景的《伤寒论》就是最经典的。该书全称为《伤寒杂病论》，我们认为书名极有可能是《伤寒卒病论》。若是《伤寒卒病论》，倒是和其内容很相符。因为通篇所讲的很显然是针对急性传染病的治疗，而且是以一种流行病举例而论的，卒病就是急病的意思。而且古之"杂"与"卒"相似，极有可能是在传抄过程中把两个字混淆了。书中所论及的伤寒六经辨证体系可广泛运用于传染性疾病，并得到了两千年来医家的验证和丰富。《伤寒论》的六经辨证体系是科学的、系统的、成熟的防治感染性和传染性疾病的医疗体系，它把感染性和传染性疾病由轻到重划分为六个证候群，并给出了相应的治疗方案，包括太阳病、少阳病、阳明病、太阴病、少阴病、厥阴病。

太阳病

太阳病是急性感染性和传染性疾病的初始阶段。太阳病，发热，汗出，恶风，脉缓者，名为中风。太阳病，或已发热，或未发热，必恶寒，体痛，呕逆，脉阴阳俱紧者，名为伤寒。太阳病，发热而渴，不恶寒者，为温病。在太阳病阶段，机体的主要病理变化是发热。而发热是一个主动过程，是人类长期进化形成的有效且非特异性的防御微生物侵袭的基本方式。大多数情况下，通过一次主动的发热过程可以有效杀灭微生物，同时产生对该微生物的抗体，形成特异性免疫，在数天时间里完成一次发病到痊愈的过程，并不需要特殊的治疗措施。若微生物的致病力较强，微生物的负荷量大，再加上患者自身的抗病能力弱等因素，会导致发热过程延长、发热温度过高，而出现除了发热以外的症状，这就需要外界的帮助才能安全度过这个病理过程。发热是机体的全身改变，是在免疫－神经－内分泌网络系统调控下的主动过程。因此，无论中医还是西医，都应该重视症状表现后面的支持因素，不能仅着眼于症状。中医把这个支持调控因素统称为"气"，目前西医在感染性和传染性疾病中尚未对此有足够重视。

中医在这个阶段的治疗目的是促进机体有序、安全地度过发热这个阶段，常用麻黄汤、桂枝汤、葛根汤等，对于老年人或体质差的人可用麻黄附子甘草汤、麻黄附子细辛汤或者桂枝人参汤。需要注意的是，中医对发热的分类是有客观依据的，且对于不同的发热有相应的处方。西药中的解热镇痛类药物有发汗退热作用，但中药中的解表药不能用西药中的布洛芬等替代。在新冠肺炎的治疗中，老年人发热时我们习惯运用麻黄附子细辛汤。我们曾用桂枝人参汤治愈发热数日不退的患者，又用桂枝附子汤治疗体温35℃汗出不止的患者……总之，在发热阶段，《伤寒论》提供了足够且详尽的治疗方案，若能恰当运用，便能处理好大多数急性感染性疾病。

阳明病

身热，汗自出，不恶寒，反恶热，脉洪大。阳明之为病，胃家实是也。太阳病，若发汗，若下，若利小便，此亡津液，胃中干燥，因转属阳明。阳明病多由太阳病发展而来，属发热后期，机体产热和散热都旺盛的阶段，此刻发热往往体温高且四肢温热。对大热、大汗出、大烦渴、脉洪大者，中医常用白虎汤治疗，能有效促进散热，降低体温。知母能降低交感神经系统的兴奋性，生石膏可以通过吸附作用清除代谢废物及内外源性致热源，同时活跃消化道。此刻消化道功能是相对低下的，加上出汗会使消化道中水分减少、吸收增多，引起消化道（尤其结肠）中宿便干结而形成"胃家实"的病理状态。这个阶段由于发热的存在，以及感染时机体的应激反应，消化道处于停滞状态，这种应激反应也是机体进化过程中形成的有效防御微生物的手段之一。但是这种消化道停滞状态不能持续太久，太久则容易引起机体更大的紊乱。中医认为三阳病（即太阳、少阳、阳明）是急性感染性和传染性疾病的阳盛阶段，也即机体的抗病能力被充分调动，正气不虚，不会有太大危险。但阳明阶段是关键阶段，治疗得当则疾病向愈，治疗不当则容易转到三阴证的范畴，而且"胃家实"本身也有很大风险。消化道是机体的细菌库，若消化道缺血或瘀血时间过久会破坏消化道黏膜的完整性，导致消化道中的菌群入血，容易形成菌血症。消化道缺血时间过久会引起酸性代谢产物堆积过多，引起小动脉或微动脉扩张，短时间内大量血液涌入消化道，引起全身有效循环血量减少，危及心脑。消化道停滞会引起肠管扩张，导致腹内压升高，增大的腹内压会加重肺的循环障碍，容易加重肺水肿，我们认为消化道功能异常是严重肺部炎症发生的重要参与因素。因此，活跃消化道不仅能治疗阳明病的诸多症状，而且更是截断疾病恶化的重要手段。临床常用大承气汤。西医对此没有足够重视，患者腹胀、便秘时才用到乳果糖通便及灌肠手段。最近我们治疗了一位肺部感染的老年男性患者，该患者发热，CT 示肺部严重感染，注射用亚胺培南西司他丁钠已用 30 余针，仍不能缓解症状，请中医会诊。我们处方为瓜蒌薤白半夏汤合大柴胡汤，3 剂后症状有很大缓解。在充分认识到消化道在急性感染性疾病中的作用后，我们采用积极干预消化道的治法，可以有效提高急性感染性疾病的治愈率，并降低死亡率。

　　严重的肺部炎症及肺水肿是急性感染性疾病的危重阶段，若病程进展至此，尤其老年人致死率极高，目前西医的治疗效果不佳。我们常用十枣汤、大陷胸汤、大陷胸丸治疗严重的肺部感染、肺水肿及胸腔积液，疗效迅速，大多在 24 小时内有极大好转。2005 年冬天，我们第一次用十枣汤治疗了一位严重肺部感染的 69 岁老年男性患者，X 线片显示该患者大面积肺水肿伴胸腔积液。入院后常规治疗同时抽胸水，大约抽取 300 毫升后引流管就停止排水。住院大夫认为胸水形成时间过久，质地黏稠且被分隔为若干小室，用常规方法难以排出，只能胸壁切开引流，患者畏惧手术，遂请中医会诊。我们开出了十枣汤 2 克，早晨 8 点半服药，11 点半左右开始排便，到中午 1 点左右共排出 5 次大便，后 3 次均为水样便。次日 CT 示胸腔积液仅剩肺底一小部分，可以不必处理。3 天后患者出院。在近 20 年时间里，我们运用十枣汤治愈了数十例严重的肺部炎症伴肺水肿、胸腔积液患者。其治疗原理如下：①严重的肺部炎症并不仅仅是该组织发生炎症，肺的血液循环、淋巴循环及神经调控均受到影响，出现中医所言的气机停滞状态。在这种状态下，抗生素和抗病毒药进入肺部受到影响，很难达到有效浓度。必须先清除病理产物，不然一切治疗方法都难以奏效。②十枣汤中甘遂、大戟、芫花是刺激性峻猛泻下药，用枣汤调服的目的除了缓和药性外，还可使药粉形成悬浊液，使药粉能均匀接触消化道，引起刺激性泻下作用。一般患者能排出 2 升以上的水。这样通过减少消化道对水的吸收能减少有效循环血量，降低中心静脉压，促进肺部渗出液的快速吸收。这是肺水肿治疗的关键，若不能快速清除肺水肿，后续的一切治疗都无从谈起。另外，这种清除积水的方式是安全而快速的，是抽取积液等方法不可替代的。③由于心肺的解剖毗邻关系及功能的协同关系，呼吸系统及循环系统的疾病可以互相累及。新冠肺炎患者尤其老年患者很容易诱发心脏疾病，严重的会因心衰而导致死亡。新冠肺炎感染者引起心衰的原因有病毒直接破坏心肌组织、基础心脏疾病的存在及心脏负荷加大等。十枣汤可以通过泄水的方式减少血容量，进而降低心脏负荷，相反，过多地输液可能会增大血容量，增加心脏负担，进而导致心衰的发生。更为关键的治疗价值是可以活跃低下的消化道和呼吸道的神经调控，局部严重炎症的背后一定有局部的血液循环、淋巴循环和神经系统的功能异常。严重的肺部炎症发生时，肺的神经调控处于低下状态，这个病理机制目前西医还不清楚。十枣汤从口腔开始刺激消化道黏膜，可以直接活跃消化道的神经调控，通过消化道的诸多感受器又可间接活跃中枢。另外，气管、肺的神经调控食管及胃的神经调控在诸多上传下达的神经传递中有紧密联系。活跃食管和胃的神经调控可以活跃低下的气管与肺的神经调控，这是治疗严重肺部感染的重要基础。

通过近 20 年的临床实践，我们发现中医的峻下逐水法可以快速治疗肺部的严重炎症，在道理上也是讲得通的，可惜的是主流医学并没有重视。重症感染性疾病存在一个潜在的且容易被忽略的病理生理机制。除了诸多炎症的相关机制外，虽然可能血压没有明显下降，甚至有的患者血压还增高了，但此刻机体的有效循环正处于下降状态。更多的血液以静脉淤血的形式滞留在消化道，参与机体有效循环的血容量是大幅度减少的，事实上机体所有组织器官都处于缺血状态，这是发生多器官衰竭的主要原因。若要扭转这个局面，打破僵局，就必须首先恢复消化道的血液循环，而恢复消化道血液循环就必须让消化道的机能活跃起来，目前我们认为唯一有效的方法就是中医的峻下逐水法。据我们所知，似乎国际上对此理论没有认识。2022年 11 月，我们通过网诊的形式用十枣汤治愈过一位感染引起的重症肺水肿的美国患者。若能充分认识到这个病理过程，运用中医的方法救治重症感染性疾病，那么我国治疗各类烈性传染病的疗效会得到极大提高。可惜目前防治各类传染病仍是西医为主，中医为辅。

另外，在阳明病阶段也可以出现"谵语""奄然发狂""独语如见鬼状"等中枢神经系统症状。白虎汤、大承气汤都可以通过活跃消化道，排出代谢产物的方法，调整紊乱的中枢神经系统状态。总之，这个阶段是急性感染性疾病的关键阶段，处理合理则病人向愈，处理不当则容易恶化，其核心机制是免疫 –

神经－内分泌系统处于亢进状态。

少阳病

其表现为：口苦、咽干、目眩；胸胁苦满，默默不欲饮食，心烦喜呕，或胸中烦而不呕，或渴，或腹中痛，或胁下痞硬，或心下悸，小便不利，或不渴，身有微热，或咳……少阳病多出现于感染性疾病的中后期，症状表现丰富但并不严重。其症状一是消化功能紊乱，以肝、胆、胰腺功能变化为主，二是自主神经系统功能紊乱。而此二者，西医分属于不同的组织器官，但中医认为是高度一体的，至少二者是有密切联系的，是正气已降、邪气已衰的状态。少阳病常用小柴胡汤，太阳少阳合病则用柴胡桂枝汤，阳明少阳合病则用大柴胡汤。若引起严重的胰腺炎则大陷胸汤为必用。其核心变化机制是自主神经系统功能紊乱。

太阴病

太阴之为病，腹满而吐，食不下，自利益甚，时腹自痛，若下之，必胸下结硬。其主症为呕吐、下利、腹痛等消化道功能紊乱，多由致病微生物直接侵袭消化道所致。因为呼吸道和消化道是人体直接接触外界的两个系统，故微生物最容易侵袭这两个系统。另外，呼吸道和消化道的免疫功能也是最活跃的，所以感染性疾病的呼吸道和消化道表现居多。因为消化道每天有大约 8 升的水排出和重吸收，所以微生物侵袭消化道除了出现一般消化道的症状外，尚能引起水、电解质和酸碱平衡紊乱。腹泻也是机体的防御机制之一，不严重的一过性的腹泻可以不予治疗，严重的则需要干预。伴有热象的腹泻常用葛根芩连汤、半夏泻心汤、甘草泻心汤、生姜泻心汤、白头翁汤，伴有寒象的腹泻多用四逆汤、四逆加人参汤、理中汤及附子理中汤。这些方剂的作用均不是直接消灭微生物，而是调节消化道紊乱的自主神经系统功能。中药也不足以直接补充水及电解质，而是通过改善消化道的功能使患者能恢复正常饮食，能消化吸收营养，进而改善水、电解质及酸碱平衡紊乱的状态。

少阴病

少阴之为病，脉微细，但欲寐也。脉微细是心脏搏动能力减弱，血管张力下降导致的心血管系统功能障碍的表现，"但欲寐"是中枢神经系统功能下降的表现，即中医所言的气衰血弱状态。有的由太阳病迁延发展而来，有的由年老体弱加外感发展而来，还有的是微生物直接破坏心血管中枢或（和）心血管系统引起的。其核心变化是免疫－神经－内分泌功能的低下，中医常用四逆汤、附子汤、四逆加人参汤、白通汤等。我们不知道西医对此危重病程是否有有效的手段。上述诸方可起到回阳救逆的作用，是中医救治重症感染性疾病的有力武器。

厥阴病

厥阴消渴、厥热胜复、见厥复利、发痈脓、咽中痛、喉痹、便脓血、口伤烂赤、烦躁、下利厥逆等描述的是严重感染性和传染性疾病的晚期。多由太阴病、少阴病发展而来，其基本病理过程是中枢神经损害、弥散性血管内凝血，甚至为多器官衰竭，大多愈后不良。中枢神经系统损害多用白虎汤、承气汤或白虎合承气汤、安宫牛黄丸等。弥散性血管内凝血常用桃核承气汤化裁。循环功能障碍可用四逆汤合生脉饮、四逆汤合当归四逆汤。

　　伤寒六经辨证体系是对急性感染性或传染性疾病全过程的认识。包括现代医学对感染性疾病发病规律的研究：炎症、发热、微循环障碍、缺氧、休克、菌血症、弥散性血管内凝血、肺功能不全、心功能不全、肾功能不全、多器官衰竭，以及水、电解质及酸碱平衡紊乱等。中医没有对致病微生物的清晰认识，但是对机体在不同状态的应答做出了详尽的记录，而且发现了不同证候群的传变规律。机体对微生物侵袭的应答反应是通过免疫－神经－内分泌网络系统的调控进行的，中医将这个系统称为"气"，将这个系统的运行规律称为"气机"。中医对感染性和传染性疾病的认识和防治即以"气机"为主要研究对象。据我们所知，目前西医对感染性和传染性疾病仍以致病微生物为主要研究对象，而忽视了机体的主动应答过程。中医恰好强调了机体的应答反应，而且认识到了调控应答反应的物质基础及调控规律。

　　许多中医大家对《伤寒论》有深刻的研究，我们对《伤寒论》的认识是建立在他们的真知灼见基础上的。祝味菊、陈育鸣、杨麦青、李可等先生有关《伤寒论》的研究成果目前仍具有指导意义。

中医治疗感染性和传染性疾病的主要方法

第一，调节机体对微生物的应答，应答不足则补之，应答过激则抑之，使机体尽快、有序、可控地度过应答过程。

第二，由于人体禀赋差异及致病微生物侵袭的部位不同，在感染性疾病发病过程中会出现某些组织器官的突出损害，中医称之为局部的"气滞"状态，譬如常见的呼吸系统、消化系统组织结构的破坏和功能下降。中医用或补或泻的方法集中解决局部问题，既是对症处理，又是对整个机体自愈能力的辅助。

第三，整个《伤寒论》十分重视脾胃（即消化系统）在急性感染性和传染性疾病中的价值。清代医家陈修园总结《伤寒论》的治法是"保胃气，存津液"。这是十分恰当的总结。

消化道是接触外界环境最大的组织器官，当然是致病微生物最容易侵犯的部位，同时也承载了全身80％以上的免疫功能。换言之，消化系统是抵御微生物侵袭最主要的防线。

即使不是消化道易感微生物侵袭人体，在发病过程中消化道也一定会受到影响。例如，感染是应激源，感染引起机体的应激反应会影响消化道的供血及功能，同时消化道又是机体在应激反应中恢复最慢的器官。我们发现，我国的新冠肺炎患者中至少70％有消化道症状，而机体恢复的重要标准是饮食及大便正常。

消化道是维持水、电解质及酸碱平衡的重要系统，而在感染性疾病中常见的发热、呕吐、腹泻等会直接引起水、电解质及酸碱平衡紊乱，是导致病情加重的主要机制之一。另外，在没有输液措施的古代，维护消化道的消化吸收功能（即能正常饮食，正常消化吸收）是保证水、电解质及酸碱平衡的主要手段。这是中医大夫十分重视的，又称为"有胃气则生，无胃气则死"。即使现代补液措施要发挥有效的补水、补电解质功效，也需要依赖正常的消化系统功能。消化道很大程度上决定了感染性疾病的发展（向愈或恶化）。

感染性疾病容易出现"阳明腑实证"，消化道（尤其结肠）是人体的细菌库，若阳明腑实证持续时间过长，会引起肠道黏膜完整性的破坏，导致菌群入血而发生严重的败血症。另外，阳明腑实证会增大腹内压，腹内压通过膈肌传递会影响全身的静脉回流和淋巴循环，淋巴组织是免疫系统发挥作用的重要场所，这样会妨碍全身的免疫功能。另外，由于胸内压增大会妨碍肺的活动度，会加重肺部炎症，所以我们认为这个机制参与了呼吸功能不全的发生。

如本书前文所述，消化系统和中枢神经系统有多层次的紧密联系，中医是以消化道为靶点治疗急性感染性和传染性疾病的中枢神经系统损害。我们常用白虎汤合承气汤治疗急性感染性疾病引起的昏迷。

第四，中医防治急性感染性和传染性疾病的主要思路是处处关注气血的流通性。汗、吐、下、清、温、补、和、消中医八法实际上就是一法，即"通"法。

第五，中医对危重病的描述是亡阳、亡阴、阴阳离决，微生物引起的多器官衰竭也是从阴阳角度认识的。无论原发病是什么，或是经由什么途径发展到危重状态，此刻的治疗就是救阴、救阳，即强化交感和副交感系统，维护交感和副交感系统之间的张力。这是中医所重视而西医所不认识的。

新冠感染的中医治疗

太阳病阶段

（1）柴胡桂枝汤

柴胡 30g，黄芩 15g，半夏 20g，党参 20g，炙甘草 15g，桂枝 30g，白芍 30g，干姜 20g，生石膏 45g，生姜 5 片，大枣 5 枚。

这是我们治疗新冠病毒感染的常用方剂。新冠肺炎等流行病与普通感染有差异，流行病除了致病微生物的特异性外，更重要的是给人群带来恐慌，病毒和精神应激是共同的病因。因此在中医治疗中就必须有针对精神应激的干预措施，故用小柴胡汤。另外，我们发现 70% 左右的新冠肺炎感染患者有消化道症状，而小柴胡汤又是治疗消化道疾病的常用方。柴胡桂枝汤能对大多数患者有明显的疗效。

（2）三仁汤

桃杏仁各 10g，白蔻仁 20g，生薏苡仁 45g，生白术 30g，茯苓 45g，半夏 30g，葛根 50g，桂枝 20g，厚朴 30g，枳实 20g，藿香 20g，佩兰 30g，滑石 20g，生姜 5 片。

三仁汤针对舌苔厚腻、体形肥胖的痰湿体质患者。此类患者发热多为 39℃左右的高热，在我国青壮年男性中此类患者较多。

（3）麻黄附子细辛汤合葛根汤

附子 30g，细辛 6g，麻黄 6g，葛根 45g，桂枝 30g，白芍 30g，炙甘草 15g，生姜 10 片，大枣 10 枚。

该方用于太少两感证。俗言：老怕伤寒少怕痨，伤寒专死下虚人。即使没有明显虚弱证的老人，外感后也应以此方为主，宁可误补，不可误攻。该方针对老年患者，发热、咽痛、无汗、恶寒者。我们倾向老年人祛邪务快，尽可能快速走完感染过程。

（4）大青龙汤

麻黄 15g，杏仁 15g，生石膏 60g，桂枝 20g，炙甘草 15g，生姜 10 片，大枣 10 枚。

该方针对无汗、恶寒、高热者，汗出后止后服。大多1 剂内退热。

（5）桂枝人参汤

党参 20g，炒白术 20g，干姜 20g，炙甘草 15g，桂枝 15g。

该方针对体弱、发热不甚高、恶寒的患者。

阳明病阶段

（1）白虎汤

知母 30g，生石膏 60~90g，炙甘草 20g，粳米 2 勺。

针对高热、有汗、四肢热的实热型患者。知母可降低交感神经系统过度兴奋，生石膏可以活跃消化道，以吸附的形式尽快带走代谢废物。

（2）大柴胡汤

柴胡45g，黄芩15g，半夏20g，厚朴30g，枳实20g，肉桂15g，芍药45g，酒大黄10~20g，生姜5片。

针对腹胀、便秘、高热、舌苔黄厚的患者。该方不仅能泻实，而且可以预防消化道的自身中毒机制。

（3）生姜泻心汤

生姜45g，炙甘草20g，党参20g，干姜15g，黄芩20g，黄连15g，半夏20g，大枣10枚。

针对腹泻重，舌红苔黄者。

（4）白虎合承气汤

知母30g，生石膏90g，炙甘草20g，厚朴30g，枳实30g，酒大黄30g，芒硝10g。

发热、昏迷、舌红苔黄者多用此方。

（5）十枣汤

甘遂，大戟，芫花。

上三味药等分打粉，每次2g，大枣10枚煎汤冲服。这是我们治疗肺水肿及胸腔积液等重症肺部感染的有效方法，而且我们实践证实此方是治疗"大白肺"唯一有效的方法，大陷胸丸亦可用，更能有效预防多器官衰竭的发生。

三阴病阶段

（1）小青龙合四逆汤

附子45g，干姜30g，炙甘草20g，细辛6~9g，麻黄6~9g，五味子6~9g，半夏30g，桂枝30g，白芍30g，厚朴

20g，杏仁15g，生姜10片，大枣10枚。

该方用于老年人肺部感染、咳嗽、咳痰、发热等症，不但能对症治疗，而且可以有效预防老年人严重肺部感染的发生。

（2）茯苓四逆汤

茯苓45~60g，附子30~45g，干姜20~30g，炙甘草20g，党参30g。

常用于寒性腹泻。

（3）瓜蒌薤白半夏汤合破格救心汤

瓜蒌30g，薤白20g，半夏30g，杏仁15g，附子45~60g，干姜30g，炙甘草20g，人参30g，三石（龙骨、牡蛎、磁石）各30g，山萸肉60g，葶苈子45g，车前子45g，生姜10片，大枣10枚。

这是李可先生创立的治疗重症肺部感染的有效处方。我们20年来运用此方救治了数百名老年重症感染患者。呼吸功能不全者不能仅用常规的抗感染方法治疗。该方一方面可鼓舞正气，扶正祛邪，另一方面可预防肺部感染引起的心衰，因此能大大提高重症感染者的治愈率。

（4）破格救心汤

附子45~60g，干姜30~45g，炙甘草20~30g，人参15~50g，生龙骨30g，生牡蛎30g，灵磁石30g，生山萸肉60~90g。

严重感染后期病毒已经不是主要矛盾，此刻的主要病理生理机制是内环境的紊乱及多器官衰竭的风险，治疗的关键在于如何稳定内环境及截断多器官衰竭的发生。这个病理生理机制的核心是自主神经系统的强化和稳定。师徒两代50多年的临床实践验证该方能够回阳救逆，能够强化交感及副交感神经系统的兴奋性，维持二者之间的张力。

中医预防急性传染性疾病的方法

许多中医都有应对急性传染病的预防药方，许多预防方从道理上讲不通，不符合中医原理，从实践上看也是乏效的。①治疗方减量作为预防方。中医处方的原则是"有是证用是方"，治疗的处方建立在正确的四诊合参、辨别证据的基础上，若依此原理治之，大多数的治疗是有效的。中医的治疗原则是"补偏救弊"，没有证就不能处方用药，尚未感染的正常人并没有用治疗方的机会。因此，这种预防方法是错误的。②滥用清热解毒药。不但体现在治疗上的滥用，也体现在预防上。许多人服用清热解毒类中药及中成药预防急性传染病是错误的行为，多数急性传染病是病毒感染，我们反复强调病毒之"毒"和清热解毒之"毒"是两回事。中医的清热解毒药不能直接杀灭病毒。固然急性传染病多有发热表现，但治疗发热的方法不能仅是清热解毒法。清热解毒法多用于治疗急性传染病实热体质的患者，不是实热证候的患者不能用。我们在治疗新冠肺炎患者发热时对于体质虚弱的人用桂枝人参汤，老年人多用麻黄附子甘草汤、麻黄附子细辛汤……清热解毒药多是苦寒药，对于气虚、阳虚、脾虚体质的患者不但无效，反而有害。

充足的睡眠、合理的饮食、适当的锻炼是预防传染病的有效且易行的方法，此外，若要药物干预有以下几个建议：

积极管理基础病，尤其是老年人。

若没有明显基础病的老人，提高免疫力的有效中成药是地黄丸类。神经、内分泌、免疫是一体的，有人证实内分泌功能下降会影响老年人的免疫力。阴虚体质的可用知柏地黄丸，阳虚体质的可用桂附地黄丸。

儿童的免疫力更依赖消化系统，而且目前中国儿童"伤食"现象比较普遍，强壮消化系统功能可以提高儿童免疫力。常规可用四君子汤、消食片等，偏胖者可用理中丸，偏瘦者可用小建中汤进行预防。

中青年人生存压力大，影响其免疫力的主要因素是紧张焦虑，而急性传染病较一般传染病的明显差异会给人带来恐慌。不良情绪的刺激可以通过应激反应降低免疫力，而中青年又是压力最大的群体，针对这种体质特点，用四逆散或逍遥丸缓解压力、疏解情绪可提高中青年的免疫力，就起到了预防作用。

佩戴香囊或鼻孔涂抹芳香辟秽类中药可刺激上呼吸道，通过增加局部血流的方式提高局部黏膜的免疫功能，实践证明是有效、价廉的预防方法。

总结

人类对微生物的认识还很浅薄，尤其对微生物巨大的生态系统我们了解的只是极少的一部分，但对微生物"海洋"和"森林"的组成没有认识，对其运行规律没有认识。不认识全貌便不足以认识局部，我们缺乏对微生物生态的知识。因此，全球专家对各类急性传染病的认识都是管中窥豹，专家的结论都是不完善的，有的甚至是错误的，但也不能求全责备，人类认识未知世界就是这样的艰难。如果中医对急性传染病有和西医不一样的认识，而且被数千年的人体实验证实是有效的，我们就应该认真学习、广泛运用。微生物无时无刻且无处不在，我们的认识又很不够，因此微生物感染的威胁会一直存在下去。目前医学界以微生物为主要研究对象，我们反复强调感染性和传染性疾病是微生物与人体共同参与、相互作用形成的，微生物是客体，人类是主体。吾生也有涯，而病毒无数。我们应该调整思路，把研究重心向人体倾斜，重点研究机体对微生物的各种反应模式、反应规律，不能仅围绕病毒做文章。中医对感染性和传染性疾病的防治始终以人体为主体，把调控机体对微生物的应答作为主要的防治方法，从这方面讲中医是优于西医的，在防治新冠等流行病中不应该成为西医可有可无的辅助，而应该在中国成为防疫的主力，对西医也有很大的指导作用。

雪崩时没有一片雪花是无辜的。基础研究的问题主要体现在两个方面，其一，太多的研究成果缺乏汇总，由于每个领域的研究散点太多，大家一般只关注自己相关的研究方向，因此医学生、基础研究者和临床大夫接收的前沿科技信息多是相关知识的罗列，而大家又没有时间和精力自己去整理和归纳，这样很难形成对相关领域有机、整体的认识，当然就不能运用于他们的研究及临床工作中。其二，基础研究的结论缺乏足够的验证，却很大胆地推出产品并迅速地用于临床。药厂对我们的临床指南参与得过多，且来自基础研究的指导太多会弱化临床大夫的自主性和主动性。另外，临床大夫的科研行为中基础研究的比例过大，甚至临床大夫申请课题交给基础研究人员和研究生去完成已成为目前的普遍现象，临床大夫的学习和研究更多地依赖于基础研究。基础研究、临床观察、流行病学调查是医学研究的三个部分，缺一不可，而临床治疗是三者的共同目标。临床大夫对疾病的观察、对治疗效果的观察及总结是医学科研的重要部分和主要动力，近几十年这方面被削弱了。在没有特效药，疫苗的作用不大的情况下，我们的临床大夫应对急性传染病就显示出乏力之态，这是因为平时没有足够的临床知识储备，缺乏临床思维的养成和基本临床技术的训练。用药主要依赖激素，维持患者生命机能依赖人工肺、人工肝、人工肾等，更多的是支持疗法，并没有真正意义的治疗，重症患者的向愈或死亡全凭患者自身的自愈能力。

西医救治新冠肺炎重症患者除了用激素、抗生素等药物外还运用人工肺、人工肝、人工肾，这些高级的医疗器械发挥了生命支持功能但却没有治疗功能。人工肺可以替代一部分肺脏的功能，但不能恢复肺脏功能；人工肝可以替代一部分肝脏功能，但不能恢复肝脏功能；人工肾也是如此。我们发现十枣汤可以治疗肺水肿，促进肺功能恢复；大柴胡汤可以促进肝功能恢复；桃核承气汤可以治疗新冠肺炎引起的急性肾功能不全。白虎汤合承气汤可以治疗感染引起的昏迷，破格救心汤治疗老年重症感染疗效显著，四逆汤系列可以有效治疗感染性休克。关键是上述治法我们都曾运用于西医常规治疗乏效的重症患者。这充分证实了中医不是慢郎中，中医能够治急危重症。中医在急性传染性疾病的防治中若仅能提供不疼不痒的预防方，或普适的治轻症方，则不能体现中药的有效性与科学性。另外，我们在治疗新冠肺炎过程中不只运用上述处方。新冠肺炎病毒感染急性期病程达 7~14 天，后遗症期可能更长，不可能仅用一个处方就有效治愈新冠肺炎，应该谨守中医"有是证，用是方"的原则，只要辨证准确，中医完全能有效治疗新冠肺炎。无论经方、时方、协定方，只要符合中医基本原理，即可用之。新冠带来的恐慌主要源于目前的治疗手段对重症患者的治愈率不高。若能发挥中医优势，敢于治疗危重感染患者，给患者带来希望，那么人们对新冠肺炎感染的恐惧自然会消除。疫苗永远滞后于病毒的变异，新冠肺炎感染的临床表现是病毒与人体共同产生的，所感染者的个体差异性还是很大的，不可能有特效药。俗言"危机也是机遇"，若能在防治各类急性传染病中充分展示中医的有效性，那么不仅能提高中国各类急性传染病患者的疗效，还能充分证实中医的科学性和先进性，甚至能改变人类对感染性及传染性疾病的认识。

甲型流感病毒感染所致多器官衰竭治疗案例

王某，男，44 岁。2023 年 4 月 7 日就诊。患者感染甲型流感病毒后，以急性呼吸衰竭入 ICU 辗转治疗 1 月余。该患者 1 个月前洗澡、饮酒后出现发热、咳嗽、咽痛、乏力、心悸等症状，于当地门诊输液治疗两天，仍有发热，症状有加重，遂住院治疗。经 CT 及相关检查，诊断为重症肺炎，入住 ICU。3 月 14 日入院时诊断：①重症肺炎。②急性呼吸窘迫综合征（重度）。③胸腔积液。④电解质紊乱、低钾血症。⑤乙型病毒性肝炎。住院期间治疗效果不理想，家属自愿转往上级医院进一步治疗。3月23日出院诊断：①重症肺炎，甲型流感病毒感染，急性呼吸窘迫综合征（重度），胸腔积液。②急性肾功能损伤。③电解质紊乱，低钾血症。④乙型病毒性肝炎。⑤低蛋白血症。患者病情危重，镇静镇痛状态，RASS评价－4分，仍有发热。今日日间体温Tmax 38.1℃，间断俯卧位通气，经口呼吸机辅助呼吸，模式VC；VT460毫升，FiO_2 75%，PEEP8mmHg，f 18次／分，SPO_2 95%左右，血气分析氧合指数波动于100~150mmHg，双肺呼吸音粗，未闻及明显湿啰音；窦性心律，心率100次／分左右，血压126/61mmHg左右，四肢末梢温暖。

3月26日18点左右入某院ICU，入住ICU后治疗12天未见好转，遂考虑送回老家做最后支持治疗，于4月7日出院。4月7日出院，出院诊断：①重症肺炎，甲型流感病毒感染，侵袭性肺曲霉菌病。②急性呼吸窘迫综合征（重度），II型呼吸衰竭，胸腔积液。③急性肾功能损害。④电解质紊乱，低钾血症。⑤乙型病毒性肝炎，急性肝损伤。⑥低蛋白血症。治疗或建议：①正规救护车转运，转运途中备呼吸机、氧源及必要的抢救设备。②继续抗感染治疗，监测生命体征及血气分析变化。

患者4月7日出院后转运救护车经我处暂停，做中医会诊。患者已用镇静剂，处于镇静状态（清醒时烦躁不安），为防止患者烦躁不安时造成不必要的损伤，已捆绑于卧床。不能自主排便，用开塞露。既往身高176cm，体重78kg，现已较前消瘦。目前西医已无有效方案，考虑中医介入。处方：救肺汤2剂。嘱尽快用药，并做好水、电解质及酸碱平衡监测。

4月12日患者到达老家医院ICU后，于4月12日清晨6点用救肺汤1剂。患者给氧由70%减至60%，憋喘减轻。4月13日清晨8点继续用救肺汤1剂。给氧继续减至45%，已停用镇静剂，意识清醒，脱离危险。未再烦躁，头汗多，面黄，有脱水面容，四肢蜕皮。4月14日，下午停用呼吸机，改用高流氧维持，鼻饲进食，能进行简单发音交流，但较疲劳，语音清晰度受限。状态好转，另处新方：救肺新剂，继续中医治疗。

4月15日，血氧98%~100%，血压高压值148mmHg，体温37.3℃，现咳，无痰，面容暗黄，双颞侧凹陷，乏力多汗。双下肢可做一定程度的肢体运动，双手可做抓握动作，但不能握住物体。双目偶有上翻，疲劳态明显。另处新方：回阳剂。接上方中药继用。4月17日，精神状态持续好转，出汗较前减少，略咳。大便一次，稀，黄。吸氧，鼻饲。口角有流涎，泡沫样黏液物。4月18日，可进行简单语言交流，发音较前清晰，大便一次。嘱中药继用。4月19日，精神状态良好，略咳，白色泡沫样痰。大便1次，100毫升左右，黄褐色样稀便。处方：养阳新剂，接上方继用。4月21日，已由双路高流氧改为单路，偶咳白色泡沫样痰。不再监测动脉血气，将行咽部切口封口。右膝略肿，影像未见异常。大便一次，300毫升左右，黄褐色，稀便。4月23日，已撤去呼吸管，喉部切口已封口，可自行呼吸，仍鼻饲。现精神状态良好，面色略显红润，患者可正常语言交流，自述上半身热，下半身凉。可自由翻身无碍。4月22日大便一次，为黄褐色稀便。今日上午大便一次，黄褐色，较前稠。查体指标较前明显好转，择日出院。

在2022年底的新冠肺炎大流行和2023年春的甲型流感期

间，我们接诊了数千例患者，其中重症患者近百例，患者最大
年龄 97 岁，无一例死亡。因大多患者居家用中药治疗，西医相
关诊断检测信息不全，所以只有中医病案记录。这个医案中西
医信息完整，有完整的三家三级甲等医院的治疗过程记录。发
现三家医院的诊断是一致的，治疗方案也是大同小异，都是以
激素为主要药物。规范的西医治疗方案对这类重症感染的患者
救治率是比较低的，即使保住了生命也会留下肺纤维化等后遗
症。从病情记录可以看出，一剂救肺汤后病情就有转机，两剂
后患者即脱离危险，我们救治的感染重症患者均是 1~2 剂中药
便可扭转病势。我们经实践发现中药可以快速治愈感染重症，
即使是致死率极高的多器官衰竭综合征。

免疫系统疾病的中医防治

免疫系统参与了机体大部分疾病的发生、发展过程，从普通的感冒到肿瘤等重大疾病。另外，近来的研究发现了许多传统意义上非免疫系统的组织器官也有免疫功能。换言之，免疫系统的内涵和外延都有逐渐扩大的趋势。我们在此讨论的仅是狭义的免疫系统疾病，诸如哮喘、红斑狼疮、类风湿病等，此类疾病以免疫系统的结构和功能异常为主要病理生理过程。

免疫学基础研究和临床应用存在的问题

免疫学是近百年来研究最为活跃的医学领域，也取得了极其丰硕的成果。这些成果给人类健康带来了巨大的福祉，许多疾病因免疫学知识和技术的运用而得到了很好的治疗。但是免疫学的研究和运用也存在不少问题，这些问题严重妨碍了我们对免疫系统进一步的认识，当然也削弱了免疫技术的临床运用价值。

长于分析而短于归纳

免疫学发展迅速，每年都会有新发现，都会推出新的研究成果，但是这些成果大多数以零散的知识点呈现。这些新的知识点像一堆散在的珍珠，没有人把这些珍珠串成一个项链。可能限于研究者的思路，可能源于科研的奖励机制，或者因为研究对象的复杂性，研究者长于分而析之，长于发现新线索、新物质、新的研究方向，而缺乏对已取得的认识进行归纳总结。分析和总结是科研工作不可分割的两个步骤，不能厚此薄彼。当然，这种现象不仅存在于免疫学的研究，在整个医学研究领域，甚至整个科学界都存在。科学研究不但要发现新物质、新规律，更要把这些新发现及时总结和归纳并与已知的相关认识和理论进行融合，这样才可能得到对研究对象相对完整而有机的认识。缺乏归纳总结不但会妨碍我们科研工作的进步，妨碍后学者的学习，还会影响研究成果的运用效率。大学的免疫学教材更像是研究成果的罗列，医学生很难把握免疫学的全貌和基本特征。当然，不仅免疫学的教材如此，其他学科的教材也有类似变化。和 30 年前的教材相比较，确实增加了许多新认识，但缺少归纳总结，说白了，就是教材本身缺乏逻辑。这样的教材给医学生的学习带来了困难，让医学生自己去归纳总结相关知识是不可能的，其既没有足够的相关知识和总结能力，也没有足够的总结时间，大家吸收的多是相关领域的碎片化的相关知识。

分而析之仅是完整科研过程的一部分，缺乏总结归纳的科研活动是不完整的。但总结归纳的过程医学界并没有认真地完成。以白细胞介素 -6 为例，各项课题对白细胞介素 -6 的生物学特征，尤其结构方面的研究比较深入，但是对其与其他细胞因子的关系，其生理功能的上下级联系，以及其在体液免疫乃至整个免疫系统中的权重并不清楚。可惜的是，我们许多免疫相关的新药、新技术都是基于此类不完整的认识研发出来的。因此，可能这些新药及新技术临床运用的低效和意外出现的副作用主要源于此。

重视内涵，忽略外延

免疫学的研究大多集中在对其内涵的研究，即对免疫系统自身的研究，缺乏对免疫系统外延的研究，即免疫系统与其他系统的相关性和联系性。如果研究一个人，对其生物学特征：性别、年龄、体重乃至基因的研究是必要的，但若要清晰、完整地认识此人就必须收集他的籍贯、职业、社会关系等信息。即内涵加外延都要有认识，那么对此人的了解才会相对清晰、完整。若要关注此人的社会功能，那么对其外延的研究就比对其内涵的研究更重要。因为免疫系统自身的复杂性和研究者的思路限制，长期以来的免疫学研究缺乏对免疫系统的整体性及与其他系统的联系性的研究。虽然取得了不少成果，但是大家头脑中的免疫系统"拼图"还相当零散。惯性使然，这种研究方法目前还在进行中，不知何时才能转变。这也是西医研究自身难以克服的缺陷。

中医没有西医免疫学的概念，也没有对免疫系统相对独立的理论，更不知道免疫系统的结构组成。但是数千年的中医临床却充分运用了免疫系统防治疾病，针灸、中药都是通过干预机体免疫系统而治疗免疫系统相关疾病及众多非免疫系统疾病的，也是中医防病治病的主要方法。更重要的是，中医对免疫系统的认识大多集中在免疫系统的整体性和与其他系统的联系性，不是孤立的认识，而是运用普遍联系的方法，也即从免疫系统的外延看免疫。这恰能弥补西医免疫学研究的不足，不仅能在具体的临床治疗中弥补西医的不足，更能在研究思路上给出重要提示。

从外延的角度认识免疫系统

通过中西医比较学习，结合我们数十年的临床实践，我们对免疫系统有以下认识。

免疫系统与神经、内分泌有密切联系。数十年的研究证实，神经、内分泌、免疫系统之间存在紧密的联系，并提出了免疫－神经－内分泌网络系统的概念。其中多数研究集中在三者之间的结构和功能联系，三者之间的联系通过共享细胞因子、激素及其受体来完成。但是三者之间的联系不仅在分子水平，在细胞水平、组织器官水平乃至中枢调控层面都存在着广泛的联系。三个系统共同参与了机体内环境的维持及对外环境的适应。虽然从结构和生理功能看三者是相对独立的系统，但是从其行为特点看三者又有相似性，都属于机体的信息系统，都符合信息系统的基本特征，都能接收内外环境的信息，并对输入的信息做出合理应答。若从信息的角度看，内分泌系统像是"固化"

的神经系统，免疫系统更像"游动"的神经系统。其生理功能、解剖结构存在密切联系，那么三者的病理过程必然也会存在联系。免疫系统疾病的发生、发展及维持过程必然会有神经、内分泌系统的参与，反之亦然。这个认识有利于我们更全面地了解三者在疾病过程中的相关性，而且对三个系统的疾病诊断和治疗会有重大价值。

从病因病机角度看免疫与神经、内分泌系统的联系。我们在临床工作中发现，大多数成年人的免疫系统疾病都有神经系统的参与。哮喘、类风湿病、红斑狼疮等患者大多都存在明显的情感事件的刺激，或者在经历了一次较大的情感事件后发生了免疫系统疾病，或者长期存在不良情绪。我们认为情感事件导致了中枢神经系统的紊乱，神经系统的紊乱又影响了机体诸多组织器官，从而会在其相对薄弱的环节发生疾病。而免疫系统疾病的发生是神经系统紊乱引起的诸多疾病之一。虽然免疫系统有异常表现，但是病因却不在此，而在中枢神经系统，免疫系统其实也是"受害者"。若不针对紊乱的中枢神经进行有效的干预，仅针对免疫系统做文章，恐怕只是对症处理，而不是对因治疗。据我们了解，目前对免疫系统疾病的治疗还很少有从神经系统入手的，多是直接干预免疫系统。据上述认识，这样的治法很难治愈免疫系统疾病，而且过度对免疫系统进行干预还有其他风险，甚至会引起机体更大范围的紊乱。我们临床观察发现，不良情绪参与了免疫系统疾病的发生，从病理生理过程看其机制是相对清晰的。不良情绪刺激引起中枢神经系统功能紊乱更多体现在自主神经功能紊乱，紊乱的自主神经系统参与了诸多免疫系统疾病的发生。在此类疾病发生的早期和中期，多存在交感神经系统过度亢进的病理过程，也即中医的阳盛火旺阶段，我们多用柴胡加龙骨牡蛎汤、小柴胡汤或刘绍武先生的调神汤治之。若阴虚伴火旺，即在交感神经系统过度兴奋的同时伴副交感神经系统相对低下，可用泻火滋阴法，处方为小柴胡汤合四物汤、知柏地黄汤等。疾病发展到中晚期多存在阴阳俱不足的证候，也即交感神经系统和副交感神经系统功能的相对低下。交感神经系统功能低下多用四逆汤、白通汤、真武汤等；若副交感神经系统功能低下，则多用地黄汤、引火汤、麦味地黄汤等；若阴阳俱不足，则可用桂附地黄汤或全真一气汤。既然神经系统紊乱的发生早于免疫系统，那么针对免疫系统疾病的治疗从神经入手就不仅是对因治疗，其他是从免疫系统的外部调节入手，也即免疫系统之外治免疫病，这是一个认识、治疗免疫系统疾病的新角度。

另外，许多免疫系统疾病的发生明显与内分泌系统相关。譬如，红斑狼疮的男女发病比例大约是 1：10，而且无论男女，患者体内的雌激素都有增高现象。其中女性患者发病年龄多集中在 15~35 岁，发病多集中在初潮后或产后。我们临床发现，类风湿病、干燥症、桥本甲状腺炎等疾病的女性患者在更年期容易发生，已发生的则容易使病情加重。

总之，从病因病机的角度可以发现神经、内分泌系统参与了免疫系统疾病发生、发展、维持的过程。应该把神经、内分泌系统纳入免疫系统疾病的研究范围中，甚至完全可以看作三系统共同参与的疾病，免疫系统疾病仅是共同疾病的局部表现。根据我们的认识，免疫系统疾病也都有神经、内分泌系统的改变，只是被大家所忽略了而已。

消化系统在免疫系统疾病中的价值

2006 年我们曾接诊过一位 5 岁的男性哮喘患者，该患儿到全国各大医院均求治过，但疗效不佳。我们接诊时恰逢其急性发作，对其肺俞上下左右 10 厘米范围点刺减轻急性期症状后，服用附子理中汤很快治愈，用健脾胃的理中汤是依据四诊合参辨证后处方的。20 年前我们并没有形成治疗哮喘的固定原则，对消化道与免疫的关系也不是十分明确。但是我们发现所有的免疫系统疾病患儿都有脾胃功能异常，都有中医的脾虚证候，于是抛弃了止咳平喘的常规套路，只在脾胃上做文章。经近 20 年的实践发现，哮喘、湿疹、肾病综合征、紫癜等儿童常见免疫系统疾病都伴有消化道症状，用干预脾胃的方法治疗此类疾病的有效率可达 95％以上。得失成败的临床事实让我们不得不重视消化道在免疫系统中的价值。

消化道黏膜上皮细胞的屏障作用

消化道是接触外界抗原和微生物最主要的器官，而胃肠黏膜的屏障功能是保护机体免受抗原和微生物入侵的第一道防线，也是最重要的防线。上皮细胞覆盖机体，构成内外环境间的物理屏障，肠上皮细胞间通过细胞蛋白紧密连接，可阻止部分肠腔内抗原进入。胃内的酸性环境及肠道的碱性环境可以破坏抗原、杀伤病原体，同时黏膜上皮也可分泌多种具有抗菌作用的生物介质，这是肠道黏膜的化学屏障作用。肠道黏膜表面存在的共生微生物群组成肠道的生物屏障，可通过竞争机制阻止病原微生物黏附在肠道黏膜上，这些微生物群也可产生大肠菌素等抗微生物物质。

消化道黏膜上皮组织的屏障受损是消化道相关免疫疾病及其他器官系统免疫疾病发生的重要机制。许多过敏性疾病患者就医时会检查出对许多食物过敏，除了免疫干预治疗外，还要避免接触这类食物。近些年来对麸质过敏的研究不少，有学者认为麸质与许多免疫疾病有关。但我们认为，消化道屏障功能受损才是过敏性疾病发生的真正病因。即先有屏障功能的下降，才会引起过敏性物质入血，才会引发一系列的免疫疾病表现。我们在临床中发现，有的患者过敏原会发生变化，过敏性疾病的发生严格讲与食物无关，亦与免疫系统无关，只与肠道屏障受损有关。所以，避免过敏食物的摄入及干预免疫系统的治疗方法都不是对因治疗，大家一直忽略了真正的病因，这也是过敏性疾病缠绵不愈的原因。

引起消化道屏障功能受损的主要原因是饮食不当和焦虑紧张等情志因素。儿童患者多以饮食不当为主因，成人多以情志因素为主。近40年，国人的食谱及食量均发生了巨大改变，婴幼儿食谱改变尤为突出。高糖、高脂肪、高蛋白的食谱及摄入量过多可能是造成婴幼儿消化道损伤的主要因素。情志因素引起的过敏性疾病等免疫疾病可通过两个机制产生。其一，自主神经系统是免疫系统结构和功能维持的主要调节机制，焦虑紧张可通过引起自主神经系统功能紊乱而直接导致免疫功能异常。其二，焦虑紧张可以通过交感神经系统过度、持续兴奋，进而导致消化道缺血，应激性溃疡就是个典型的例子。在胃溃疡及肠道溃疡发生前，全消化道的三个屏障功能因缺血已受损。现代人焦虑指数普遍增高，饮食结构改变及摄入过多是免疫系统疾病发病率升高的两大直接原因。此外，肠道黏膜下分布着大量的各种免疫细胞，是整个机体免疫系统的重要组成部分。胃肠道中又分布了大量神经元，神经系统和免疫系统在消化道中又有紧密联系。我们有理由相信，消化系统的非消化吸收功能会越来越被重视，当然会对神经系统和免疫系统疾病的认识有极大帮助，也必然会提高人类对这两个系统疾病的防治水平。

消化道影响淋巴循环

淋巴循环是免疫系统的主要组成部分之一，也是免疫系统的主要战场，无论细胞免疫还是体液免疫，无论免疫应答还是免疫调节。但是免疫学的研究大多集中在细胞因子、免疫细胞等，对淋巴循环研究较少，重视程度不够。没有正常的淋巴循环，任何的免疫行为都无从谈起。

以往的研究认定淋巴循环是血液循环系统的附属，或者循环系统是淋巴循环的唯一动力。我们经研究发现，除了血液循环系统以外，淋巴循环还有一个重要的动力。从口腔开始到肠道，每天以各种分泌液的形式注入消化道大约8升水，除了400毫升左右随大便排出体外，其余近8升水又重新从肠道吸收，水在消化道的一进一出不仅参与了消化道的消化吸收功能，也参与了机体的水循环，对淋巴循环有极大影响，是除血液循环系统以外的又一动力，它能很大程度地影响整个机体的淋巴循环，进而在这个机制上影响机体的免疫系统，参与免疫系统的生理及病理生理过程。

另外，淋巴液回流到血液循环系统的过程受消化道的影响，具体而言，是受腹内压和胸内压的影响，当然腹内压决定了胸内压。消化道功能异常的重要表现之一是腹内压、胸内压增大。淋巴循环受外部压力影响较大，一方面淋巴液回流入血液循环系统受上端压力影响，若胸内压、腹内压升高则回流受阻，另一方面淋巴管不像动脉血管有弹力纤维，外部压力增大可以压迫淋巴管而影响回流。腹内压升高会影响整个腹腔、盆腔器官的淋巴回流，当然也会影响下肢的淋巴回流，因此就会影响各部分的免疫功能。腹内压升高可以通过膈肌上移，压力直接传递而增大胸内压，增加的胸内压会妨碍心脏、肺脏的淋巴循环，也会影响五官和大脑的淋巴循环，导致各组织器官的免疫功能减弱。

2020 年左右，我们曾治疗了一位 60 岁男性哮喘患者，该患者从 30 岁发病开始，迭经中西医治疗，效果不佳。西医多用激素类，中药多用止咳平喘类。该患者有一个明显的体征特点是腹部胀大，依照我们的认识，认为腹部胀大者腹内压和胸内压都会增大，进而影响肺的淋巴循环。另外，腹内压升高导致膈肌上移而影响肺的收缩、舒张，也会影响肺脏的所有功能。我们的处方为瓜蒌薤白半夏汤合大柴胡汤，服药 1 个月后症状消失大半，两月后痊愈，患者说 30 年来从没有过如此轻松的呼吸。不仅哮喘，其他呼吸系统疾病都应关注肺脏的淋巴循环，而肺脏的淋巴循环又很大程度上取决于消化道。依此认识，不仅肺脏，全身所有组织器官的淋巴循环都受消化道的影响，所有组织器官的免疫问题都不应忽视消化道在这方面的影响。

消化道是处理有害抗原的主要战场

　　饮食是抗原和微生物的主要来源，人类是杂食动物，饮食种类极其丰富，与此同时也带来了有害抗原和致病微生物的风险。人类在长期进化过程中进化出了极其强大的处理有害抗原的能力，胃中的酸性环境、肠道的碱性环境是处理有害抗原的有力武器，即使有害抗原从消化道吸收入血，也会通过门静脉进入肝脏，肝脏的多种解毒功能也会高效破坏有害抗原，避免有害抗原进入体循环中。当然，呕吐和腹泻也是排出有害抗原的机制。我们每天在摄入饮食的同时，必然会摄入不同的有害抗原和致病微生物，正是凭借消化道高效的降解、清除作用，才能在第一时间清除有害抗原并防御微生物。我们曾治愈过一位对防火材料过敏的患者，该患者接触防火材料后引起双下肢皮肤及皮下组织溃烂，迭经西医治疗，疗效不明显。处方大柴胡汤，不到一周即痊愈。还有一位食海鲜引起皮肤广泛皮疹的患者也是用大柴胡汤化裁治疗3天而愈。我们发现无论是皮肤接触还是消化道摄入有害抗原引起的急性过敏反应，都可以用大柴胡汤快速治愈。其原理是模仿消化道以腹泻的形式排出有害物质的机制。出现急性过敏反应时体内有害抗原、相关的抗体及抗原抗体复合物浓度都比较高，大柴胡汤通过泻下可以直接排出部分抗原，也可以加强肝脏的解毒作用，加快清除有害抗原、相关抗体及抗原抗体复合物，从根源上阻止过激的免疫反应。若仅用激素等药物干预免疫系统，不仅低效而且有急性转为慢性或反复发作过敏反应的风险。若有害抗原不能被有效清除，那么一切干预免疫的治法都是低效的。

　　我们经治的肾病综合征的患儿都是针对消化道的干预，并没有干预肾脏，目前的治愈率几乎是100％。最早治愈的患儿已经从某中医药大学毕业，成为一名年轻的中医大夫。当然，肾病综合征的发生与链球菌感染有直接关系，抗链球菌抗体持续攻击肾脏组织。我们认为抗体的存在源于抗原的存在，抗原的存在说明机体一直有链球菌的存在，即使实验检查结果呈阴性。当然，若检查技术进一步发展，可能会发现肾病综合征患者体内有链球菌寄生，虽然浓度较低。链球菌寄生是消化道功能降低的表现之一。从口腔到肛门整个消化道都有微生物寄生，常规存在的不同种类微生物与人体是共生关系，甚至是双赢关系，正常的微生物分布是消化道功能正常的标志。链球菌等有害微生物过度增殖的条件是咽喉部位的菌群失调，而咽喉部位菌群失调是消化道功能异常的结果。故肾病综合征病位在肾，主要病因不在免疫系统，免疫系统过度亢进仅是中间环节，病因在消化道。故我们在治疗此病时常用处方为附子理中汤，出现实证时用小柴胡汤或调胃承气汤。近些年肠道菌群的研究是一个医学热点，我们发现许多疾病都与肠道菌群有关，但目前没有取得有价值的研究成果。肠道菌群不是孤立存在的，而是消化道的组成部分，是消化道功能正常与否的指标之一。可以把消化道看作培养皿，饮食当作培养液，消化道和饮食共同决定了肠道菌群的方方面面。

血液循环系统与免疫

无论细胞免疫还是体液免疫，血液循环系统都是免疫功能发挥作用的重要载体。从局部而言，血液循环系统是组织器官结构和功能正常的重要维持因素，自然也是组织器官局部免疫的重要维持因素。正常的血供是组织器官局部免疫功能的基本条件。

类风湿病患者多有受凉的病史。患者接触凉水、冷冻物品或身处寒冷环境中，会引起体表血管发生收缩，这是神经调控下的机体自我保护的机制，但是这个自我保护机制若反复、频繁启动，便会导致四肢（尤其双手）的血供减少，引起局部免疫反应，进而发展成全身性免疫疾病。中医常用当归四逆汤加川乌、附子治疗。该方治疗类风湿病不仅起止痛作用，主要是通过加强四肢的血液循环，进而干预免疫系统达到治疗目的。在血液循环系统与免疫的关系中，动脉系统更多的是通过营养作用对组织器官的局部免疫发挥作用；而静脉系统则可通过带走抗原、抗体、抗原抗体复合物、炎性因子等参与免疫机制，另外也可通过信息递呈的方式参与免疫调节。

上文论述了神经系统、消化系统、血液循环系统与免疫系统生理及病理的联系性。下面以子宫腺肌症为例，讨论一下基于上述认识的治疗方法。目前子宫腺肌症的确切病因仍未搞明白，大抵把它归类于免疫系统疾病。目前的治法主要是止痛、服药人工停经减轻痛苦或摘除子宫。这些治法均属对症处理，略显简单粗暴，且疗效不佳。我们的治疗如下：处方一，桃核承气汤化裁；处方二，四逆散合五苓散；处方三，刘绍武先生的调神汤或附子理中汤（自主神经功能紊乱表现突出者用前者，消化系统功能下降明显者用后者）。化裁桃核承气汤可以清理下焦瘀血，从西医的角度看是促进盆腔的静脉和淋巴回流，改善子宫的血液、淋巴循环。四逆散可促进肠蠕动，降低腹内压，调节情绪，缓解应激反应。五苓散促进机体水代谢，加强淋巴循环，二方合用，能有效改善腹、盆腔的淋巴循环。调神汤是缓解焦虑、降低交感神经兴奋性的有效处方，可以从中枢层面改善自主神经系统功能紊乱引起的免疫功能异常。附子理中汤能活跃消化道，毕竟子宫、卵巢的外环境是肠道，该方通过改善子宫、卵巢的外环境来影响生殖系统。上述方案治疗子宫腺肌症的有效率达到 90％以上。

外分泌功能与免疫系统

外分泌生理学最早由陈小章先生提出。凡具有上皮细胞的组织器官均有外分泌功能，大多数机体的组织器官均有外分泌功能，如体表的五官及皮肤、消化系统的所有组织器官……目前认为，外分泌功能可以调节体液内环境，参与机体防御和调节免疫反应，参与和调节器官及组织的功能。关于外分泌机制，我们想强调两点：一是该机制在机体中普遍存在，二是该机制是组织器官的基本生理功能，与组织器官的血液循环、神经调控、免疫功能一起共同维持该组织的结构及功能。

银屑病是一种免疫系统疾病，也是临床的疑难病。开解法是治疗银屑病的重要方法之一，国内有中医用此法能治愈银屑病。我们曾用麻黄汤、麻黄桂枝各半汤治愈多例银屑病确诊患者（尤其在发病早期）。若银屑病的发生是因皮肤外分泌功能造成的，表现为出汗减少或不出汗，那么运用麻黄类发汗中药就能通过出汗治愈。若患者皮肤外分泌功能正常，也可以通过发汗增强皮肤的外分泌功能，进而排出病理产物，促进皮肤的血液循环及淋巴循环，调节皮肤的免疫功能而达到治疗目的。

上皮细胞广泛分布于组织器官中，大多数的组织器官都有外分泌功能，那么外分泌功能异常就有可能参与组织器官的疾病发生过程。解表药（无论辛温解表还是辛凉解表）就可以广泛运用，不仅用于外感病的治疗，还用于内伤杂病的治疗。对此中医是有相关认识及具体操作的。譬如，玄府非毛孔，非仅在皮肤，也分布于五脏六腑。肉桂、胡椒、生姜等可以促进消化道腺体分泌等。

总之，免疫系统参与了大多数疾病的发生、发展、维持过程，故对免疫系统疾病的认识不能仅局限在经典免疫系统疾病。对免疫系统的研究不能都集中在免疫器官、免疫细胞、细胞因子等方面。要扩大视野，在关注免疫系统本身的同时，关注免疫系统的外延，即与其他系统的联系。据我们观察，免疫系统疾病的初始病因多不在免疫系统本身，免疫系统的构成及行为改变多是代偿机制形成的，因此对免疫系统疾病的治疗应该寻求病因。若不从病因入手，而是简单粗暴地干预免疫系统，不仅是低效的，也是有风险的。

消化系统疾病的中医治疗

　　消化系统不仅具有消化吸收功能，它与神经系统也有密切关系，而且也被称为人体最大的免疫器官，发挥整个机体大约80％的免疫功能。随着研究的深入，有关消化系统非消化吸收功能的证据被越来越多地发现。中医历来重视消化系统，称胃为水谷之海、五脏六腑之大源；脾为后天之本。我们在学习和临床实践中，发现消化系统有两个明显的特征：其一是与神经系统关系密切，其二是多层次的一体性。基于这两个特征，我们对消化系统疾病有了进一步的认识，针对消化系统疾病的防治有了新的方法，临床证实是合理、先进的。

消化系统与神经系统的密切关系

　　焦虑、抑郁症患者都有消化道症状。我们对焦虑、抑郁症患者的诊断除了关注精神类症状表现以外更看重两点：一是睡眠障碍，二是体重急剧下降。体重急剧下降除了消耗过多外，更主要的原因是摄入减少和吸收功能减弱。摄入减少的原因是食欲差，有的严重患者甚至每一次食物的吞咽都需要水冲服。另外，多数患者主诉腹部疼痛、食欲差、大便规律改变等。甚至有的焦虑、抑郁症患者精神、情绪症状不明显，仅表现为消化道的诸多不适。

中医治疗精神类疾病药物的靶点是消化道。大柴胡汤、大承气汤、柴胡加龙骨牡蛎汤等泻下类方剂用于治疗急性、实证的精神类疾病，瓜蒂散等催吐药也时有运用；小建中汤及甘麦大枣汤用于脏躁等虚性精神类疾病；而小柴胡汤及其化裁方、温胆汤等更是被历代医家广泛用于郁证的治疗。这些方剂作用于消化道，在治疗各类消化道疾病的同时，也被中医用于治疗精神类疾病。虽然中国古人没有大脑与消化道相联系的解剖学证据，但是中国古人充分利用了二者的联系性，从脾胃入手治疗神经系统疾病。

中枢神经系统功能紊乱（尤其是自主神经系统功能紊乱）是消化道疾病发生、发展、维持的主要病因。中医历来有肝木乘脾土的说法，其实际不是木克土的简单生克制化。肝在中医中有时是指自主神经，是指紊乱的自主神经系统会引起消化系统疾病，忧思伤脾也是指这个机制。典型的例子是消化道应激性溃疡，现已证实其基础发病机制是交感神经系统过度兴奋。除了饮食影响外，消化系统疾病都有自主神经功能紊乱的共同病机（从最轻的消化道炎症性疾病到消化系统肿瘤）。而现代社会的生存压力、工作压力增大又是一个普遍现象，因此当代自主神经功能紊乱就是消化系统疾病发生的主要病因，而且是始动原因。

目前认为，幽门螺杆菌是消化道炎症及胃溃疡等发病的重要原因。但是我们发现，许多患者规范运用杀灭幽门螺杆菌的四联疗法后仍不能根治胃炎及胃溃疡，即使幽门螺杆菌检测暂时阴性也仍不能彻底治愈。同时我们也发现，多数幽门螺杆菌阳性的胃炎、胃溃疡患者多经历过一段时间的焦虑紧张过程。当焦虑紧张解除后，即使没有杀菌治疗，幽门螺杆菌检测往往也呈阴性。我们承认幽门螺杆菌参与了胃炎、胃溃疡的发病过程，但仅是其中的一个机制，并不是最初的病因和最基础的病理过程。我们对胃炎、胃溃疡发病过程的认识是：先有焦虑紧张的情绪事件刺激，再有自主神经系统功能紊乱，当然大多数情况是交感神经系统的过度兴奋，过度兴奋的交感神经系统引起消化道功能下降、消化道缺血，甚至结构破坏。功能紊乱及缺血导致了胃肠道环境的改变，环境改变影响了正常菌群的分布，才能导致幽门螺杆菌等致病菌的增殖。或因为此刻此地的环境适宜它们生长，或因为此刻此地的环境影响了它们的生存，而过度增殖是对不利环境的代偿性应对。增殖的幽门螺杆菌及缺血导致黏膜的物理、化学、生物学屏障破坏而共同形成了胃炎及胃溃疡等消化道疾病的发生、发展、维持过程。幽门螺杆菌仅是完整病理过程的一个中间环节。若没有针对自主神经系统功能紊乱的有效干预，仅在中间环节下功夫，疗效会大打折扣，而且病情容易迁延。

消化道结构和功能的一体性

整个消化道从口腔到肛门，从胃、肠等管腔器官到肝、胰等实体器官，它们有解剖结构的相似性及延续性，有血供及神经调控的共同性，有功能的协同性，因此必然存在疾病的联系性。任何消化道器官的疾病都可以影响整个消化道，换言之，某器官的疾病是整个消化道功能异常的体现。由于西医的器官分类多以其解剖形态和组织结构分类，加上学科越分越细，大家仅对自己专业的组织器官熟悉，而忽略了消化道的其他器官，这样会导致大夫对局部组织器官的认识发生偏差，治疗效果必然会受到极大影响。中医更重视消化道的整体性和协同性，任何消化道器官的疾病都把它放到整个脾胃的大框架中，甚至整个机体的大框架中考虑。其认识更全面，疗效也会更好。

口腔溃疡

2005 年，我们曾接诊过一位口腔溃疡长期不愈的患者，该患者口腔溃疡反反复复多年不愈，迭经西医治疗而疗效不明显。四诊合参，我们处方附子理中汤，半月痊愈。阳证用半夏泻心汤化裁，阴证用附子理中汤化裁，20 年来大多数的口腔溃疡及口腔扁平苔藓患者都能得到有效治疗。口腔是消化道的一部分，病位虽然在口腔，但却是消化道异常的局部表现。从中医经络学的角度看，手阳明大肠经和足阳明胃经都与口腔相连。若舍弃消化道仅着眼于口腔则很难有效治疗口腔疾病。我们临床还发现，近些年国内儿童龋齿的发病率很高。无一例外，易发生龋齿的儿童都有不同程度的消化道症状，即有消化道症状的儿童更容易发生龋齿，可以说儿童龋齿是消化道疾病的相伴症状。可惜的是大多数的龋齿患儿都只去口腔科接受诊治，这种治标不治本的方法可想而知其疗效。中医认为牙齿疾病分虚实，实证多属胃火，多用黄连上清丸、泻心汤等，疗效显著；虚证多用六味地黄汤、知柏地黄汤等。事实证明中医对牙齿疾病的认识较西医更全面深入，疗效更显著，而且花费少很多。另外，有人研究舌象与胃镜照片有高度相关性和一致性，事实上口腔（包括舌头）是消化道最上端，中国古人观察舌头也就相当于在观察消化道，舌头甚至可以反映出整个机体神经调控及血液循环的状态，是中国人司外揣内方法的医疗应用。

反流性食管炎

2006 年，我们曾接诊过一位严重的食管反流患者，该患者不能平躺或侧卧睡觉，必须半卧位睡觉，否则会有酸水从口中流出，并准备在某医院做食管激光手术，用激光烧灼食管，造成疤痕收缩食管。据说有的患者行此疗法有效，但我们认为这种做法极不可取，这类患者若不解除病因，仅通过暴力手段缩窄食管是不能消除症状的，因为只要食物能下咽，那么胃酸就可以上溢进入食管。该病的原因是食物不能有效地从胃排空，在胃中潴留时间过长。食物在胃中可以刺激胃酸分泌，与此同时排空不及时，不能下行则上行，故造成反流性食管炎，其关键病机是胃及胃以下的肠道蠕动减弱。我们处方附子理中汤，1个月后症状消失。15年后电话随访告知近15年未再发作。对于反流性食管炎，阴证用附子理中汤，阳证用半夏泻心汤，少阳枢机不利用小柴胡汤化裁，都能达到临床治愈的疗效。据我们的临床经验，附子理中汤运用的比例偏大。

急性胰腺炎

急性胰腺炎是常见的急腹症之一，是多种病因导致胰腺组织自身消化所致的胰腺水肿、出血及坏死等炎症性损伤。多数的患者病情轻，愈后好。少数患者可伴发多器官功能障碍及胰腺局部并发症，死亡率也高，而且抢救花费巨大，动辄数十万，甚则上百万。

我们曾出诊治疗过一位确诊为急性胰腺炎的老年患者，当时家属准备第二天入ICU抢救。当晚处方大陷胸汤2剂（芒硝、大黄、甘遂）。药后12小时患者开始排便，一夜排了近10次大便，后几次为水样便，次日症状减轻，化验指标好转，一周内完全康复。虽然目前急性胰腺炎都是西医治疗，中医单独承担治疗的机会很少，但是20世纪70年代以前，国内有许多中医干预的成功案例，所用方剂无一例外均有大黄、芒硝。大黄、芒硝均为峻猛泻下药，即中医历来是用峻下法治疗急性胰腺炎的。

发病机制

引起急性胰腺炎的常见原因是胆石症、高脂血症和酒精摄入，约占其发病率的 70 %。各种因素导致的胰管内高压是引发和维持急性胰腺炎的核心机制。胰管内高压也是引发后续一系列诸如炎症、胰腺出血、坏死，以及多器官炎症反应及功能衰弱的重要原因。除机械性梗阻引起胰管内高压外，更重要的因素是十二指肠壶腹以下的肠道蠕动功能减退（机械性梗阻的胆结石形成也与此有关），即在发生急性胰腺炎之前已经有胰管内高压的形成机制。

急性胰腺炎发生后机体的应激反应又会引起消化道的功能抑制。尤其十二指肠以下的肠道蠕动减弱，更妨碍胰液的流出，进一步加重胰管内高压。其临床表现是腹胀、呕吐、全腹膨隆、肠鸣音少而弱，甚至肠鸣音消失。因此我们认为，急性胰腺炎在发生前、发生中胰管内高压一直存在，而十二指肠以下的肠道蠕动功能减弱是其基础病理生理机制。目前我们查阅的所有资料，对急性胰腺炎病理生理过程的认识均局限在胰管内高压及以后的胰腺坏死、炎性反应。但我们认为其发病机制的更深层基础不在胰腺，而在于十二指肠以下的肠道，基于此认识的中医泻下法能有效治疗急性胰腺炎就不难理解了。

中医治疗

大陷胸汤、大柴胡汤、大承气汤的泻下作用可以从多个环节干预急性胰腺炎的发生机制。

活跃消化道。上述论述已表明在急性胰腺炎发生之前、之中肠道功能是低下的，泻下类中药可直接刺激消化道，促进肠管蠕动，在十二指肠壶腹部以下的肠管内形成类似"负压"的环境，会促进胰液的排出，降低胰管内的压力。另外，肠道衰竭是多器官衰竭的"发动机"，活跃肠道可以预防肠道黏膜屏障被破坏，防止菌群移位，有效防止多器官衰竭的发生。

中药可以通过肠道有效、快速排出炎性产物及胰腺、肝脏的消化酶，有效减轻胰腺及其周围组织的炎症反应及自我消化。

泻下药中的甘遂、芒硝可以通过肠道排出大量水分，有两个治疗意义。其一是可以减轻胰腺炎性水肿，毕竟胰腺的炎性水肿也会增加胰管内高压。若胰腺发生炎性水肿，胰体呈肿胀状态，那么胰体内的压力会增大，会影响胰液的流出，同时妨碍胰腺的血液循环，因此，试图干预胰腺局部的药物浓度也难以保证，其预期的治疗目的也难以达到，泻下药不仅有自身的治疗作用，还可有效协同其他治疗方案。其二，可促进消化道的血液循环及淋巴循环。被大家忽视的一个事实是，急腹症发生时整个消化道的血液循环是相对低下的，动脉系统缺血，静脉系统血流淤滞，这也是胰腺炎加重的重要诱发机制。通过消化道排出水分可以加强消化道的有效循环，既能改善胰腺的缺血，又能促进炎性产物、炎性介质及消化酶的排出。

降低腹内压。我们认为腹内压升高也参与了急性胰腺炎的发生。肠道蠕动减慢，以及肠管内容物潴留时间过长，腹型肥胖等各种原因会引起腹内压升高，腹内压升高会妨碍胰液流出，影响消化道的血液循环及淋巴循环，也是急性胰腺炎发生的重要机制之一。泻下类药也可以通过快速降低腹内压的途径治疗急性胰腺炎。

依上述讨论，中医泻下法不是急性胰腺炎治疗的辅助方法，而应该是主要和基础的治疗手段。必须重视胰液流出口以下的肠道，不能仅着眼于胰腺。依照中医说法，胰腺是标，而肠道的改变是本，应治病求本。西医可以不用中药，但无论用什么方法，必须干预肠道的功能低下状态，既可有效治疗胰腺的损害，又能防止胰腺炎引起的多器官衰竭。

病例一则

张某，男，71 岁。2019 年 5 月 15 日，因发热、伴上腹痛于某医院急诊科就诊。生化检测结果：总蛋白 61.4g/L ↓（参考范围 63~82g/L）、白蛋白 33.2 g/L ↓（参考范围 35~50g/L）、丙氨酸氨基转移酶 238U/L ↑（参考范围 11~66U/L）、天门冬氨酸氨基转移酶 153U/L ↑（参考范围 15~46U/L）、总胆红素 90.4μmol/L ↑（参考范围 13~25μmol/L）、结合胆红素 10.4μmol/L ↑（参考范围 0~5μmol/L）、未结合胆红素 80.0μmol/L ↑（参考范围 0~19μmol/L）、超敏 C 反应蛋白 62.4mg/L ↑（参考范围 0~10mg/L）、淀粉酶 1068U/L ↑（参考范围 25~125U/L）。腹部 CT 显示：胰腺实质密度模糊，胰腺周围见片状高密度影，边界不清。诊断为急性胰腺炎。体温 38.2℃，医院吩咐家属准备治疗费用，并且建议入住重症监护室，准备血液过滤。家属坚持先输液观察，同时电话联系我们，要求服中药治疗。根据病情，我们辨证属于中医大陷胸汤证，方药：生大黄、芒硝、甘遂。2剂，生大黄煮汤，烊化芒硝，冲服甘遂末。下午煮好就开始服用，每隔两个小时服用一次，一次100毫升左右。因医院不准吃喝，家属只能自行偷服中药。从当天下午开始服药，服完1剂后，到晚上10：00点没有任何腹泻反应，嘱其继续服用第2剂药。凌晨1：00左右，开始腹泻，到早上6：00，腹泻6次，泻出大量水样便。之后腹疼消失，体温正常。两天后5月18日再次复查，总蛋白57g/L↓（参考范围63~82g/L）、白蛋白28g/L↓（参考范围35~50g/L）、丙氨酸氨基转移酶91U/L↑（参考范围11~66U/L）、天门冬氨酸氨基转移酶16U/L（参考范围15~46U/L）、总胆红素27.9μmol/L↑（参考范围13~25μmol/L）、结合胆红素6.9μmol/L↑（参考范围0~5μmol/L）、未结合胆红素21μmol/L↑（参考范围0~19μmol/L）、淀粉酶39U/L（参考范围25~125U/L）。病情恢复良好，住院医生感觉很是意外。开始逐步恢复饮食，大便一天4次，身体未再有不舒服。调整方药：柴胡、黄芩、生半夏、人参、炙甘草、茯苓、桂枝、赤芍、厚朴、枳实、生姜、大枣。3剂。5月23日复查指标正常，腹部CT正常，出院。由于患者年纪偏大，自开始入院，住院医生即建议入住重症监护室，而且告知患者家属，会有很高的医疗花费。在患者家属坚持下，自行服用中药，前后中药花费不过几十元，病情恢复迅速，住院1周即出院。

急性胰腺炎发病急、病情重，致死率高，目前仍是一个医学难题。几千年的中医实践证实中医可以快速有效地治疗急性胰腺炎，而且花费很低，扭转危重局面的中药不过几十元。如果患者不能口服中药，可以用鼻饲的方式给药，易发生呕吐的患者胃管最好达到十二指肠壶腹部以下。

乙肝

我国是乙肝大国，乙肝患者和乙肝病毒携带者人数众多。乙肝到肝硬化再到肝癌被称为死亡三部曲，因此在我国对乙肝的有效防治既是一个重大的医学问题，也是重大的社会问题。虽然抗病毒药物也普遍运用，但是防治效果仍十分不理想。

目前中西医防治乙肝的不足

西医的抗病毒治疗

据我们临床观察，不少乙肝患者规范使用抗病毒药物仍不能完全治愈，甚至不能阻断从乙肝病毒感染到肝纤维化的进程。西医认为乙肝病毒感染是乙肝患者的唯一病因，能消灭乙肝病毒就可以治愈乙肝患者。但是依照中医原理，任何感染性疾病的发生、发展、转归都是致病微生物与人体相互作用形成的，在整个过程中，患者是主体而病毒是客体。患者的机体状态在很大程度上影响着感染性疾病的发生、发展、转归过程。机体的状态是感染性疾病发生的基础，而致病微生物仅是疾病发生的条件。有人通过实验发现，直接向小鼠体内注射乙肝病毒后，大约60％的小鼠没有感染，30％左右的小鼠携带病毒，仅有不到10％的小鼠发生乙肝病毒感染过程，这个事实充分证明了上述观点。中医认为"湿则生虫"，强调了环境致病的重要性，并把改变机体环境当作防病治病的重要手段，而不是直接杀灭微生物。中医又言："正气存内，邪不可干。"所以中医对乙肝的防治总原则仍是扶助正气。

另外，西医研究证实，乙肝病毒不会直接损伤肝细胞，而是通过人体的体液及细胞免疫应答而引起肝细胞损伤和破坏（尤其是细胞免疫应答）。因此，乙肝病毒引起的机体应答就是乙肝患者病理生理过程的最重要机制。对乙肝患者的治疗就应该干预紊乱的免疫应答，但是免疫系统又是个巨大的网络系统，与神经、内分泌等系统又有密切联系，西医目前缺乏安全有效的干预这个系统的方法和技术。

在西医微生物学说进入中国之前，中医大夫依照虚实、阴阳、寒热、表里的八纲辨证对乙肝患者辨证施治，疗效还是不错的。当病毒致病的理论深入人心后，许多中医人丢掉了中医的基本原则，也认同西医杀灭病毒的理论。更可怕的是犯了偷换概念的逻辑错误，把病毒等同于中医清热解毒之"毒"。在科研方面，中医人试图从清热解毒药中筛选出能杀灭乙肝病毒的中药，从单味中药中提取能杀灭乙肝病毒的有效成分。从理论上是简单套用西医的病毒理论，从实践效果看，这些所谓抗病毒中药及有效成分根本没法和西药抗病毒药相比，既不符合西医理论，也不符合中医理论。20年前，笔者还在某中医院上班时，有些肝病科的青年大夫曾有疑问咨询我：有的专家治乙肝越治患者状态越差，但是看专家们的处方好像又很有道理。清热解毒药杀病毒，活血化瘀药改善肝脏血液循环，鳖甲、牡蛎等软坚散结药预防或治疗肝硬化。笔者认为这些专家是在用西医的思路开中药，不是处方而仅是中药的罗列，治不好是合理的，治好才是意外。另外，中医的"肝藏"和西医的"肝脏"并不能画等号。中医的"肝"在大多数情况下属于西医自主神经的范畴，西医的"肝脏"多数情况下与中医的"脾藏"可能有许多交集。如果要吸取古人的智慧及经验，可在中医治"脾"的文献中寻找治乙肝的方法。

20世纪，日本发生了"小柴胡"事件，日本厂家用小柴胡汤成品治疗慢性肝病患者，反而使患者发生了间质性肺炎。其错不在小柴胡汤，也不在小柴胡汤的发明者张仲景，而在运用的人。小柴胡汤可以在治疗慢性肝病的过程中运用，但不是所有的患者、所有的阶段都可以运用。中医的最大特点是辨证论治，因人、因时、因地制宜，不能用一个方子简单套用。许多慢性乙肝的患者是虚证、阴证，针对这类患者只能温补，不能用泻法及和法。

中医防治乙肝的思路与方法

中医有些文献中描述中医的"肝藏"与西医的"肝脏"有相似之处，但多数文献描述西医的"肝脏"更像中医的"脾藏"。当然也可以不在概念上发生争议，从解剖结构和生理功能的角度看，肝脏与其下端的消化道关系极为密切。肝脏是血流最丰富的器官，有来自门静脉和肝动脉的双重血供，其中80%来自门静脉，20%来自肝动脉。来自胃、胰腺、肠道的静脉血通过门静脉进入肝脏，肝脏分泌的胆汁进入肠道参与消化吸收。肝脏和其他消化器官无论在结构还是功能上都密切联系在一起，因此肝脏的疾病绝对不仅是肝脏自身的问题，而与整个消化道均有关，尤其是十二指肠以下的肠道。因此，中医治疗乙肝就是在治疗整个消化道。

我们临床发现，乙肝患者除了消化道症状外，多数人有情绪偏低落或烦躁易怒的情志异常表现，尤其是慢性乙肝患者和老年患者。上文已述，消化道是受情绪应激反应影响最早、恢复最慢的系统，我们认为不良情绪刺激是所有消化道疾病发生的重要基础病因。姑且不论是因郁致病还是因病致郁，乙肝患者的异常情志症状是普遍存在的，都是需要临床大夫重视的，不能仅盯着化验单，仅关心消化道症状。我们经常用干预神经系统的处方治疗乙肝患者，不仅是对症治疗，更多的是对因治疗。我们曾治疗过一个乙肝肝硬化早期患者，全程仅用柴胡加龙骨牡蛎汤化裁，在两个月时间内临床症状消失，化验结果接近正常。柴胡加龙骨牡蛎汤是我们抑制交感神经系统亢进的常用方。

2004 年夏天，笔者曾跟随李可先生治疗过一位重症乙肝患者。该患者 20 岁，迭经中西医治疗，疗效不佳，病毒量异常增高，肝功诸多指标异常。李可先生用的是四逆汤化裁的温补方，仅两天时间肝功指标便降低近一半，其中丙氨酸氨基转移酶从 1400U/L 降到 700U/L 左右。若不受西医病毒理论的影响，中医大夫可参照文献中阴黄、阳黄的分类，辨证论治并不困难。实证、阳证可用大柴胡汤、柴胡加龙骨牡蛎汤、小柴胡汤、茵陈蒿汤等，虚证可用附子理中汤、四逆汤、真武汤、黄芪建中汤、桂附地黄汤等。

总之，中医治疗乙肝，不是用药物抗病毒，而是改善人体的内环境，调节机体对病毒的反应，亢则抑之，弱则强之，疗效是确切的。

阑尾炎

急性阑尾炎是外科最常见的急腹症，发病率大约为千分之一，占普通外科住院患者的 10％~15％，占急腹症的四分之一。虽然现代西医的检查技术、抗生素及手术手段能够对该病进行有效的诊断治疗，但是老、幼、孕人群的阑尾炎误诊率仍为 15％~30％。若延误诊治，则老人、婴幼儿发生阑尾穿孔的概率会增大，胎儿死亡率会增大 4 倍。

目前认为急性阑尾炎的发生先有阑尾腔痉挛或阑尾梗阻，造成阑尾腔内压力增高，黏膜屏障功能破坏，在此基础上大肠杆菌或其他厌氧菌等侵入增殖，从而导致阑尾炎症发生。我们认为不仅如此，在急性阑尾炎发作前机体已发生变化，手术治疗后的阑尾炎患者发生肠梗阻的概率增高，尚须对阑尾炎进行全面研究，才有可能进行有效的预防、恰当的治疗。

急性阑尾炎发生的更深层机制是腹内压升高，阑尾部下端肠道蠕动减弱。

阑尾腔的内容物来自盲肠，经阑尾的蠕动可以完全排出。如果阑尾部位下端结肠蠕动减弱，也即肠内容物排泄不畅，会增加阑尾腔压力，直接影响阑尾内容物排出，易导致急性阑尾炎的发生。各种原因所致腹内压升高会压迫阑尾，引起阑尾腔压力增大，同时使阑尾发生扭曲，容易导致管腔发生阻塞，是诱发急性阑尾炎发作的重要基础。孕妇阑尾炎发生率高与膨大的子宫导致的腹内压升高有关，当然也会通过影响阑尾的血液循环和淋巴循环参与这个过程。一般认为精神紧张引起的交感神经系统过度兴奋会导致结肠蠕动减弱，结肠胀气是导致腹内压升高的主要因素。

目前西医是通过手术切除、抗生素消炎快速治疗急性阑尾炎，但都是治标之法，对结肠蠕动减弱和腹内压升高的病理机制并没有进行有效的干预。中医没有外科手术手段，但只用中药也可以有效、快速地治疗急性阑尾炎。大黄牡丹汤就是治疗急性阑尾炎的经典方剂。以通里泻下为原则的处方是安全且有效的，更为关键的是通里泻下剂能加强结肠蠕动，有效降低腹内压，是治本之法，加上清热解毒、行气化瘀的中药就可达到标本兼治的效果。

阑尾手术有增加肠梗阻发生的风险

据统计，大多数阑尾手术患者都有不同程度的肠粘连，一旦发生肠粘连，那么日后肠梗阻的发生率会大增。大约50%的肠梗阻患者有腹、盆腔手术史，而其中阑尾炎手术占比较大。如上所述，肠道蠕动减弱是阑尾炎发生的基础机制，西医治疗没有改善这个机制，手术会加重这个机制。因此日后发生肠梗阻就不意外了。阑尾手术引起的肠粘连不仅会导致肠梗阻，而且会增加所有腹、盆腔器官的患病风险，如肠道肿瘤、生殖器肿瘤等。

从预防的角度看，阑尾手术能治疗急性阑尾炎，但导致阑尾炎的基础病机并未消除，而且有加重的风险。因此，我们对急性阑尾炎的治疗原则是能不手术就尽量用中药治疗。必须手术的术后也必须用术后并发症处方以促进愈合，减少渗出，防止肠粘连发生。

痔

痔的发病率较高，有"十人九痔"之说。虽不是急危重症，但给人们带来的痛苦却不少。中医外敷、栓剂、内服等方法可以有效治疗此病。西医多运用手术方法，我们认为在原理上是讲不通的。痔疮形成的主要基础是腹内压升高，诱因是便秘、紧张等。而腹内压增大的常见原因是肠道蠕动减弱，尤其是结肠。

快速降低腹内压是治疗痔的有效方法。我们一位员工发作痔疮后，痔核脱出，大小便不通，紧急住院拟进行手术。处方大承气汤加金银花、蒲公英，1剂后大小便通畅，痔回缩大半，3剂愈。痔疮手术恢复期较长，且患者创口疼痛，甚至有的患者不易愈合。我们2013年曾接诊过一位痔疮术后半年不愈合的患者，该患者术后不能坐，创口疼痛、肿胀，十分痛苦。我们处方为桃核承气汤化裁，1周愈合，疼痛消失。

其他肛门疾病如肛周脓肿、肛瘘、肛裂等的发病机制与痔相同，都有腹内压的增大。任何治疗方法，无论中西医，无论外敷、内服，都必须干预到这个病理机制，否则都是低效的，即使暂时有效，也易复发。

总结

我们列举了述从口腔到肛门部位的几个消化道疾病的发病机理及相关治疗原则，重点想表达消化道疾病的特点。

大多数消化道疾病的发生都与神经系统相关，即自主神经系统功能的紊乱是消化道疾病的基础病因。西医对此没有清晰的认识，而且也没有足够的重视，中医一直以来对消化道疾病的防治都把调整气机作为主要方法，也即调整紊乱的自主神经系统。

消化道是一个整体，任何消化器官都不是孤立存在的，都是整个消化系统的一部分，因此任何器官的疾病都与整个消化道有关，或者说是整个消化道疾病的局部表现。在诊疗过程中更应重视这个观点，这恰是中医所长，西医所短。

中医认为"胃以降为顺""六腑以通为用"，是消化系统的一个重要生理特点，即从口腔、食管而下直到肛门一直存在的下行的蠕动。这个生理机制是消化系统发挥正常消化吸收功能、神经功能、免疫功能等的基础，其异常也是各类消化道疾病发生的基础。

消化道感染的直接病因是微生物，但其并不是基础病因。

整个消化道分布了众多不同种类的微生物，微生物与人体是共生关系。消化道环境改变及异常饮食会影响消化道正常的微生物分布，微生物的分布异常是致病微生物增殖的原因。因此，对消化道炎症的治疗不能武断地用抗生素或抗病毒药。一方面，可能有破坏正常菌群的风险；另一方面，这种治法不是对因治疗，疗效比较差。通过调整饮食、治理消化道的环境就可以有效抑制有害微生物，而且事半功倍。

另外，我们还想强调以下两个与消化道疾病关系较密切的诱因。酒精是消化道疾病的重要诱因。我们临床工作发现，嗜饮白酒的人食管癌和贲门癌发病率较高。这与高度酒直接接触消化道内壁，反复烧灼破坏黏膜组织有关。酒也是诱发急性胰腺炎的两个主要诱因之一，临床常见的发病诱因是暴饮暴食。乙肝患者不能饮酒，饮酒会加重肝脏负担，是肝损伤的独立危险因素，对乙肝患者影响更大……最近，国际上的研究证实酒精是一级致癌物，与消化道肿瘤相关性极大。本书已讨论过肥胖，大多从代谢的角度论述，我们还要强调肥胖会诱发消化系统疾病，会加重已患的消化系统疾病，并会妨碍消化道疾病的治疗。基础的病理生理机制是腹内脂肪的填充会压缩消化道诸多器官的活动空间而直接增加腹内压；腹外脂肪的堆积可以降低腹壁的顺应性，也参与了腹内压的增大。增大的腹内压会压迫管腔消化器官，影响其结构及蠕动，更重要的是会影响消化系统的血液循环与淋巴循环。故在防治消化系统疾病时要充分重视肥胖的因素。

后记

　　我国是 20 世纪 50 年代提出的中西医结合的医疗方针，在这一方针的实施中取得了一定的成绩，但是效果远逊预期，其中最主要的原因是没找到恰当的结合点。生命和宇宙一样复杂，中西医对生命和疾病的认识都是片面、不完善的，同处在盲人摸象的状态，都需要不断发展和进步。中西医的哲学基础和具体的诊疗方法有差异，但研究的对象是同一个，因此就有可能有交集。中西医的交集就是最重要的结合点，以此为切入点，中西医就可以互为参照，找到各自的优劣之处，并相互借鉴，共同发展，做到真正的中西医结合。甚至在不久的将来，中西医之间的界限会逐渐模糊，中西医逐渐融合而产生新的医学。

　　西医是从结构入手研究生命，对生命的能量、信息特征关注不足。中医更多地从"气血"的角度研究生命，中医之"气"相当于信息，中医之"血"相当于能量。中医重视信息和能量，而忽视结构。中医认为"气血"是组织器官结构维持和功能发挥的基础，是病之所生，也是治之所在。神经系统是机体收集、处理信息的重要系统，中医的"气"多数是指神经系统或神经系统的功能。西医认为神经系统仅是诸多系统之一，对该系统的结构和功能认识尚可，但对该系统的全身组织器官结构维持和功能调控机制认识不足，重视程度也不够。我们认为西医所忽视的、中医所重视的神经系统就是中西医的重要交集。中医几千年来一直重视神经系统（或机体的信息系统）在生命全过程中的价值，并积累了大量的相关理论和实际操作技术，是人类医学的重要组成部分，同时也可以看作中国式的脑科学，亟待挖掘整理。若能由此切入点深入研究，就可以充分说明中医的先进性和科学性，也能为现代医学的完善和发展提供有益的启发。

生态系统的生物多样性是系统生存和延续的最重要条件。若把人类科学技术也当作一个生态系统看，那么当代科学技术的多样性特征就显得不够。科学技术的单一化不仅涉及其本身的生存发展，也会给人类未来命运带来潜在风险。解决这个全球问题的捷径是充分挖掘各民族各领域的传统科学技术。因为这些传统科学技术有很多可取之处，不能因为不是主流科技或者不如主流科技高效便将其彻底抛弃。传统的科学技术有现行科技无可比拟的一个特征是它们经过了数千年的验证，换言之，许多现行科技的优劣甚至对错尚缺乏时间的考量。此外，不少的传统科技本身就很合理、很科学，甚至蕴藏着未来理论与技术的萌芽。因此，回头关注一下各民族的传统科技，不仅能解决科技多样性的问题，更会对各领域的科技突破提供有价值的帮助。

世界业已显现了政治、经济、科技等诸多方面的多元化倾向，西方"赛先生""德先生"不是唯一的，人类需要更多的"赛先生""德先生"。希望我们对中医的解读方法会对其他领域的相关研究有所提醒或启发。

致谢

感谢恩师李可先生，先生于我不仅有具体的传道授业解惑的教诲，更是我学医行医的指路人。

感谢国光红先生带领我们学习中医经典十余年，同时在治学方法上给予了指导，让我们少走弯路。

感谢我的家人给予我最大的支持。我的妻子刘凤美女士在生活上给予我关心帮助，在事业上给予我支持鼓励。她也是我医学探索之路的同行人和相伴者。书中的许多观点是我们三十余年的不断讨论交流中逐渐形成的。本书不是我个人的成果，是我们"小家"对"大家"的一点贡献。

本书能够出版，还要感谢北京凯特卡姆文化艺术有限责任公司的杨绍谆先生，感谢出版社编辑团队。你们的辛勤付出使本书顺利出版，你们的精湛技术和严谨的工作态度为本书的品质提供了保障。